中西医结合

思与行

何清湖 编著

人民卫生出版社

·北京·

图书在版编目（CIP）数据

中西医结合思与行 / 何清湖编著. —北京：人民
卫生出版社，2021.4
ISBN 978-7-117-31446-6

Ⅰ. ①中… Ⅱ. ①何… Ⅲ. ①中西医结合－研究
Ⅳ. ①R2-031

中国版本图书馆 CIP 数据核字（2021）第 062184 号

| 人卫智网 | www.ipmph.com | 医学教育、学术、考试、健康，购书智慧智能综合服务平台 |
| 人卫官网 | www.pmph.com | 人卫官方资讯发布平台 |

中西医结合思与行
Zhongxiyijiehe Si yu Xing

编　　著：何清湖
出版发行：人民卫生出版社（中继线 010-59780011）
地　　址：北京市朝阳区潘家园南里 19 号
邮　　编：100021
E - mail：pmph @ pmph.com
购书热线：010-59787592　010-59787584　010-65264830
印　　刷：三河市尚艺印装有限公司
经　　销：新华书店
开　　本：710×1000　1/16　印张：22
字　　数：383 千字
版　　次：2021 年 4 月第 1 版
印　　次：2021 年 5 月第 1 次印刷
标准书号：ISBN 978-7-117-31446-6
定　　价：66.00 元
打击盗版举报电话：010-59787491　E-mail: WQ @ pmph.com
质量问题联系电话：010-59787234　E-mail: zhiliang @ pmph.com

序　言

　　古语有云："学而不思则罔，思而不学则殆。"做学问，是需要思考的。古语亦有云："纸上得来终觉浅，绝知此事要躬行。"做学问，也是需要实践的。所谓"知行合一，经世致用"，历来被视作读书人研究学问以指导现实应用的最佳境界，而医学的研究尤应如此。如今，随着疾病谱的变化、健康诉求的提高，以及医学临床、教学和科研的需求，我们广大医界同道需要不断在思考中思考、在思考中实践，才能洞察态势、把握方向，从而促进学科的完善与进步。这些认识与感想，正是本书编撰的初心。

　　中国是世界上独有中医、西医、中西医结合三种医学的国家，这与中国独特的医学发展史有关。在我看来，中西医结合医学的发展历程大致分为三个阶段：一是萌芽阶段，约从 16 世纪中叶开始，以意大利利玛窦为代表的西方传教士开始将西方医药知识传入中国；至 17 世纪中叶，中医界产生了中西医汇通思想的萌芽，代表人物如明末清初著名学者方以智，他所著的《物理小识》《医学会通》《通雅》等，引进了西方传教士带来的有关人体解剖、生理的一些新知识。其他如清代医家汪昂的《本草备要》、王宏翰的《医学原始》等，均吸收了当时传入的西医知识。二是碰撞阶段，以中西医汇通学派形成为标志，鸦片战争后，"西学东渐"之风气日盛，西方医学正式传入中国，产生了"全面西化""废止中医""保护国粹""中体西用"及"中西医汇通"等不同主张，以唐宗海、朱沛文、张锡纯、恽铁樵为代表的有识之士，大胆弘扬中医、容纳西医、立足医理、践行临床，从而开创了别开生面的中西医汇通一派，可以说，这一派产生可视为中西医结合医学之滥觞。这些兼容并包的中医学家促成了中、西医两种医学的结合，同时，从历史角度看中西医结合医学是从属于、衍生于中医学的。这一发展阶段截止到 20 世纪初，由于中国社会的动荡和巨变，在民族虚无主义、全盘西化等思想的影响下，出现了"废止旧医"的社会思潮，严重影响了中医和中西医汇通的正常发展。第三个阶段是中西医结合医学的正式形成与发展阶段，这一阶段有关中西医结合医学的相关政策、举措开始逐

步出现并在实践中不断完善,细分之下,这一阶段又分为四个部分。从 1949
年到 1954 年属于"中医科学化"阶段,1954 年到 1978 年则属于"西医学习中
医"阶段,而后 1978 年到 1991 年则是中西医结合正式形成与初步发展阶段,
1991 年开始至今则是"中西医并重"阶段,中西医结合医学迎来了临床执业、
专科建设、人才培养、科学研究等方面的大发展、大进步。中华人民共和国成
立以后,中医学与西医学积极地相互团结、配合、协同,并最终迎来了中西医
并重这一我国独特的医学政策与发展局面。在这个过程中,培养出很多具有
代表性的顶尖人才,并产生了极其优秀的科研成果。如我国第一位诺贝尔生
理学或医学奖获得者屠呦呦、中国科学院院士陈可冀和中国工程院院士李连
达等都是"西学中"的典范。国医大师吴咸中院士被誉为"中西医结合的擎旗
人",他甚至曾说:"如果不是中西医结合,我可能只是一个普通的外科大夫。"
可以说,在传统医学和现代医学互学互鉴的今天,鼓励"西学中",汇聚中西医
之长于一身,可以更好地应对人类健康新挑战。基于前贤后学的共同努力,
虽然在今天的医学界我们仍能够听到一些不同的声音,但中西医结合医学在
临床执业、专科建设、人才培养、科学研究、制度体系等方面的成绩已是有目
共睹,这一学科在解决实际健康问题上的优势与成效带给当今医学界积极的
影响,也必然会为未来医学的发展提供良好的模板与范式。

　　我在国内较早提出构建中西医结合人才培养体系,组织编写中西医临床
医学专业规划教材,力倡中西医结合人才培养,亲历了中西医结合教育由零
散走向规范的里程碑式发展。同时,我也是我国中西医临床医学专业目录的
执笔人、湖南中医药大学中西医结合专业的筹建人,见证了中西医临床医学
专业正式获得本科招生资格的历史性时刻。我们提出的中西医结合"一体两
翼"人才培养模式不仅获得全国同行的广泛认可,且成为现今中西医结合教育
广泛采纳的主要培养模式。回顾 20 多年来中西医结合医学的教育、教学、临
床、科研以及相关研究生培养、行政管理、建言献策、事业规划等工作,我始终
以医学的传承为己任,以医学的发展为追求,以医学的创新为信念,将中西医
结合医学事业发展的理念转化为个人的责任与担当、理想与使命,并一以贯
之地身体力行、言传身教、孜孜不倦、竭心尽力。由此,才在多年工作中有所
思、有所悟、有所为,进而形成本书的内容与思想。

　　《中西医结合思与行》一书,从道之哲学、文化层面,理之学术、科研层面,
业之制度、管理层面,法之思路、方法层面以及具体的术之临床、科研、教育层
面等展开辑录。将本人 20 年来带领研究团队进行的与中西医结合医学相关
的事业、教育、临床、科研、传播、文化等各个方面的研究成果分门别类撰录为

作,旨在为中西医结合医学发展的相关历程与经验进行总结,同时也为其进一步发展提供可以借鉴的研究素材以及思路、方法。通过学习本书,读者不仅能够在一定程度上对中西医结合医学从历史维度、文化角度、哲学认识上进行更为公正客观的了解,同时也能够从事业发展、健康形势、科研进展等方面理解中西医结合,并进一步为之反思。总而言之,编撰本书,是总结也是展望,是探讨更是激发,最为重要的目的是在不断的思考与践行中促进医学发展而勇攀医学高峰。

学科的发展与进步总会遇到各种各样的困难、问题以及质疑。但作为学者,我们理应自信、坚定地面对困难、研究问题且包容质疑,这样才能够兼容并蓄、海纳百川,从而为学科事业的发展做出积极的贡献。在我看来,包容、开放、创新是学问研究必然要具备的素养,而独立思考、积极实践则是科学研究必须遵循的原则。唯有这样的素养与原则,才能够完善所学、屡达新知,也才有益于社会与人民。最后,我想说,这部著作凝聚了我及我们科研、教研团队共同的研究智慧,也在此特别感谢团队中刘朝圣、雷晓明、周兴、王国佐、张伟、陈洪、魏一苇、张冀东、曹淼、孙相如、李迎秋、胡思、李波男等,大家共同努力,方有本书之思想与精神。另还需说明,书中内容多数为已发表的论文及文章,已经注明出处就不再将原文之参考文献列入。此外,学科的探索本就是百家争鸣、见仁见智,本书内容难免有所局限,故些许肤浅与错误还请读者包涵,但学术需要有"做靶子"的精神,所谓"路漫漫其修远兮,吾将上下而求索",不足之处,我们将勇敢面对而致力完善。

何清湖

2020 年 12 月

目　录

第一章　发展与政策

一、中西医结合高等教育的开拓者与践行者——何清湖

编者按

　　作为中西医结合高等教育的开拓者和践行者，湖南中医药大学副校长何清湖教授20余年来身体力行、殚思竭虑，用一名中西医结合教育者的信念和理想，擎起中西医结合高等教育的大旗，用实际行动做出了诸多改革和创新，实现和见证了一个学科、一个专业星火燎原的光辉历程，带给每一个中西医结合人深切的鼓舞与感动。

　　他是中西医临床医学专业规划教材体系构建的总协调者，亲历了中西医结合教育由零散走向规范的里程碑式发展。他是中西医临床医学专业目录的执笔人，见证了中西医临床医学专业正式获得本科招生资格的历史性时刻。他是中西医结合高等教育的探路者，构建了"一体两翼"人才培养模式，获得全国同行的广泛认可。他就是中西医结合高等教育的开拓者与践行者——何清湖教授。20多年来，何清湖教授坚定不移地带领他的专业团队在中西医结合高等教育的道路上披荆斩棘、破浪前行，并凝聚全国中西医结合教育方面的有识之士和有生力量，实现了湖南中医药大学中西医临床医学专业办学的一个个突破，有力助推了中国中西医结合高等教育事业发展的进程。

（一）最早提出中西医临床医学专业规划教材体系的构建

　　20世纪90年代以来，中西医结合本科教育快速发展，已办中西医结合本科教育的院校规模不断扩大，许多西医院校、中医院校也逐步开展中西医结合本科教育。但是各校之间在培养模式、课程体系特别是教学内容方面存在着较大差异，在某种程度上影响中西医结合人才培养质量。同时，中西医结合的广泛开展，需要规范、标准的中西医结合临床诊疗规范体系进行指导；中

西医结合执业医师等考试也需要规范、公认的国家规划教材作为考试蓝本。这时，中西医临床医学专业规划教材的编写显得尤为重要。

中西医临床医学专业规划教材建设的主体是临床教材，如何体现中西医临床教材的特点和特色，是判断这次教材建设水平与质量的一个重要因素。何清湖教授认为，突出中西医临床教材的特点和特色，应在以下几个方面下功夫：①充分认识到病证结合是中西医结合临床的主体思维模式，应该将病证结合的思维模式贯穿于临床教材的始终。②正确认识中、西医两种医学体系在基础理论与临床诊疗方面的异同、优劣，以辩证的思维方法评价中西两种医学体系，做到优势互补。③充分反映中西医结合所取得的最新成果，实事求是，认识到中西医结合研究在不同学科、不同疾病间发展的不平衡性。2005年，以何清湖教授为总协调人，凝聚全国40多所西医院校和中医院校200余名中西医结合专家心血的我国第1版中西医临床医学专业规划教材正式编写出版，这是中西医结合高等本科教育事业发展过程中具有里程碑式意义的事件，标志着中西医结合教育由零散走向规范。

对于基础课程教材的编写，何清湖教授认为基础课程教材建设的思路应该与教学模式相一致，尊重学科发展的现状，既要有先进性，突出特点、特色，又不能理想化，过分强调超前。应充分考虑课程的设置是否能支撑中西医结合临床这个主体，让学生系统掌握中医学基础（包括四大经典）、西医学基础，保持学科知识的完整性。中医学基础教材应该有本专业特点，其主体内容应该在系统、完整介绍中医学基本理论、基础知识的同时，充分反映现代中西医结合基础理论相应的研究成果；西医学基础教材应该根据专业教学要求的不同，在知识的深度与广度方面，区分中医学专业与临床学专业，也可考虑西医学基础教材课程内容的重组与改革。2006年，由中国中西医结合学会教育工作委员会组织，中国中医药出版社协助，何清湖教授总策划的我国第1版中西医临床医学专业行业规划教材第2阶段的基础课程教材编写工作启动，2008年教材出版并投入教学使用。中西医结合临床教材及基础教材的编写，系统构建了中西医结合教材体系，这是学科建设成果的重要体现。

（二）执笔并审定中西医临床医学专业目录

20多年来，中西医结合高等本科教育经历了从无到有、从小到大、从零散走向规范的光辉历程。2000年，教育部回复人大代表、政协委员，中西医临床医学暂不作为统一设置的专业，可在七年制中医学专业试办中西医临床医学方向，各校可自主成立中西医结合系（学院），中西医结合高等教育事业得到国家政策支持；2002 年，教育部批准泸州医学院、河北医科大学、湖南中医药大学等部分院校在专业目录外设置中西医临床医学专业；2003 年，中西医临床医学专业正式作为目录外专业获教育部批准办学。

正是在全国中西医临床医学专业迅速发展的大好形势下，湖南中医药大学将筹建中西医结合学院的任务提上议事日程，并决定由何清湖教授具体负责筹建工作。历经时间的反复考验和锤炼，2012 年教育部第四次修订本科专业目录时，明确把"中西医临床医学"作为国家教育本科专业。何清湖教授执笔中西医临床医学专业目录的制订，并参与了最后的审定工作。专业目录的制订进一步明确了中西医临床医学专业的专业名称、学制、培养目标与要求、主干学科、课程体系等，促进了中西医临床医学专业本科教育的规范办学。这是中西医结合教育史上的一个历史性时刻，"中西医临床医学"专业正式得到了教育部的支持，并正式开始本科专业的招生，为培养中西医结合专业本科人才起到极大的推动作用。

（三）构建"一体两翼"人才培养模式，强调一体化的教学方法

由于中西医结合高等本科教育是新生事物，无经验可循，在探讨中西医结合高等本科教育培养模式问题上，不同的专家有不同的主张，一直存在争议。在教学实践过程中，何清湖教授等在全国较早提出"一体两翼"的培养模式，即"两个基础，一个临床"的培养模式和课程体系设置，即中医基础和西医基础课程分别由中医、西医讲，而临床课程由中医、西医结合在一起讲，要求临床课程教师用"一张嘴"说话。"两个基础，一个临床"培养模式的优点在于"一个临床"能充分反映中西医结合临床学科发展的现状，使中医、西医的"病证结合，优势互补"融入教学之中，体现中西医临床结合的特色与优势；"两个基础"能使中医、西医的基础理论得到系统学习，为进一步的中西医结合临床课程学习打好基础。"两个基础，一个临床"的一体两翼的培养模式更适合目前中西医结合发展的现状和水平，现已得到全国同行的认可。

中西医结合事业本身就是一个不断探索的过程，特别需要改革意识和创新精神。实行"两个基础，一个临床"的培养模式，对从事该专业教学的教师尤其是临床课程教学教师的理论素养和知识结构提出了许多新的要求和挑战。"一个临床"的教学模式要求从事中西医结合临床课程教学的教师既要懂中医，又要懂西医，还要掌握所讲授课程中医、西医、中西医结合研究的最新进展及动态，将其吸收于教学中。这就要求临床教学教师除了要有较扎实的中医、西医学知识和专业能力之外，还要有创新意识，要勇于创新教学方法，

改革教学模式。在何清湖教授的带领下，目前湖南中医药大学中西医结合学院的 30 余位临床专职教师队伍中，大部分具有博士学历，理论素养较高，而且形成了浓厚的科研和创新氛围，教研和科研成果卓著。教师自身具有较好的创新意识和科研素质，自然而然地在其教学过程中会向学生灌输创新思想，培育创新的沃土。

（四）优化课程体系建设，培养高素质创新人才

1. 开设方法论课程，系统提出中西医结合思路与方法

由于医学科学中的现象相当复杂，而且中西医结合过程谬误的来源深远又极多，故思维方法与技术方法的作用同样显得特别重要。何清湖教授认为，一个学科的不断创新，关键在于其思路与方法的不断创新，"工欲善其事，必先利其器"；专业人才的培养，尤其是高层次研究生的培养，不仅要传授本学科的专业基础知识和专业技能，更要授之以"渔"，传其"道"而解其"惑"，为中西医结合专业的学生以后从事中西医结合临床诊疗、科学研究提供思路和方法学的启迪。

1996 年，"中西医结合思路与方法"课程首次在湖南中医药大学中西医结合本科班开设，先后由凌锡森、何清湖、雷磊 3 位教授主讲。作为一门指导性课程，对中西医结合的内涵和外延、中西医结合研究与实践的指导性原则和基本方法进行了介绍，让学生掌握了中西医结合的思维方法和技术方法，增强了其专业兴趣和专业意识。课堂教学中着重回答以下 5 个问题：①科学阐释中西医结合的概念；②说明中西医结合的可能性和必然性；③从宏观角度指出中西医结合的基本原则；④详细地分析中西医结合各分支学科的具体研究思路与方法；⑤展示中西医结合事业发展的前景。课程所使用的教材《中西医结合思路与方法》为何清湖教授主编。现在这门课程已成为深受学生欢迎和好评的一门必修课，同学们都纷纷表示，通过学习不仅提升了学科理论水平，更激发了学科创新思维和科研能力。

2. 开设创新素质课程，全面提升学生创新素质

课程的改革与创新是我国当今改革教育培养创新性人才的基础和核心。为了提升学生的创新素质，湖南中医药大学中西医结合学院在教学过程中，除了完善和优化必修课程的设置外，还开设了"中医科研设计与统计方法"等创新性课程。中医科研设计与统计方法这门课程旨在通过对中医药科研设计基本方法的介绍，让学生从本科阶段起就掌握科研创新的基本原则和方法，充实其科研创新的基本素质，激发其创新灵感。这些专业特色浓厚的创新课

程的设置，为学生创新素质的培养提供了时空条件和知识、技能、方法的准备。在培养高素质创新性人才的思想指导下，学院积极拓开教学时空，充分开辟第二课堂，发展和完善"课堂教学 - 校园文化和科技活动 - 多种社会实践"三位一体的培养途径，给学生创造一种全方位培养创新能力的氛围、环境和机会。

通过优化课程体系设置、开设创新素质课程、开辟第二课堂等多措并举，湖南中医药大学培养了一批具有创新意识的中西医结合人才，有力地促进了学科的建设和发展。

（五）在中西医结合思维指导下建立具有特色的二级学科

在中西医结合思维的指导下，何清湖教授提出了具有特色的中西医结合男科学和中医亚健康学。

在中西医结合男科的学科建设方面，何清湖教授提出，中西医结合男科的临床研究思路可从以下几个方面着手：①病证结合，探索男科疾病的辨治规律与诊疗体系；②微观辨证，促使中西医结合男科更加丰富与深入；③基础研究，使中医男科的病因从抽象到具体，从宏观到微观；④药理研究，更加科学地阐释有效治法和方药对男科病的治疗机制；⑤病证研究，为部分男科病中医治法的创新提供理论依据。

2008 年，中华中医药学会亚健康分会和湖南中医药大学合作，在中和亚健康服务中心和中国中医药出版社的大力支持下，何清湖教授作为总主编，组织百余名专家、学者编写了中医亚健康学系列教材，系统构建了中医亚健康学的理论体系。在中西医结合思维的指导下，中医亚健康学的构建充分突出了中医学特色与优势，加强了中医与现代医学理论与技术的相互交叉融合，满足了快速发展的亚健康市场需求，学科建设与产业发展形成相互促进、相互推动的良性循环。

作为中西医结合高等教育的开拓者和践行者，何清湖教授 20 余年身体力行、殚思竭虑，用一名中西医结合教育者的信念和理想，擎起中西医结合高等教育的大旗，用实际行动做出了诸多改革和创新，实现和见证了一个学科、一个专业星火燎原的光辉历程，带给每一个中西医结合人深切的鼓舞与感动。

（来源：张冀东，陈洪，魏一苇. 中西医结合高等教育的开拓者与践行者——何清湖. 中国中西医结合杂志，2016 年第 36 卷第 8 期.）

二、中西医结合管理及相关政策调查及建议

编者按

　　为了进一步了解中西医结合管理与政策的现状，研究加强中西医结合管理，促进中西医结合事业发展的政策，何清湖牵头的"中西医结合管理及相关政策研究"课题组专题进行了问卷调查和座谈调研，分析了中西医结合发展存在的问题，就中西医结合管理相关政策及今后进一步加强中西医结合工作提出了针对性的对策建议。

　　为了加强中西医结合事业的管理，增强中西医结合在《中华人民共和国中医药法》中的内涵，有利于中西医结合事业的发展，就中西医结合管理及相关政策立法有关问题进行了专家咨询。此次调查问卷活动是国家中医药管理局委托中西医结合管理及相关政策研究课题组郭子华和何清湖教授进行的。调查问卷共分 11 个选择题和 1 个问答题，内容涉及中西医结合管理与政策、医院与医疗制度、教育与人才培养、科研与学术发展等多个方面，通过召开专家咨询会及邮寄调查问卷函，收集了 73 份调查问卷。专家行业涵括了医、教、研等多个领域，多数为中西医结合研究方面的专家，因此他们的意见对于中西医结合管理及相关政策立法有关问题有很好的代表性。

（一）中西医结合发展存在的困惑与问题

　　通过此次中西医结合管理及相关政策研究调查问卷的分析，课题组认为中西医结合医学虽然在党和国家的大力支持下，通过广大中西医结合医学工作者近 50 年的辛勤劳动，取得了大量的成果，快速发展成为中国特色社会主义卫生事业的一支重要力量，在我国人民的医疗卫生保健中发挥着重要作用，但是仍然存在不少的困惑与问题，具体如下：

1. 缺少专门的中西医结合法规

　　中西医结合专业名称问题仍然困惑着中西医结合学术界和教育界。目前教育部本科专业目录无中西医结合专业，现批专业名为"中西医临床医学"，尚不承认"结合"二字，仍有许多院校仅将此作为中医学专业的一个方向。

2. 中西医结合发展仍然处在自主探索、自力更生阶段

　　由于国家没有过多的经费投入支持，中西医结合医院发展普遍存在经费不足、执业管理制度不完善、中西医结合诊疗技术不规范等问题。地方政府

没有专设的管理机构进行统筹安排。

3. 中西医结合教育面临着多种问题

目前中西医结合教育面临的主要问题：①中西医结合专业学制问题。目前中西医临床医学专业学制多为 5 年制本科或 3 年制专科。由于该学科内涵的特殊性以及现代高等教育对人才要求的多样性，院校普遍反映学制时间过短，难以达到培养目标，但太长的学制有时又会在现有阶段中使得中西医结合人才培养毕业后如何为基层、为农村服务成为问题，这也是一个关系到本学科人才培养的根本性问题。②中西医结合临床一体化师资问题。中西医结合临床强调中西医相互结合诊治病患，教授中西医结合临床课程对师资力量提出了较高的要求。教师既要对中医、西医知识有较好的把握，还要对中西医学差异和如何开展中西医结合有较深刻的理解，在临床教学中能够启发中西医结合思维。而目前中西医结合教师往往缺少此方面的知识储备和思考。③后期临床教学问题。目前大部分院校缺少专门的中西医结合临床实践教学基地，没有完备的中西医结合临床实践教学体系，如临床课程学习和实习计划与大纲、临床实习指南、临床实习考核大纲等，都没有完善的制度和管理措施。对中西医结合医学生的后期临床教学要么偏向中医，要么偏向西医，难以做到具有中西医结合特色的后期临床教学。

4. 中西医结合执业医师考试规范化问题

目前中西医结合执业医师考试规范化做得不够，尤其是临床实践技能考核往往是中医内容和西医内容的简单相加，没有体现中西医结合临床一体化特色，影响本专业人才培养方案的制订与实施。甚者很多省市没有专门的中西医结合医师执业考试制度，面临着有中西医结合医院没有中西医结合医师的尴尬局面。

5. 中西医结合科研与学术发展存在的困惑

中西医结合防治疾病的优势和效果虽然获得普遍的公认，但是缺乏系统的理论体系和完整的评价标准，中西医结合作为一门学科的发展受到了很大的制约。

（二）关于今后进一步加强中西医结合工作的建议

1. 提高认识，从法律、政策、管理、学术、立法等多层面重视中西医结合工作，进一步明确中西医结合的地位、作用和意义

中西医结合法律法规体系建设方面，在国家出台的一系列有关中医药的法律法规中多有涉及，但是目前我国还没有一部专门的中西医结合法律。这些散在的条例，基本按照相关法律的管理模式而设定，不能完全体现中西医

结合自身发展规律和管理特点，甚至有些法律内容过时且存在空白，这都不能完全适应中医药以及中西医结合的发展需求。因此，有必要制定一部专门的中西医结合法律，进一步建立健全中西医结合法律法规体系，进一步明确中西医结合是我国医疗卫生事业的重要组成部分，是我国医疗学科中的一个重要而又有特色的学科，强调中西医结合是促进中医药现代化、促进中医药事业发展的重要方法和途径。

2. 建立和完善中西医结合的管理体系，在管理层面明确中西医结合是中医药中的重要内容

从开展中西医结合工作以来，各级卫生行政组织尚无单独的中西医结合管理机构。目前中西医结合医院基本上都挂靠于中医管理机构，如由市卫生局中医科、省卫生厅中医药管理局、国家中医药管理局等进行管理。这些管理组织中高素质的中西医结合专业人才较少，对中西医结合工作的指导缺乏经验，所以应当设立专门的中西医结合管理机构。同时中西医结合医疗机构内部也要深化改革，积极探索建立适应新形势要求的管理体制和内部运行机制，加强对医务人员的培训，积极利用现代科学管理手段，不断提高科学管理水平。要以患者为中心，进一步规范服务行为，加强行业作风建设，确保医疗安全，控制医疗费用，提高工作绩效，不断提高医疗质量和服务水平。

3. 建立和完善我国中西医结合医疗机构体系

加强中西医结合医院的布局建设和研究，明确各省应建立1所达到三级甲等医院标准的中西医结合医院，各地、州（市）相应建立1所达到二级甲等医院水平的中西医结合医院；提倡和鼓励地、州（市）以下政府建立相应的中西医结合医院；中医院和综合性人民医院中开设中西医结合特色专科。要建立分级管理的中西医结合医院管理体系和中西医结合医院准入制度，以完善中西医结合医疗网络体系。同时继续推进全国重点中西医结合医院建设，建成一批中西医结合特色突出、专科优势明显、临床疗效显著、管理规范科学的重点中西医结合医院。并以此为示范带动全国中西医结合医院整体建设水平的提高，更好地为人民群众健康服务。

4. 加强中西医结合临床诊疗体系的规范化、标准化建设，重视中西医结合优势单病种的筛选及其诊疗规范的制订工作

中医药标准规范体系建设方面，标准已经成为国家科技发展的重要战略。2004年吴仪副总理在全国中医药工作会议上讲话中指出要重点抓好中医药标准化、规范化研究，抓紧制定一批国家标准和行业标准，以标准化带动现代化。近几年国家有关部门颁布了120多项中医药标准规范，涉及医疗、教育、科研、中药、管理等各个方面。2005年，由国家中医药管理局医政司立项，由湖南中医药大学负责组织的"中西医结合优势单病种诊疗规范研究"为建立中西医结合的诊疗规范研究带了个好头，应当继续加以支持，深入研究。

5. 加强中西医结合临床医疗队伍的建设

各地应充分利用现有中医药和卫生教育资源，积极举办国家级中西医结合继续教育项目，采取多种形式，有计划、有组织地开展西医学习中医的系统培训工作。要充分利用中医和中西医结合医疗机构、高等医学院校，举办不同层次的西医学习中医培训班、研究班，鼓励西医人员离职学习中医，使各级中西医结合医疗机构中的中西医结合医生比例达到国家规定的标准。同时进一步完善中西医结合执业医师以及中西医结合类中级技术资格考试体系。科学规范执业医师考试的内容和方法，扩大中级技术资格考试的学科范围，制定对各省具有指导性意义的中西医结合主任、副主任医师的评定和考核标准。

6. 重视中西医结合人才的培养

中西医结合事业要取得更大发展，教育是基础，人才是关键。应该多层次、多形式、多模式造就一批适应社会需求的中西医结合人才。目前中西医临床医学专业已列入教育部的新增专业，来之不易，我们更应该抓住机遇，鼓励各中医院校、西医学院校和部分综合性大学开办中西医结合专业，加强中西医结合教育研究。对中西医结合人才培养模式、课程体系、教学内容、教学方法、基地建设、人才质量标准等进行探索。如实行"两个基础，一个临床"的培养模式；根据不同层次中西医结合人才的培养要求和培训目标，组织高水平的中西医结合专家编写好教学大纲、中西医结合基础教材、临床教材和教学用书；积极配合国家有关部门做好中西医结合师资队伍建设工作，有计划地开展中西医结合师资培训工作，不断提高师资队伍素质。

7. 加强中西医结合学位点的建设和学科建设，培养一批具有创新思维和创新能力的中西医结合高级人才

目前中西医结合队伍数量少，还不能完全满足中西医结合研究任务的需要，这就需要培养一批骨干力量。他们应是事业心强、学术水平高，能创造性地开拓中西医结合研究任务的学科带头人，是一批数十年如一日，对中西医结合事业有献身精神的人。考虑中西医结合专业的实际，可以借鉴中医师徒传授的传统学习方式，充分发挥老一辈中西医结合专家的"传、帮、带"作用，促进年轻一代学科带头人脱颖而出。鼓励老中西医结合专家通过师承形式培养学术继承人，加速中西医结合高级人才的成长，从而培养出一大批中西医结合学科带头人、技术骨干和高级管理人才。

8. 加强中西医结合的原创性基础研究和常见病、多发病、疑难病以及突发疾病的中西医结合临床诊疗体系与方法的研究，进一步完善中西医结合学科体系

中医药学和中西医结合医学都是我国自主创新的医学学科，要想保障中医药学及中西医结合医学可持续发展，则必须贯彻自主创新国家战略，大力开展中医药现代化研究以及中西医结合基础（理论）自主创新研究。在中医、西医理论指导下，结合先进的科学技术，通过多学科的交叉、渗透与融合，深入探索中西医的结合点，广泛开展中西医结合临床研究，特别是针对目前严重危害人类健康的重大疾病和疑难疾病，提出中西医结合防治的新理论、新方案和新方法。同时加强中西医结合基础研究，揭示中西医结合防病治病原理，促进中西医结合学术创新，从而促进中西医药学理论的结合，达到辩证统一，融会贯通，而产生新的中西医结合医学理论。

9. 多层次、多渠道开展中西医结合对外交流与合作

大力宣传我国中西医结合的科研成果与诊疗方法，促进中西医结合医学在世界上的交流，使中西医结合优势家喻户晓，世人皆知。通过举办各种有关中西医结合的国际学术会议、学术论坛、研讨会，与国外的专家学者就中西医结合的研究思路与方法进行深入探讨，交流科研成果。各级中医药行政管理部门要重视建立国家和地区间的学术交流与技术合作的正常渠道，鼓励各中西医结合医疗、研究机构与国外学术机构建立比较固定的合作关系，加强中西医结合人员交流，开展中西医结合对外科技合作项目。

（来源：何清湖. 中西医结合管理及相关政策调查及建议. 湖南中医药大学学报，2008年第28卷第4期.）

三、中医发展现状与现代化的若干问题思考

编者按

笔者从李约瑟难题引出目前中医发展缓慢的现状，简要分析其原因。重点从中西医学方法论的差异入手，指出中西医学方法论的差异与互补性；从中医具有自然科学和人文学科的双重属性的角度来阐述中医学的发展规律，探讨中医走现代化发展道路过程中的若干问题。同时，认为中医学发展必须遵循自身规律及特点，做到方法论的变革与切实提高临床疗效并重，还应坚持不懈地推动中医药的理论创新，努力推进中医药现代化。

为什么历史上中国科学技术一直遥遥领先于世界其他文明？为什么到了现代中国科学技术不再领先于其他文明呢？这就是著名的"李约瑟难题"。这一现象很像中医学的发展情形，领先于世界医学发展数千年的中医学为什么发展迟缓？本文试图通过从分析其原因及中西医学方法论的差异入手，在哲学层面探讨中医学现代化发展面临的诸多问题。

（一）中医发展现状

目前中医的发展面临了很大的现实困难和问题：①由于种种原因使中医西化，人才流失，名家越来越少，后继乏人；②技价分离；③中医药发展不平衡，从业人员技术力量有待加强；④中医药标准迟迟未能出台，缺乏评价的客观依据等。在如此现状下，我们必须深刻反思和查找中医发展缓慢的原因和中医发展过程中遇到的困难。

（二）形成目前中医发展现状的原因

1. 中医理论继承乏力、创新发展不足

中医药在理论上继承乏力、创新不足是导致中医临床发展缓慢的重要原因。目前对中医的理论研究仍局限于整理与继承方面，主要是四大经典的理论研究，而四大经典的疾病诊疗理论上还有许多未完全弄清楚的东西，学术继承的困顿直接导致中医人才学术水平偏低。目前很多中医院因中医诊疗的落后已经西化，而西医院的中医科也是在艰难维持，有濒临关闭的危险。同时，中医药尚未建立适合自身特点的研究、评价方法和标准规范体系，中医诊疗理论缺乏深入的研究和创新。

2. 中医教育体制之困惑

中医自古以来，其学术的继承主要靠师传、私塾、自学等方式，使人们的思想局限在一个狭小的圈子内，又加之医家各承家技，秘不可传，导致一些实践医学得不到继承和发展，阻碍了中医学发展。现代中医教育，实际上是模仿了现代医学的教育。而教育是与学科相关的，学科的性质决定了应该采用一种什么样的教育模式。现代科学的特殊性在于严密的数理逻辑及推演体系，与中医理论体系比较，一个一目了然，一个朦胧可见，从而构成了中西文化的差别。正是这个差别，促使我们去思考，中西文化、中西医的教育难道不应该有所区别？从规模上讲，中医教育步入了历史上前所未有的时期，培养出了大批本科生、研究生，但教育质量并不容乐观。

3. 中医医院的临床疗效下降

作为一门医学,检验的唯一标准就是临床疗效。中医院医生由于中西医通学通用、受西医理论的影响较深等多方面因素,中医西化的情形日渐严重,过度的西化结果只能是西医治不了的病现代中医也治不了。学术纯熟的中医越来越少,中医的真实疗效无法体现,使中医在人民心目中的地位降低,加上现代科学技术的广告效应,人们只会更多选择现代医学的模式。丢失了临床阵地,中医的发展也就缺乏了生命力,进入恶性循环。

4. "中医废存"百年之争直接影响到中医学发展

数千年来,中医承载了中华民族健康的重任,其辉煌的医学成就不容忽视。而"中医废存"百年之争仍然影响到中医学发展,且近百余年来中医的劣势一直延续下来,导致人们对中医的认识迷茫。可以说,中医临床阵地不断散失,各级中医院发展滞缓,严重影响作为实践性很强的整体化综合医学——中医学的发展。

(三)中西医各自发展的方法论思考

1. 中医学方法论的特点和缺陷

中医学理论深受中国古代哲学的影响,所以中医理论的形成有其自身的特点。中医学运用中国古代的阴阳五行学说,以整体观念为主导思想,以脏腑经络的生理、病理为基础,形成了以辨证论治为诊疗特色的医学理论体系。其研究方法比较原始,相当大程度上借助于自然哲学方法作出有关人体及其疾病规律的理解和解释。

然而,由于学术之古朴,中医学仍处于对生命现象客观和定性的认识上,在微观和定量认识的方法论上难以避免地存在着局限性和盲目性。哲学观念和科学理论毕竟是不同层次的人类知识,前者的合理性、深刻性并不等于后者的客观性、真实性和先进性。中医理论数千年来一直停步于自然哲学水平,而无法发展成现代的科学理论,对自然整体联系的认识仍被禁锢在某些表现属性上,不能深入揭示人体内部和自然之间相互联系的本质。以至于使人们感觉到中医理论的纯经验性、表浅性、抽象性、笼统性、模糊性,甚至臆测性和玄妙感,而有"医者,意也"之论。其理论的可证伪性极弱。因此,中医理论的完善与发展是振兴中医的必由之路。

2. 西医学方法论的特点和缺陷

西医自18世纪以来,发展尤为迅猛。西医的主要特点之一是密切与当代自然科学相结合,广泛应用当代科技成果,特别是实验自然科学已成为西医必不可少的基础。随着科学技术的发展,西医对机体的认识已由器官、组织、细胞进入了亚细胞、分子、量子水平,把机体分解成越来越细小的单元,了解它们的功能及运动过程,并从这些方面对机体及疾病的本质作出解释。这即是西医传统的方法论——还原论方法。借助于现代先进的医疗设备和分子生物学等结合,西医的基础理论和临床实践的发展日新月异。

然而,西医以还原主义为世界观基础,以解决局部病灶为首务。由于人们在逐渐深入的认识过程中,忽视了细胞病理学的限度和分析主义倾向,使西医走向了极端化,忽略了人是一个高度综合、高度组织化的机体,人体的运动形式绝不是简单的物理、化学和机械运动过程,临床上绝不能把病与病人分割开来,只按病名进行治疗,而不是按病人施治。作为有机整体存在的人而言,整体运动规律与局部运动规律存在着质的差异。由于近代西医学发展历史较短,加上自然科学目前的未知数仍然很多,人体中很多现象仍是未解之谜,难以用今天的科学知识加以完全阐明,留下的则是越来越多的难题。

3. 中西医学方法论的差异与互补

正是由于中西医自身的不同特点,导致两者存在着本质的差异,尤其是在方法论方面存在很大的差异。中西医学存在逻辑思维上的不同,中医主要从宏观辨证的角度来认识人体的生理病理过程,而西医主要从微观分析的角度来研究人体的生理和病理。中医的认识方法主要是定性,对量要求不高,这点从逻辑思维来看不够严密。而西医的诊疗方法强调定量与定性的结合,尤其是定量,在诊断上检查结果数值大小是关键,治疗上有效剂量、血药浓度、安全范围也十分重要。西医对某一种疾病有完全规范的诊断标准,临床医师容易掌握,如体格检查、生化指标检查、放射检查、免疫学检查及病理活检等。而中医的诊断标准主要是通过望、闻、问、切等方法收集患者的资料,进而归纳总结成为中医的证型,但是由于思路方法的不完全一致,证型判断上会有差别,主观性强,不易精确,临床医师很难全部掌握。但由于两者的研究对象是人,研究任务是人体及其疾病本质的认识,西医学还原论研究方法强调的是局部,而中医学的客观系统分析方法(黑箱方法)突出的是整体,各有长短,彼此互补。从科学方法论角度来看,这两种研究方法从中西医两个理论体系中完全有可能而且必须取长补短、互相结合,才能产生强大的生命力。

(四)中医学发展须遵循自身规律及特点

1. 中医学具有自然科学和人文学科的双重属性

中医独特的发展模式,决定了其独特的学科属性。中医学对人体本身和人体科学本身,以及防病治病都具有独特和卓越的见解,是一门符合自然科学和唯物辩证法基本规律的医学科学。没有古代的中国哲学,就没有现有形态的中医学理论。中医学是在中国古代的唯物论和辩证法思想的影响和指导下,通过历代医家长期的医疗实践与不断的积累,反复总结而逐渐形成的具有独特风格的传统医学科学,是古代人们长期同疾病作斗争而得出的极为丰富的经验总结,是中国传统文化的重要组成部分。中医学不仅属于中国古代自然科学范畴,又以中国古代朴素的唯物论和自发的辩证法思想即气一元论、阴阳学说和五行学说为哲学基础,来建构理论体系,并建立了中医学的元气论、阴阳学说和五行学说等,并使之成为中医学理论体系的重要组成部分。

既然中医学具有自然科学和人文学科的双重属性,那么中医的发展必须要遵循其自身发展的规律,体现中医的特色,才能做到中医的可持续发展。在充分发挥中医整体观念和辨证论治的基础上,还应进一步挖掘中医药在微观知识结构上的特点,综合运用当代生物学、数学、化学、物理学和信息科学提供的新理论、新技术及新方法,抓住证候、方剂、经络三大核心科学问题,揭示其科学内涵,注重理论创新。要充分利用现代医学的条件和技术来为中医的发展提供便利。必须加紧制定"我主人随"的发展战略,把中医药评价标准牢牢把握在自己手中。

2. 中医现代化发展刻不容缓

中医要想更好地发展,必须要走现代化的发展道路。但如同踢足球不能用打篮球的标准来评判,"西化中医"的研究只能断送中医。研究事物不能脱离其原产生时的思维模式,中医学的发展既不能脱离中医学自身的方法论,也不能脱离研究所处时代的新事物。而应立足本土传统,追求传承创新,沟通中外今古,这就需要不断反思与超越。中医药规范和标准的欠缺也导致其发展缓慢。尤其是中药现代化的发展,不得不运用现代技术、现代学术思想和现代科学文化,其中最重要的是阐明目前中药活性成分,特别是物质基础和药效学复合处方机制。当前,中医高素质人才的培养更为迫切,尤其是现行的中医高等教育。中医现代化所需的人才,除必须掌握坚实的中医专业知识外,还应掌握现代医学知识和与中医相关的其他学科知识,且应具有创造性思维能力和科研攻关能力。

(五)结语

在当今科学技术不断发展和普及的时代,认为"中医药过时"和力图保持它"原汁原味特色"的认识和做法,都是没有摆正社会、时代总体文化环境与具体科学发展辩证关系的结果。中医必须要坚持中医自己的发展规律，关键是中医学方法论的变革与切实提高临床疗效并重，在发展过程中走自己的实践研究之路。尽快建立起自己的评价标准，认真地考虑自己的优势和劣势，然后努力发扬优势，中医才可以有自己的一席之地。建立中医语言表征的疗效评价标准，不仅可以对患者的病情有一个客观了解，同时又可以使中医的疗效评价建立在客观和定量的基础上，更益于中医药走向国际。中医属于自然科学的范畴，从某种意义上讲更属于哲学的范畴。因此，在中医的发展过程中，还需要从哲学的角度来研究中医学的现代化发展。

（来源：唐乾利，何清湖. 中医发展现状与现代化的若干问题思考. 中华中医药杂志，2011 年 11 月第 26 卷第 11 期.）

四、发展中西医结合教育，培养中西医结合人才

编者按

中西医结合是在我国既有中医又有西医的历史条件下产生的，是中国特色社会主义卫生事业的重要组成部分，在我国人民的医疗卫生保健中发挥着重要作用。中西医结合充分吸收两种医学特长，并使之相互沟通、相互融合、相互促进、相互补充，对继承发展中医药学，实现中医药现代化，促进我国医学和世界医学的进步具有重要意义。在中西医结合过程中，国家实行中西医并重的方针，鼓励中西医相互学习、相互补充、共同提高，推动中医、西医两种医学体系的有机结合。

（一）中西医结合教育发展概况

中西医结合教育自中华人民共和国成立以后的发展历经三个阶段：

1. 西学中阶段（1950—1978 年）

在 1950 年召开的第一届全国卫生工作会议上，毛泽东主席为会议题词："团结新老中西医各部分医药卫生工作人员，组成巩固的统一战线，为开展伟大的人民卫生工作而奋斗。"这一批示无疑为中西医团结一致共同发展定了基调。以 1958 年的《中共中央对卫生部党组关于组织西医离职学习中医班总结报告的批示》为标志，一个西学中热潮很快兴起，全国各地广泛地开办了"西学中"班，培养了很多人才。由于 20 世纪 50 年代中期到 60 年代早期的不懈努力，我国初步形成了一支中西医结合队伍，为中西医结合理论研究和临床实践奠定了基础。

2. 研究生教育阶段（1978—1992 年）

1978 年以来，国家教育委员会设置了中西医结合学位（硕士、博士）及双学位教育。国家计划委员会、国家教育委员会、国家计划生育委员会、国家自然科学基金委员会、卫生部和国家中医药管理局在科研编目中建立了中西医结合课题编号，学科专业委员会确定了中西医结合为独立的一级学科，一些高等医药院校和研究单位相继开展了硕士、博士研究生的高层次中西医结合高等教育。20 世纪 90 年代，博士后流动站首先在中国中医研究院西苑医院（现中国中医科学院西苑医院）和天津市中西医结合急腹症研究所启动，全国无论是高等院校还是研究院所都取得了一大批中西医结合科研成果。

3. 本科教育阶段（1992 年至今）

1992 年，泸州医学院率先在五年制中医学专业中开设中西医结合方向；1993 年，湖南中医学院在湖南省教育厅的批准下正式开设五年制中西医结合临床医学专业；1998 年，广州中医药大学整合广东省中医院资源优势，与南方医科大学联合开办七年制中西医结合专业方向；1999 年，河北医科大学招收七年制临床专业（中西医结合方向）学生，主要培养研究型或应用型的高级中西医结合人才；2002 年，教育部批准泸州医学院、河北医科大学、湖南中医学院等部分院校在专业目录外设置中西医临床医学专业；2012 年，教育部颁布新的《普通高等学校本科专业目录》，将"中西医临床医学"列为医学门类下中西医结合类的一个专业，明确了专业名称、培养目标、知识与能力要求、主干学科与核心课程及实践实验教学环节等重要内容。同时，各开办中西医临床医学本科教育的高校逐步完善培养方案，联合编写系列行业规划教材，进一步规范了中西医结合本科教育。

截至 2017 年，我国开设中西医临床医学本科学历教育的高校共有 48 所，毕业生规模 8 000～9 000 人。学术型硕士学历教育：中西医结合基础专业开设院校 45 所；中西医结合临床专业开设院校 72 所。专业型硕士学历教育：中西医结合临床专业开设院校 11 所。学术型博士学历教育：中西医结合基础专业开设院校 18 所；中西医结合临床专业开设院校 30 所。专业型博士学历教育：中西医结合临床专业开设院校 2 所。

（二）中西医结合教育是促进中西医结合发展的关键

陈可冀院士指出，促进中西医结合最关键的一点就是教育，加强人才的培养。发展中西医结合，需要健全中西医结合教育体系，通过培养一批又一批的中西医结合人才从事中西医结合工作，推动中西医结合事业更好更快发展。

1. 构建多层次、金字塔系的中西医结合教育办学体系

既有基础的五年制中西医临床医学专业的本科教育,也有高端的中西医结合(含临床与基础)硕士研究生和博士研究生教育,中西医结合(含临床与基础)博士后工作流动站。要加强中西医结合人才培养模式、课程体系、教学内容、教学方法、基地建设、人才质量标准等的研究,根据不同层次中西医结合人才的培养要求和培训目标,组织编写中西医结合专业教学大纲和教材,加强中西医结合师资队伍建设。由于我国各地社会、经济、文化发展不平衡,城乡差别较大,各地特别是城乡之间医疗卫生发展水平与要求存在较大差异,应根据各地具体情况培养与其相适应的中西医结合人才,满足不同层次人群对卫生健康服务的需求。

2. 积极发展中西医结合继续教育

(1)构建具有中西医结合特色的学历后教育体系:探讨院校教育与住院医师规范化培训(简称规培)教育在人才培养过程中的阶段性目标与任务,构建具有中西医结合特色的住院医师规范化培训体系,建立适合中西医结合医师执业要求的住院医师规范化培训方案。

(2)采取多种形式,有计划、有组织地开展西医学习中医的系统培训工作。要充分利用高等中医药院校和中医、中西医结合医疗机构,举办不同层次的西医学习中医班,鼓励西医人员离职学习中医。

(3)开展在职中西医结合人员继续教育。要积极举办中西医结合继续教育项目,提高中西医结合专业人才队伍的素质。

(4)在重大疑难疾病中西医临床协作试点项目中,培养中西医结合高层次人才:探索重大疑难疾病中西医协作人才培养新途径,发挥中西医临床协同思维,实现人员协作常态化,开展高层次中西医人才交叉培养,完善中西医结合高层次人才培养模式。

3. 完善中西医结合医师培养与执业相关制度建设

(1)充分调研当前中西医结合人才社会需求和执业现状,准确把握当前政策对于中西医结合医师培养与执业的影响,分析中西医结合人才的成长规律、执业特点,勾勒中西医结合人才岗位胜任能力的特质,凝练中西医结合人才必备要素,建立中西医结合医师胜任力模型。

(2)进一步完善中西医结合执业医师以及中西医结合专业技术职务的资格考试与评审制度,科学规范执业医师考试的内容和方法,扩大中级专业技术职务资格考试的学科范围,制定符合实际的中西医结合中、高级专业技术职务资格的考评标准和办法。科学合理地规范中西医结合执业医师的执业范围。

（三）人才培养是中西医结合继承与创新的根本

中西医结合的发展，继承与创新是主题，人才队伍更是核心关键。要推动中西医协调发展，促进中西医结合，需要培养具有综合素质的中西医结合人才。对这类人才要求是既具有良好专业和临床素养，有较为系统的中、西医理论和临床知识，能在医疗卫生领域中从事医疗、预防、保健、康复等方面的工作；又具有良好人文素养和科研素质，具有从事科学研究工作的能力。因此，开展多模式、多形式、多层次的中西医结合教育，建设高素质的中西医结合人才队伍，满足不同层次的医疗保健需求，是中西医结合工作的重点。

具体来说，各地应充分利用现有中医药和卫生教育资源，促进和完善中西医结合继续教育，构建具有中西医结合特色的住院医师规范化培训体系，采取多种形式，有计划、有组织地开展西医学习中医的系统培训工作，加强中西医结合继续教育，培养适应社会需求的中西医结合人才。

另外，保障中西医结合的可持续发展，必须树立自主创新的意识，大力开展中西医结合理论与临床的自主创新研究，这就需要更多的创新型人才。要鼓励利用现代科学的理论、技术和方法，继承发展传统医学的特色和优势，以提高中西医结合学术水平为核心，发挥中西医协同思维，通过多学科的交叉、渗透与融合，深入探索中西医的结合点，进一步完善中西医结合的研究思路与方法，促进中西医结合学术创新，推动中西医结合长足发展。

（来源：雷晓明，王国佐，邓奕辉，何清湖. 发展中西医结合教育培养中西医结合人才. 中国中西医结合杂志，2018年第38卷第12期.）

五、突破传统，适应需要，创建中西医结合人才培养模式

> **编者按**
>
> 湖南中医学院（现湖南中医药大学）1993年率先开办中西医临床医学本科专业，创建"两个基础，一个临床"的人才培养模式和一套适应新的培养模式的课程体系，首编中西医结合临床主体课程系列教材，在教学实践中创建适应新培养模式的实践教学体系和创新思维培养方法，为保证人才培养质量，造就了一批高素质的中西医结合专业教师队伍。"两个基础，一个临床"培养模式的实践产生了显著的办学效益和社会影响。

湖南中医学院在40多年的高等中医药教育办学过程中，先后开办了中

医、中药、针灸推拿等多个中医药类本科专业,培养出了一大批中医药学专门人才。1993 年,通过广泛调研,根据社会对医学人才的需求、国家的有关法规政策及中西医结合临床医疗和学科发展的现状以及中西医结合教育的现实,为了培养社会需要的中西医结合复合型人才,在原中医学专业的基础上,萌发出新的办学思路,在全国率先开办了中西医结合临床医学专业,并成立中西医结合系,开辟了中西医结合人才本科教育的先河。

(一)创建独具特色的人才培养模式和教学模式——"两个基础,一个临床"

中西医结合是我国独具特色的一门学科,它是建立在中国传统医学与西医学的基础上,且在两者之间相互兼容、相互渗透、相互结合后形成的一门新兴学科。在 40 余年的研究与探索过程中,中西医结合研究领域取得了举世瞩目的成就。在临床上对许多的常见病、多发病和部分疑难急杂症,运用中西医结合的方法取得较好的疗效,如中西医结合治疗急腹症、骨折、心脑血管疾病、肿瘤、皮肤病、肛肠病、眼底病等,均得到了国内外医学界的充分肯定。同时,也形成了中西医结合本身的研究思路、方法和理论体系,使中西医结合学科不断发展,逐渐走向成熟。

从中西医结合学科发展的现状看,中西医结合临床体系相对较成熟,已有一套主导临床的思维方法——病证结合,积累了大量各科疾病中西医结合诊疗方法,也出版了各种中西医结合临床学术专著,为中、西医相互结合形成一体化的临床奠定了基础,显示出中西医结合学科本身内在的特点和特色。故我们确立中西医结合临床医学专业五年制本科教育的"一个主体"是中西医结合临床,而不是中医临床与西医临床之间的简单相加。中西医结合基础研究现阶段也取得了较大的成就,如阴阳五行、藏象学说、经络实质、针刺镇痛、治则治法、中药方剂等。但这些成就主要还是利用现代科学包括西医的技术与方法对中医药的基础理论进行研究与阐释,其研究的成果学术界还存在较大争议,且成就相对零散,中西医的基础之间还未达到交融状态,没有形成较为系统的理论体系,作为本科教学,还无法支撑中西医结合临床主体。为了保持中医、西医基础知识的系统性,为中西医结合临床主体教育打好基础,我们根据中西医结合学科的特点和发展现状,确立了"两个基础",即中医基础和西医基础。

(二)创建一套适应新的培养模式的课程体系

为了使培养模式得到实现,我们成立了该专业的专业建设委员会,组织专家反复研讨,创建中西医结合临床医学专业五年制本科的课程体系,并制订出详细的教学计划。其课程体系的核心内容包括 5 个课程模块:①公共课:哲学、政治经济学、毛泽东思想概论、邓小平理论、思想道德修养、法律学基础、体育、计算机、大学英语;②中医基础课:中外医学史、中医基础理论、中医诊断学、中药学、方剂学;③西医基础课:正常人体解剖学、组织学与胚胎学、生理学、生物化学、病原与免疫学、病理学、病理生理学、药理学、医用生物学;④临床基础课:针灸推拿学、中西医结合方法学、西医诊断学、局部解剖学、医学统计学、科研基本功、护理技能训练;⑤专业课:中西医结合内科学、中西医结合外科学、中西医结合妇产科学、中西医结合儿科学、中西医结合五官科学、中西医结合骨伤科学。与中医学专业比较,其特点如下:①中、西医临床合二为一;②中医主体基础课程与中医学专业一致;③加重西医基础;④增加中外医学史、中西医结合方法学等桥梁课;⑤基础课先西后中。

(三)首编中西医结合临床主体课程系列教材

中西医结合临床医学专业课程体系中,最大特色和亮点在"中西医结合临床"这个主体。主体的各门课程虽然有部分学术专著出版,但无正式的教材出版,作为教学的载体,教材建设成为学校办好该专业的当务之急。学院在 1995 年组织近 100 名专家、教师率先编写并出版了我国第一套中西医结合临床医学专业五年制本科临床系列教材共 5 本,即中西医结合临床系列《内科学》《外科学》《妇产科学》《儿科学》《五官科学》。填补了中西医结合教材建设的空白,既满足了中西医结合临床医学专业五年制的教学需要,促进了中西医结合学科的发展,又为 1999 年在我国首次实施的中西医结合执业医师考试奠定了基础。2001 年,根据学科的发展,七年制中西医结合临床医学专业教学的需要和教学经验的不断积累,我们再次组织省内外专家、教师协编出版了第 1 套五年制和七年制共用的中西医结合临床系列教材共 9 本,即《中西医结合内科学》《中西医结合外科学》《中西医结合妇产科学》《中西医结合儿科学》《中西医结合骨伤科学》《中西医结合眼科学》《中西医结合耳鼻喉科学》《中西医结合口腔科学》《中西医结合传染病学》。新版教材在知识的深度、广度及反映中西医结合的思维方法与新成就方面又有所突破,配套教材的成功建设为培养模式的实现提供了充分保障。

(四)创建适应新培养模式的实践教学体系和创新思维培养方法

中西医结合临床医学专业的培养目标立足于"临床",实践教学是专业教学的重中之重。湖南中医学院除在前期基础课程中增加基础实验课时外,部分课程还增设综合性和设计性实验。部分优秀学生可实行导师指导制,科研实验室对本科生进行开放。基础课程实验教学大纲进行规范化建设,加强基础教学实验室的建设。教学过程中,正确处理夯实基础、突出临床和强调创新之间的辩证关系。临床实践实行三段式教学方法,即教学见习、强化训练和临床实习循序渐进,强调学生早临床、多临床、反复临床。在充分利用省内现有临床教学资源的基础上,扩大视野,在医疗较发达的省市建立本专业的教学基地,近 3 年先后在深圳、江门、广州等地建立了 10 余所教学医院,基本满足了本专业的教学需要。学生动手机会增多,视野开阔,综合能力也得到较大发展,并拓宽了学生的就业渠道。针对学生在进入临床实习前临床基本技能较缺乏的现实,我们增设强化训练计划,并在全国率先创建了"模拟医院",使学生得以掌握临床的基本技能,缩短理论与实践之间的差距,为后期的临床学习打下了牢固的基础。为了保证临床实习目标的实现,我们率先制订了中西医结合临床医学专业五年制本科的实习大纲和实习计划。根据中西医结合医疗的现状,强调规范实习与实习基地具体情况具体安排的辩证统一,既要保证学生学习的基本质量,又要注意学生个性的发展。

中西医结合是一种创举,中西医结合人才的培养更应该注意学生创新思维与创新能力的培养。我们除在课程设置上增设科研基本功、中西医结合方法学等选修课程外,还强调专业教师本身的独创思维与能力在教学过程中对学生的潜移默化与影响渗透。提倡、鼓励和支持本专业学生开设第二课堂,成立科技小组,创建"中西论坛",组织社会实践(如"三下乡"活动),重视科技竞赛,出版科技论文,在学生中培养出浓厚的创新空间与氛围。

(五)保证人才培养质量,造就高素质和高水平的教师队伍

为了保证中西医结合临床医学专业教学模式的实现,确保中西医结合人才的培养质量,培养优质师资队伍是办学过程中的关键因素之一。中西医结合临床课程是本专业教学的难点所在,临床课程的教学对教师提出了较高的要求,教师必须中西兼通,知识面广,有一定的中西医结合临床经验。根据具体情况,实行中西医结合专职教师为主、附属医院或外单位教师为辅的教师管理方式,充分利用教学资源,全面实施教学计划。由于中西医结合临床课程教学的难度较大,对教师本身素质、知识与能力的要求度较高,教师压力大,教与学相长,教学与科研、临床相互促进,在教学的实践中,激发和促进专业教师不断学习、不断探索、不断实践,专业水平得到大幅度提高,造就了一批热爱专业、高素质和高水平的教师队伍。在中西医结合系的 13 名专职教师

中，有 3 名为享受国务院政府特殊津贴专家，4 名为博士生导师，7 名为硕士生导师；其中包括教授 7 名、副教授 4 名、讲师 2 名；8 名有博士学位，2 名有硕士学位；现承担 5 项国家自然科学基金研究项目和 1 项教育部高等教育教学改革项目，成为学校各学科队伍中学历、职称最高的专业团体。

（六）"两个基础，一个临床"的培养模式取得了明显的办学效益与社会影响

1. 社会反响

五年制本科至 2004 年已毕业 6 届学生共 475 名，总就业率达 95% 以上，特别是近两年就业率几乎达 100%；为社会培养了一批中西医结合临床、科研、教学和管理的专业后备人才和生力军，缓解了湖南省中西医结合人才青黄不接的矛盾。2004 年本专业在校学生 1 055 名，其中五年制 845 名，七年制 210 名。毕业学生考取研究生的比例较高，2003 届学生考取研究生率达 25%；通过 10 年的办学，中西医结合临床医学专业已成为湖南省的"热门专业"。近几年的招生过程中，在学费高于其他专业 30% 的情况下，仍难以完全满足考生对本专业就读的要求，生源来自于全国 26 个省市。

2. 行业影响

"两个基础，一个临床"的培养模式经过教学实践不断完善，所形成的教学计划、课程体系、教材体系、教学方法、实践体系和人才质量标准等，在许多院校得到推广应用。现全国有 20 余所高等中医药院校和高等医药院校开办了中西医结合临床医学专业，大部分实施的是"两个基础，一个临床"的人才培养模式和教学模式。湖南中医学院 1995 年编写出版的第 1 版中西医结合临床系列教材被指定为中西医结合执业医师考试蓝本教材，2001 年编写出版的第 2 版中西医结合临床系列教材被指定为中西医结合类中级技术资格考试蓝本教材，湖南中医学院被中国中西医结合学会指定为《中西医结合执业医师资格考试指南》和《中西医结合执业助理医师资格考试指南》主编单位，中国中西医结合学会教育工作委员会主任委员单位。在前期教材建设的基础上，促进了中西医结合临床医学专业五年制本科国家规划教材（第 1 版）的建设。2003 年正式启动的规划教材首批 16 本，湖南中医学院主编 5 本，副主编 8 本，并被指定为牵头学校，标志着湖南中医学院在中西医结合临床医学专业本科教育的领先地位。

3. 专业辐射

全日制中西医结合临床医学专业本科的开办也辐射和影响到湖南中医学院其他办学形式和层次。2000 年湖南中医学院正式开办七年制本科中医学专

业中西医结合临床医学方向（现在校学生 4 届 210 人）；1999 年开办全日制自考五年制中西医结合临床医学专业（3 届 6 班近 400 人）；2002 年开办湘杏二级学院中西医结合临床医学专业五年制本科（2 届 6 班近 400 人）；2002 年开办成人教育中西医结合临床医学专业五年本科（2 届 2 班 100 余人）；2002 年接受郴州医学高等专科学校专升本学员进入五年制本科中西医结合临床医学专业学习。专业的辐射层面较大也较快，既可培养社会所需求的中西医结合人才，又为学院带来了较大的经济效益。

4. 学科发展

中西医结合临床医学专业五年制本科的创办带来了中西医结合系的成立，为中西医结合学科的发展建立了很好的平台。本科教学过程也促进了教师素质、水平的提高，带动了湖南中医学院中西医结合学科的快速发展。2002 年中西医结合临床被批准为湖南省省级重点学科；2003 年中西医结合临床被国务院学位办批准为博士学位授权点；中西医结合基础成为国家级重点学科建设单位——北京中医药大学的共建单位。

总之，"两个基础，一个临床"的中西医结合人才培养模式，突破了中医学传统的办学理念，填补了中西医结合本科教育的空白，培养了一批社会急需的复合型中西医结合应用型专业人才，提高了湖南中医学院的办学声誉，促进了湖南中医学院的改革和发展，也必将造就一批大师级的中西医结合专家、学者。

（来源：何清湖. 突破传统　适应需要　创建中西医结合人才培养模式. 中医教育，2004 年第 23 卷第 6 期.）

六、高等中西医结合教育发展概况、困惑与展望

编者按

笔者通过对高等中西医结合教育 50 余年的发展演变及现状的分析，指出目前高等中西医结合教育存在的困惑、问题及原因。结合中西医结合发展状况，从中西医结合学科的地位、作用，中西医结合专业名称规范及其定位，多层次办学体系的建立，加强师资培训工作，完善中西医结合执业医师考试制度，建立一套系统的中西医结合临床医学专业规划教材及相应的配套教辅、教参丛书，加强创新性中西医结合人才的培养，加强中西医结合临床医学专业学生的后期教学与临床实践及开展全国性高等中西医结合教育体系改革研究等方面探讨及展望高等中西医结合教育发展之路。

（一）高等中西医结合教育发展概况

高等中西医结合教育发展自中华人民共和国成立以后，发展历经三个阶段：①西学中阶段：中华人民共和国成立以后，人民政府十分重视医药卫生事业的发展。在1950年召开的第一届全国卫生工作会议上，毛泽东主席为会议题词："团结新老中西医各部分医药卫生工作人员，组成巩固的统一战线，为开展伟大的人民卫生工作而奋斗。"这一批示无疑为中西医团结一致共同发展定下了基调。以后在1954年全国高等医学教育会议上及1956年同音乐工作者的谈话中，中央多次提到"西医学习中医"问题。以1958年中央批示卫生部党组关于"组织西医离职学习中医班的总结报告"为标志，一个西学中热潮很快兴起，全国各地广泛地开办了"西学中"班，培养了很多人才。由于20世纪50年代中期到60年代早期的不懈努力，我国初步形成了一支中西医结合队伍，为中西医结合理论研究和临床实践奠定了基础。②研究生教育阶段：1978年以来，原国家教委设置了中西医结合学位（硕士、博士）及双学位教育。国家计划委员会、国家教育委员会、国家计划生育委员会、国家自然科学基金委员会、卫生部和中医药管理局在科研编目中建立了中西医结合课题编号，学科专业委员会确定了中西医结合为独立的一级学科，一些高等医药院校和研究单位相继开展了硕士、博士研究生的高层次中西医结合高等教育。20世纪90年代，博士后流动站首先在中国中医研究院西苑医院（现中国中医科学院西苑医院）和天津市中西医结合急腹症研究所启动，全国无论是高等院校还是研究院所都取得了一大批中西医结合科研成果。③本科教育阶段：1992年，泸州医学院率先在五年制中医学专业中开设中西医结合方向；1993年，湖南中医学院在湖南省教育厅的批准下正式开设五年制中西医结合临床医学专业；1998年，广州中医药大学整合广东省中医院资源优势，与南方医科大学联合开办七年制中西医结合专业方向；1999年，河北医科大学招收七年制临床专业（中西医结合方向）学生，主要培养研究型或应用型的高级中西医结合人才；2000年，教育部回复中西医结合暂不作为统一设置的专业，可在七年制中医学专业试办中西医结合临床医学方向，各校可自主成立中西医结合系（学院），中西医结合高等教育事业得到国家政策支持；2002年，教育部批准泸州医学院、河北医科大学、湖南中医学院等部分院校在专业目录外设置中西医临床医学专业；2003年，中西医结合规划教材建设委员会主张专业名为"中西医结合临床医学"。

目前，高等中西医结合教育状况如下：

1. 各中医院校、西医院校、部分综合院校已广泛开办高等中西医结合教育，据初步统计开办五年制中西医结合临床医学专业的院校达 20 余所，开展中医学专业下中西医结合方向本科（含七年制）的院校 30 余所，开办三年制中西医结合专业的院校 50 余所，各层次在校学生人数达 6 万余人。每年参加中西医结合执业医师、执业助理医师考试的人数大幅度上升，为中西医结合队伍输送了大量人才，为中西医结合事业的可持续发展奠定了基础。

2. 各高校根据社会对中西医结合的人才需求、中西医结合学科发展的现状与各高校自我特色，确定人才培养模式，制订相应课程体系，编写各具特色的中西医结合专业教材，通过 10 余年的探索与实践，形成了大家较公认的"两个基础，一个临床"的中西医结合临床医学专业人才培养模式，认为中西医结合教育现阶段"两个基础，一个临床"的培养模式和课程体系设置已得到基本确定，优点在于"一个临床"能充分反映中西医结合临床学科发展的现状，使中、西医的"病证结合，优势互补"融入教学之中，体现中西医临床结合的特色与优势；"两个基础"能使中、西医的基础理论得到系统学习，为进一步的中西医结合临床课程学习打好基础。这种培养模式能充分反映中西医结合学科发展的现状，体现中西医结合的特色与优势，应是现阶段中西医结合高等本科教育切实可行的专业培养模式。

3. 在教育部、国家中医药管理局宏观指导下，由中国中西医结合学会教育工作委员会和全国高等中医药教育教材建设委员会共同主办，各西医院校、中医院校联办，中国中医药出版社协办，完成了我国第 1 版中西医结合临床医学专业规划教材（第一批）的编写和出版工作，第一批教材共 16 部，包括《中外医学史》《中西医结合医学导论》《中西医结合内科学》《中西医结合外科学》《中西医结合妇产科学》《中西医结合儿科学》《中西医结合骨伤科学》《中西医结合眼科学》《中西医结合耳鼻咽喉科学》《中西医结合传染病学》《中西医结合口腔科学》《中西医结合皮肤性病学》《中西医结合危急重症医学》《中西医结合肛肠病学》《中西医结合精神病学》《中西医结合肿瘤病学》。目前这套规划教材已正式投入教学使用，得到了师生的广泛好评。同时，2005 年正式启动了中西医结合临床医学专业基础课程教材的编写工作。

4. 各中医院校、西医院校、部分综合院校在开办中西医结合教育事业的基础上，广泛开展高等中西医结合教育的研究，并取得了部分阶段性成果，如：①尤昭玲、何清湖教授主持的《中西医结合本科教育体系的构建与实践》项目获 2004 年湖南省高等教育教学成果奖二等奖，该成果创建了"一体两翼"的中西医结合人才培养模式，并构建相应的教学体系和教材体系，国内首次编写五年制和七年制本科两套中西医结合临床系列教材,在全国较早开办中西医结合本科教育,培养了一大批中西医结合人才;②尤昭玲、何清湖教授主持的"中西医结合本科教育临床课程教学内容体系的研究与教材建设"项目获2005年中国中西医结合学会科学技术奖三等奖;③凌锡森、何清湖教授主持的"中西医结合思路和方法的研究与教学实践"项目获2006年湖南省高等教育教学成果奖二等奖;④张炳填、何清湖教授主持的"构建适应中西医结合执业医师资格考试制度,强化实践技能培养模式的研究与实践"项目获2006年湖南省高等教育教学成果奖三等奖。

5. 各中医院校、西医院校、部分综合院校在自主办学的同时,相互交流,已在河北石家庄、湖南长沙召开了两届全国中西医结合教育研讨会,并实行了学校之间的交流,如部分西医院校每年召开一次中西医结合教育经验的交流会,何清湖教授被邀到福建中医学院主讲"中西医结合高等教育的思考",到广州中医药大学主讲"中西医结合概念和专业特色""中西医结合临床一体化的思路与方法"等讲座。

(二)高等中西医结合教育发展的困惑

1. 中西医结合工作在现行法律法规体系中缺乏完整、专门的阐述

中西医结合工作的目标定位至今未在法律法规上明确,中西医结合专业名称问题仍然困惑着中西医结合学术界和教育界。目前教育部本科专业目录无中西医结合专业,现批专业名为"中西医临床医学",尚不承认"结合"两字,仍有许多院校仅将此作为中医学专业的一个方向。

2. 中西医结合专业学制问题

目前中西医结合专业学制多为5年制本科或3年制专科,由于该学科内涵的特殊性以及现代高等教育对人才要求的多样性,院校普遍反映学制时间过短,难以达到培养目标,但太长的学制有时又会在现有阶段中使得中西医结合人才培养毕业后如何为基层、为农村服务成为问题,这也是一个关系到本学科人才培养的根本性问题。

3. 中西医结合临床一体化师资问题

中西医结合临床强调中西医相互结合诊治病患,教授中西医结合临床课程对师资力量提出了较高的要求。教师既要对中医、西医知识有较好的把握,还要对中西医学差异和如何开展中西医结合有较深刻的理解,在临床教学中能够启发中西医结合思维。而目前中西医结合教师往往缺少此方面的知识储备和思考。关于开办中西医结合高级师资研修班的构想难以付诸行动。

4. 中西医结合执业医师考试规范化问题

目前中西医结合执业医师考试规范化做得不够，尤其是临床实践技能考核往往是中医内容和西医内容的简单相加，没有体现中西医结合临床一体化特色，影响本专业人才培养方案的制订与实施。

5. 后期临床教学问题

目前大部分院校缺少专门的中西医结合临床实践教学基地，没有完备的中西医结合临床实践教学体系，包括临床课程学习和实习计划与大纲、临床实习指南、临床实习考核大纲，都没有完善的制度和管理措施。对中西医结合医学生的后期临床教学要么偏向中医，要么偏向西医，难以做到具有中西医结合特色的后期临床教学。

（三）高等中西医结合教育发展展望

1. 明确中西医结合的地位与作用

①中西医结合是我国卫生医疗事业中重要的一支力量；②中西医结合是一门学科；③中西医结合是中医现代化的重要途径。由何清湖教授主持的"中西医结合政策与管理的研究"课题中，为《传统医药法》中加入有关中西医结合条款的建议报告就明确建议：《传统医药法》总则中应说明中西医结合的性质、地位和作用，即中西医结合是在我国既有中医又有西医的历史条件下产生的，是中国特色社会主义卫生事业的重要组成部分，在我国人民的医疗卫生保健中发挥着重要作用。中西医结合充分吸收两种医学特长，并使之相互沟通、相互融合、相互促进、相互补充，对继承和发展中医药学、实现中医药现代化、促进我国医学和世界医学的进步具有重要意义。

2. 中西医结合专业名称的规范化要求

建议中西医结合本科专业名更名为"中西医结合临床医学"，体现中西医结合特色，明确中西医结合内涵，并提示主要是培养临床应用型人才。

3. 多层次办学体系的建立

应构建多层次的中西医结合高等教育办学体系。包括三年制中西医结合临床医学专业的专科教育、五年制中西医结合临床医学专业的本科教育、七年制本硕连读中西医结合临床医学专业的本科教育，以及中西医结合（含临床与基础）硕士研究生教育、中西医结合（含临床与基础）博士研究生教育、中西医结合（含临床与基础）博士后工作流动站。原因如下：①我国各地社会、经济、文化发展不平衡，城乡差别较大，各地特别是城乡之间医疗卫生发展水平与要求存在较大差异，应根据各地具体情况培养与其相适应的中西医结合人才，满足不同层次人群对中西医结合卫生服务的需求；②中西医结合作为独立的一级学科本身也存在阶段性和一定的不成熟性，有初级的结合，也有高级的结合；有中医、西医医术之间的相互弥补，也有理论上的相互结合等，均是中西医结合，否认初级的结合，也就谈不上高级的结合。

4. 加强师资培训工作

选择部分教学条件较好、具有较丰富教学经验的高等院校大力开办高级中西医结合教师研修班或相应的学位班，提高中西医结合专业教师的专业素养，特别是加强中西医结合临床一体化思路与方法的培养，提高中西医结合临床教学水平。

5. 完善中西医结合执业医师考试制度

根据中西医结合专业发展的情况，建立完善的中西医结合执业医师考试制度，修订、完善现有的中西医结合执业医师考试大纲，编写出版配套的中西医结合执业医师考试用书，以指导考生更好地复习与考试，帮助考生成为真正的中西医结合执业医师。

6. 建立一套系统的中西医结合临床医学专业规划教材及相应的配套教辅、教参丛书

规划教材建设是中西医结合高等本科教育发展的一个重要内容，是中西医结合本科教育教学的需要，是中西医结合临床医疗规范的需要，是中西医结合执业医师、中高级技术资格考试的需要，也是中西医结合学科发展的需要——学科体系标志性成果。目前在中西医结合临床专业规划教材（第1版共16本）出版之后，下一步需要做的是基础课程教材建设。

7. 加强创新性中西医结合人才的培养

充分利用课题和课堂外的机会，开展中西医结合创新性思维的培养，指导学生参加"第二课堂""挑战杯"等活动，开办中西医结合科技论坛，推广中西医结合创新活动，强化创新意识，提高中西医结合的创新能力。

8. 加强中西医结合临床医学专业学生的后期教学与临床实践，重视如下几个方面的建设

（1）临床教学实践基地建设：以全国11所重点中西医结合医院和27个重点中西医结合专科建设带动全国中西医结合医院建设，形成真正具有中西医结合特色的临床教学基地。

（2）后期临床教学重视案例教学方法，在后期临床各门学科中广泛开展案例教学，举一反三；提倡临床课程床边教学，让学生真正做到早临床、多临床与反复临床，提高本专业学生的临床实践能力。

（3）强化管理，落实中期考核和巡查指导工作，切实考核学生中西医结合临床实践成绩。

（4）明确目标：培养真正中西医结合的人才。

9. 争取得到教育部、国家中医药管理局的支持，专项开展全国性大协作

对中西医结合临床医学专业的培养模式、办学层次、课程体系、教学内容、教材建设、教学方法、人才质量标准、教学基地、病案教学等进行全方位的研究，以进一步完善高等中西医结合教育体系，培养社会真正需要的中西医结合人才，更好地发展中西医结合事业。

（来源：何清湖，雷晓明. 高等中西医结合教育发展概况、困惑与展望. 中医教育，2007 年第 26 卷第 5 期.）

七、培养综合素质人才，推动中西医结合长足发展

> **编者按**
>
> 中西医结合的发展，继承与创新是主题，人才队伍更是核心关键。推动中西医协调发展，促进中西医结合，需要培养具有综合素质的中西医结合人才。因此，开展多模式、多形式、多层次的中西医结合教育，建设高素质的中西医结合人才队伍，满足不同层次的医疗保健需求，是中西医结合工作的重点。

中西医结合是我国卫生与健康事业的重要组成部分。中西医结合充分吸收两种医学特长，并使之相互沟通、相互融合、相互促进、相互补充，对继承发展中医药学，实现中医药现代化，促进我国医学和世界医学的进步具有重要意义。在中西医结合过程中，国家实行中西医并重的方针，鼓励中西医相互学习、相互补充、共同提高，推动中医、西医两种医学体系的有机结合。

（一）政策支持中西医结合发展

中西医结合这一概念产生于 1956 年毛泽东关于"把中医中药的知识和西医西药的知识结合起来，创造中国统一的新医学、新药学"的讲话后。中西医结合在半个多世纪的发展过程中，经历了如下四个重要阶段：

1. 1949—1954 年

1950 年，第一届全国卫生会议在北京召开，会议把"团结中西医"列为我国卫生工作"四大方针"之一，"提高中医，团结中西医"成为当时卫生工作的

主旋律。这次会议之后，全国各地开始陆续开办预防医学讲习班。

2. 1954—1978 年

在党和国家政策的推动下，从 1954 年开始，全国各地开始加强对中医药的管理，狠抓"西医向中医学习"活动，全国中医从业人数达到 50 余万人。与此同时，各地还陆续建立一批中医药院校、中医药研究机构和中医医院。至 1958 年，全国先后办了 13 所中医学院及数以百计的中医学校和中医进修学校，中医医院发展到 300 多所，建立了大批中医门诊部及综合医院中医科和中西医结合病房。这一时期，中医药的地位较前一阶段有了极大提高，中医药事业得到了阶段性的发展，也为中西医结合医学的探索与研究奠定了人才和事业基础。

3. 1978—1991 年

1978 年，中央批转了卫生部党组《关于认真贯彻党的中医政策，解决中医队伍后继乏人问题的报告》，指出要培养一支精通中医理论和有丰富临床实践经验的高水平的中医队伍，造就一支热心于中西医结合工作的西医学习中医的骨干队伍。1985 年，卫生部召开的全国中西医结合工作会议提出，可以试办中西医结合专业。中西医结合在医疗、教学、科研三个方面都被纳入计划，扎扎实实地推进。在广大中西医药工作人员的共同努力下，中西医结合在临床各科和基础理论研究方面的各种层次上都取得了可喜的成绩。

4. 1991 年至今

1991 年，第七届全国人民代表大会第四次会议将"中西医并重"列为新时期中国卫生工作五大方针之一。这个方针给中医和西医赋予了同等重要的地位。此后，党和各级政府相继制定一系列扶持中医药事业发展的方针政策，并在实践中不断完善中西医结合医学事业的发展及人才培养工作。2013 年 8 月 20 日，习近平总书记会见时任世卫组织总干事陈冯富珍时表示，中方重视世界卫生组织的重要作用，愿继续加强双方合作，促进中西医结合及中医药在海外发展，推动更多中国生产的医药产品进入国际市场。中西医结合事业得到蓬勃发展，中西医结合不仅成为我国医学的特色和优势，也成为中医药在"一带一路"倡议实施过程中团结其他医学的重要纽带。

纵观中西医结合发展历程，可以看到党和国家的政策支持对中西医结合事业发展有着至关重要的作用。同时，我们也可以看到，中西医结合在管理、学科研究、人才培养乃至从业规范等方面面临诸多问题。因此加深对中西医结合的正确认识，探寻其内涵、外延以及实践价值和意义，重视事业发展和人才培养仍是不容忽视的问题。

（二）中西医结合教育已形成较为完备的体系

自中华人民共和国成立，中西医结合教育得到了长足发展。

1. 1950—1978 年

1950 年，第一届全国卫生会议在北京召开，毛泽东为大会题词："团结新老中西医各部分医药卫生工作人员，组成巩固的统一战线，为开展伟大的人民卫生工作而奋斗。"这一批示无疑为中西医团结一致共同发展定下了基调。1958 年，中共中央对卫生部党组关于"组织西医离职学习中医班的总结报告"进行批示，"西学中"的热潮很快兴起，全国各地广泛开办西学中班，培养了很多人才。20 世纪 50 年代中期到 60 年代早期，我国初步形成了一支中西医结合队伍，为中西医结合理论研究和临床实践奠定了基础。

2. 1978—1992 年

1978 年以来，原国家教委设置了中西医结合学位（硕士、博士）及双学位教育。国家计划委员会、国家教育委员会、国家计划生育委员会、卫生部和中医药管理局在科研编目中建立了中西医结合课题编号，学科专业委员会确定了中西医结合为独立的一级学科，一些高等医药院校和研究单位相继开展了硕士、博士研究生的高层次中西医结合高等教育。20 世纪 90 年代，博士后流动站首先在中国中医研究院西苑医院（现中国中医科学院西苑医院）和天津市中西医结合急腹症研究所启动，全国中医药高等院校和研究机构在中西医结合科研方面均取得累累硕果。

3. 1992 年至今

1992 年，泸州医学院率先在五年制中医学专业中开设中西医结合方向；1993 年，湖南中医学院（现湖南中医药大学）在湖南省教育厅的批准下正式开设五年制中西医结合临床医学专业；1998 年广州中医药大学整合广东省中医院资源优势，与南方医科大学联合开办七年制中西医结合专业方向；1999 年河北医科大学招收七年制临床专业（中西医结合方向）学生，主要培养研究型或应用型的高级中西医结合人才；2002 年，教育部批准泸州医学院、河北医科大学、湖南中医学院等部分院校在专业目录外设置中西医临床医学专业；2012 年，教育部颁布新的《普通高等学校本科专业目录》，将"中西医临床医学"列为医学门类下中西医结合类的唯一一个专业，明确了专业名称、培养目标、知识与能力要求、主干学科与核心课程及实践实验教学环节等重要内容。同时，各开办中西医临床医学本科教育的高校逐步完善培养方案，联合编写系列行业规划教材，进一步规范了中西医结合本科教育。此后，中西医结合教育发展成较为完备的体系,包括本科、研究生、博士后流动站等各个层次的教育。

(三)教育是促进中西医结合发展的关键

促进中西医结合发展的关键在于教育,需要完善中西医结合教育体系,通过培养一批又一批的中西医结合人才,推动中西医结合事业更好更快发展。

第一,构建多层次的中西医结合教育体系。既有五年制中西医临床医学专业的本科教育,也有中西医结合研究生教育、中西医结合博士后工作流动站。要围绕培养模式、课程体系、教学内容、教学方法、基地建设、人才质量标准等方面进行研究,根据不同层次的人才培养目标,组织编写中西医结合专业教学大纲和教材,加强中西医结合师资队伍建设。由于我国各地社会、经济、文化发展不平衡,城乡差别较大,各地特别是城乡之间医疗卫生发展水平与要求存在较大差异,应根据各地具体情况培养与其相适应的中西医结合人才,满足不同层次人群对卫生健康服务的需求。

第二,积极发展中西医结合继续教育。构建具有中西医结合特色的住院医师规范化培训体系,建立适合中西医结合医师执业要求的住院医师规范化培训方案。充分利用高等中医药院校和中医、中西医结合医疗机构,举办不同层次的西医学习中医班,鼓励西医人员离职学习中医。组织开展多种形式的在职中西医结合人员继续教育,提高中西医结合专业人才队伍的素质。在重大疑难疾病中西医临床协作试点项目中培养中西医结合高层次人才。

第三,完善中西医结合医师培养相关制度。充分调研当前中西医结合人才的社会需求和执业现状,分析中西医结合人才的成长规律、执业特点等,进一步完善中西医结合执业医师以及中西医结合专业技术职务的资格考试与评审制度,制订适应行业发展的中西医结合中、高级专业技术职务资格的考评标准和办法。

(四)培养具有综合素质的中西医结合人才

国家法律层面重视中西医结合医疗、科研和教育工作协调发展。《中华人民共和国中医药法》第三条第三款明确指出,国家鼓励中医和西医相互学习,相互补充,协调发展,发挥各自优势,促进中西医结合。第三十六条第二款提到,国家发展中西医结合教育,培养高层次的中西医结合人才。

中西医结合的发展,继承与创新是主题,人才队伍更是核心和关键。要推动中西医协调发展,促进中西医结合,需要培养具有综合素质的中西医结合人才。对这类人才是要求是既具有良好专业和临床素养，有较为系统的中、西医理论和临床知识，能在医疗卫生领域中从事医疗、预防、保健、康复等方面的工作，又具有良好人文素养和科研素质，具有从事科学研究工作的能力。因此，开展多模式、多形式、多层次的中西医结合教育，建设高素质的中西医结合人才队伍，满足不同层次的医疗保健需求，是中西医结合工作的重点。

具体来说，各地应充分利用现有的中医药和卫生教育资源，促进和完善中西医结合继续教育，构建具有中西医结合特色的住院医师规范化培训体系，采取多种形式，有计划、有组织地开展西医学习中医的系统培训工作，加强中西医结合继续教育，培养适应社会需求的中西医结合人才。

另外，保障中西医结合的可持续发展，必须树立自主创新的意识，大力开展中西医结合理论与临床的自主创新研究，这就需要更多的创新型人才。要鼓励利用现代科学的理论、技术和方法，继承发展传统医学的特色和优势，以提高中西医结合学术水平为核心，发挥中西医协同思维，通过多学科的交叉、渗透与融合，深入探索中西医的结合点，进一步完善中西医结合的研究思路与方法，促进中西医结合学术创新，推动中西医结合长足发展。

（来源：何清湖，雷晓明，王国佐. 培养综合素质人才推动中西医结合长足发展. 中国中医药报，2018年10月18日第3版.）

第二章 中西医比较

一、国医大师孙光荣论中西医学文化的比较

编者按

中医学与西医学分属于不同的医疗体系，认识其差异，有利于寻求两者之间的共同点和交融的契合点，从而促进医学的发展。国医大师孙光荣通过系统的对比，认为两者之间在学科属性、医疗模式、诊疗思维、发展特点、治疗特点五个方面存在较大的差异。从学科属性而言，中医学具有自然科学与社会科学的双重属性，西医学则属于单纯的自然科学；从医疗模式而言，中医学为整体医学模式，西医学为生物医学模式或生物 - 心理 - 社会医学模式；从诊疗思维而言，中医学是包容性思维，主张非定点清除致病因子，西医学则是对抗性思维，主张定点清除致病因子；从发展特点而言，中西医学呈现出起点高、发展慢与起步晚、发展快两种截然相反的状态；从治疗特点而言，中医学以"观其脉证，知犯何逆，随证治之"与"中和"为特点，西医学则强调数据支持，临床路径、介入和干预。

中西医学虽然分属于不同的医疗系统，但两者都以人体的生命、健康与疾病问题为研究对象，以提高医疗卫生服务水平为研究目标。由于根植于不同的哲学文化背景，两者之间差异显著。国医大师孙光荣通过系统的对比，得出两者之间在学科属性、医疗模式、诊疗思维、发展特点、治疗特点五个方面存在较大的差异。笔者分别从这五个方面对两者之间的差异进行详细阐述。

（一）学科属性

国医大师孙光荣认为中医学具有自然科学与社会科学的双重属性，西医学则属于单纯的自然科学。自然科学与社会科学的区别主要在于四个层面的差异。一般而言，自然科学的研究对象以物为主，偏于客观主义一极；其认识

主体是认识对象的旁观者；其研究目的是探寻自然的普遍规律；研究方法大多采用实证与理性逻辑的客观主义方法。社会科学的研究对象以人与物、人与人之间的关系为主，偏于主观主义一级；其认识主体是直接参与者，认识内容明显带有主观色彩；其研究目的更多的是个别事实；其研究方法则偏向于依靠直观与体悟等主观主义方法。中医学的研究对象是处于自然社会当中的个体，但这种认识过于宽泛，且不确定，严重阻碍了人们对中医学认识的深化。中国社会科学院哲学研究所刘长林教授认为中医学是对生命现象研究的科学，笔者认同这一观点，因为现象是中医学认识人体生命运动，探索疾病的病因病机与防治方法以及疗效判定的切入点，离开了生命运动表现在外的生理与病理的征迹、症状与体征等现象，中医学的基础理论与诊疗体系将缺乏支撑。中医学是通过对生命活动外在现象的研究来把握人体生命与疾病状态的一门科学，故说现象是中医学的具体研究对象。西医学的研究对象为人体的组织结构及其功能。现象、组织结构及其功能都是客观对象，故中西医学从研究对象而言是属于自然学科。中医学强调医者自身的学识与理解顿悟能力，孙光荣教授倡导四诊审证、审证求因、求因明机、明机立法、立法组方、组方思路的"六步法"诊疗程序，其中的每一步都渗透着医者的主观色彩。西医学的医生与研究者一般而言是整个认识过程的旁观者，其认识不带个人的专断特征，而是依据实验和设备检测的真实结果。因此，从认识主体的参与与否而言，中医学兼具社会科学与自然科学属性，西医学属于自然科学。

中医学与西医学两者的研究目的都是揭示生命与疾病的本质规律，由此可知从研究目的层面而言，中医学与西医学都属于自然科学。最后，从研究方法而言，中医学因采用的是司外揣内与取象比类的方法属于社会科学，而西医学采用是直观形态观察法、控制实验法与还原法等，故属于自然科学。总之，鉴于对研究对象、认识主体的参与与否、研究目的与研究方法四个层面的分析，中医学既属于自然科学又属于社会科学，而西医学则属于自然科学。

（二）医学模式

国医大师孙光荣认为中医学为整体医学模式，西医学为生物医学模式或生物 - 社会 - 心理医学模式。整体医学模式指人们用整体性的观点和方法研究、认识和处理疾病与健康问题的医学模式。整体观是中医学的学科特质，其"辨证论治"与"治未病"的思维方式都是整体性思维方式的延伸。中医学的整体性思维具体的表现在人与外部自然和社会环境的和谐，人的生理和心理的和谐，人体生理上脏腑、气血、经络的和谐，这也是评判一个人健康的标准，即"阴平阳秘"。这三者之间出现了"不和"就意味着疾病的产生。扭转失和的状态，将人体恢复到阴阳脏腑气血调和，并与自然、社会环境和谐相处的健康状态，是治疗疾病的关键，也是治疗目的。故认为中医学是整体医学模式。生物医学模式认为每一种疾病都可以在器官、组织、细胞或生物大分子上找到形态结构或生化代谢的特定变化，且可以确定出生物、物理、化学的特定原因，并能找到对应性的治疗手段。这一模式在传染性疾病、寄生虫病与营养缺乏病的治疗上疗效显著。但其缺陷也是明显的，即偏离了人的"完整性"，仅仅把人当作一个由各个系统、器官、组织等形态组成的机器，这也是西医学受人诟病的一大原因。随着疾病谱的改变与健康定义的完善，人们发现与心理性、社会性因素有关的疾病显著增多，而这一切又超出了生物医学模式的能力范围，因此对生物 - 社会 - 心理医学模式的呼声越来越高。现代西医学总体上还处于生物医学模式阶段，但随着与心理、社会相关的疾病越来越多，巨大的社会需求与医学自身的发展要求将推动着医学模式朝生物 - 社会 - 心理模式、整体医学模式的转变。

（三）诊疗思维

国医大师孙光荣认为中西医学拥有完全相反的诊疗思维：中医学是包容性思维，主张非定点清除致病因子；西医学则是对抗性思维，主张定点清除致病因子。医学的诊疗思维根源于其地域环境中人们的生存方式与哲学本体论思想。由于陆性地理环境、相对的文化隔绝机制、适宜的气候条件使中国古代很早就开始了以农牧业为主的生产和生存方式。农牧业的收成除了受土壤、劳动影响，还与自然气候直接相关，故古人为了农牧业的丰收必须顺应自然，同时人们也认识到一些疾病与自然气候存在着一定的相关性。为了生存，古人的生产生活必须与天相应，久而久之就形成了一种包容顺从的心态。中医学也是人们为了生存而创造的产物，故其拥有包容性思维。中国古代气一元论的哲学本体论思想认为元气是一种混沌未开的本源之气，是世界的物质本原。中医学吸收了这一理论，认为气是生命的本源，气是构成生命的基本物质。气的运动被中医学称为"气机"，气机的升降出入正常就是生理状态，否则就是病理状态，治疗时通过对气机的调节恢复生理状态，而非清除治病因子。古希腊因地理环境与气候条件使得人们不能通过顺应自然而生存，其较为发达的航海、商业则需要发挥自己的能力与自然争生存，对抗性思维由此萌芽。古希腊人们在与自然和社会的斗争中，逐渐形成了以原子论为主导地位的自然观。原子论认为原子是一种不能再分的细小颗粒，它通过不同的排列组合形成世间万物。这种自然观对西医学的影响主要体现在西医学把人体看作是原子或元素组合成的一种物质构成，是可分解的。人体的组合发生机制决定着其解剖、分解和还原思维成为其主要的研究思路，故西医学的诊疗思维为对抗式思维与定点清除致病因子。

（四）发展特点

国医大师孙光荣认为中西医学的发展特点呈现出中医学起点高、发展慢与西医学起步晚、发展快两种截然相反的状态。因为中医学是涉及多学科的复杂医学，历代对中医学人才的内在要求都比较高。中医人才不仅要求能懂理、法、方、药，更要在这个基础上背诵大量的中医经典著作与方剂，要求有"上知天文、下知地理、中通人事"的渊博知识，还要求有丰富的想象力与较高的德行，故说中医学的发展起点高。中医学的发展起点高，能真正系统掌握中医理论与临床诊疗技术进而窥探生命的医家少之又少，且能窥探到生命之理的医家又不能将自己所掌握的信息完完全全保留下来，这一直是传承与发展难以突破的难题。中医学理论在 2000 多年的发展过程中，其基本理论、医学模式、思维方法、临床诊断方式、获取新知途径等基本上处于封闭状态，因为中医药体系从理论到临床无需转化，在一定阶段均呈现出完满自足的状态。只有到了疾病谱发生大的变化而原有理论无法对其进行合理解释时，才能出现理论上的突破创新，且这种创新还是建立在原有理论体系之上，是对这一体系某一方面的补充，一旦补充完毕，其又会继续呈现出完满自足的状态，因而中医学发展慢。西医学直到 17 世纪哈维创立血液循环学说才开启现代医学之门，之后通过不断吸收一切可以利用的现代科学技术成果发展自己。如通过吸收新技术成果发展出 B 超、CT、除颤起搏监护仪、纤维内镜、磁共振、导管支架、生化及分子和离子等先进技术和设备。在医学理论实践研究中不断吸收新的方法，如系统论、控制论和信息论等。在学科发展中，则通过与其他基础学科的交叉不断形成新的学科，如生物医学工程、生物统计学等。300 多年来，随着观察实验技术的提高，西方医学开启了火箭式向前发展，其研究不断朝微观方向深入，现在已经发展到了分子乃至量子水平。西医学的发展从 19 世纪到现代仅 300 余年，故说其起步晚，短短 300 多年间就占据了世界医学系统的主导地位，故说其发展快。

（五）治疗特点

国医大师孙光荣认为"观其脉证，知犯何逆，随证治之"与"中和"是中医学的治疗特点；强调数据支持、临床路径、介入、干预则是西医学的治疗特点。"观其脉证，知犯何逆，随证治之"简而言之就是"辨证论治"。"观其脉证"即以望、闻、问、切四诊为手段采集临床资料，通过四诊合参获得"主证"；"知犯何逆"，即通过"审证求因"与"求因明机"的思辨获得病机的"主变"；"随证治之"即针对"主证""主变"抓"主方"。在辨证过程中，先明病位与病性，其次追寻病因病机，审查身体不和的根源。在遣方用药的过程中顾护正气，顺应和激发人体"阴阳自和"能力的前提下，注意用药的"中和"。中医学的诊疗特点强调"个性化的辨证论治"和顺应"阴阳自和"达"中和"。数据的支持是西医学确诊的前提，没有数据就无法确定疾病的性质。西医学不同于中医学的"个性化辨证论治"，而是强调"临床路径"的建立，即针对某一疾病建立一套标准化治疗模式与治疗程序，这样一方面有利于多科室医护工作人员之间的协调，另一方面可避免医生治疗方案的随意性，提高医疗的准确性与预后的可评估性。西医学的对抗性思维与还原论主张决定着"介入疗法"与"干预疗法"是其解决问题有效且安全的手段。如介入治疗因其创伤小、疗效高、可重复操作等特点对肝癌的治疗作用显著，使其成为目前公认的除手术外治疗肝癌的首选方法。

综上所述，国医大师孙光荣通过学科属性、医疗模式、诊疗思维、发展特点以及治疗特点五个方面详细地阐述了中西学文化的差异。中西医学分属于不同的医学体系，不能因为两者之间存在差异而去否认对方，而应该尽最大的努力发挥两者各自的优势，继而在此基础上寻求两者之间的共同点与交融的契合点，共同促进医学的发展，为人类健康服务。

（来源：陈元，何清湖，孙贵香，叶培汉，刘琦，王丹，孙光荣. 国医大师孙光荣论中西医学文化的比较. 湖南中医药大学学报，2017 年第 37 卷第 11 期.）

二、从中西医学的异同探讨中医证候基因组学

编者按

中医学与西医学在学科来源、理论体系、诊断思维、治疗模式等方面均存在很大差异，但两者治疗对象与治疗目的是统一的，这就为中医证候基因组学研究提供了依据。笔者认为，要实现将宏观中医"证候"与微观"基因组学"完美交叉，必须在深刻体会中西医差异的基础上，做到整体与局部的统一、经验与实验的统一、治人与治病的统一。

证候是机体在疾病发展过程中的某一阶段的病理概括，是宏观的、动态变化的、不稳定的；基因组学是关于基因、基因功能以及相关技术的研究，是微观的、静止的、相对稳定的。这两者看似相差甚远，实则有着千丝万缕的联系，它们之间的这种关系，正体现了中医学与西医学之间的差异与统一。本文将从中西医学的差异与统一入手，发现证候与基因之间的联系，为中医证候基因组学研究提供一定的思路与方法。

（一）中西医学的差异

中医学源于中国传统文化，是以整体观念为主导，以辨证论治为特色的医学理论体系；西医学源于古希腊文化，是以近代物理、化学、生物学、数学等为依托，运用实验、逻辑、数学等方法，以解剖学、生理学、病理学、药理学、病原生物学等为基础的医学理论体系。两者在产生来源、思维方式、治疗模式、研究思路等方面各具特色。

1. 传统与现代的碰撞

中医学是一门诞生在中华文化母体基础上的学科，其在发展的每一阶段，除吸取当时的医学知识外，还将历代哲学、儒家、道家、佛家、兵家、天文学、气象学、地理学等知识共冶一炉，发挥所长，互补不足，有着丰厚的中国文化底蕴。气一元论、阴阳、五行等学说直接参与了中医学理论的形成，贯穿于中医学的病因、病机、证候、治法等理论体系中。完全可以这样认为：缺少了中医药文化的传统文化是不完整的中华文化；同样，没有传统文化土壤的孕育，也不可能有中医药的兴盛与繁荣。虽然西医学在诞生之初，同样免不了受神权和自然哲学的影响，但随着文艺复兴后西方自然科学的发展，"还原论"成为最主要的研究方法，开始广泛地将数学、物理、化学等自然科学的研究成果应用于自身的学科发展，因而自然科学中任何一次变革，如显微技术、光电磁技术、化学分析合成技术、抗生素技术、物理提取技术和解剖学、细胞学等，都对西医学的发展产生了巨大的影响。

2. 整体与局部的差异

影响中医学对人体的生理、病理现象及规律研究，采取的是"总—分—总"普遍联系的整体思维方式，即把组织、器官放到生命个体中去认识，把人放到自然界和社会中去认识，以点连面，趋向于"无限大"。认为人体脏腑、精、气、血、津液、经络是一个统一的功能系统，相互联系，相互制约，提倡整体观念，主张"天人合一""形神合一"，从宏观层面研究生命。西医学则恰好相反，随着解剖学的发展，采取的是"分—总—分"的局部思维模式，即把人从自然界和社会中拿出来,把病变从生命个体中分出来,趋向于"无限小"。因此从人体系统到器官、组织、细胞、蛋白质、基因等,从微观层面对生命的认识不断深入。

3. 治人与治病的反差

由于中西医学在思维模式上的差异,决定了两者在治疗上的不同。中医学讲究的是治疗"患病的人",认为人的患病与个体体质、社会状况、生活环境等息息相关,不同个体之间对同一疾病的反应状态是有差异的,并且这种差异是一个动态变化的过程,最终以"证候"的形式表现出来,因此在治疗中更重视的是"人",形成了最具特色的"辨证论治"体系。而西医强调的是治疗"人患的病",注重对致病因子或病理产物的研究,努力探寻该种病有没有微生物? 该种病血液里是不是缺少了什么物质? 治疗的目的在于如何消除致病因子或病理产物,较少考虑到人身整体。所以西医往往可以用同一种药物来治疗患同种疾病的不同人,而中医常常需要根据证候的变化而更改方药,采取"同病异治"或"异病同治"的治疗原则。

4. 和谐与对抗的区别

中医学认为人体是一个和谐的整体,疾病是机体出现了不和谐,治疗的实质是通过调理使机体由不和谐转为和谐,即所谓"谨察阴阳所在而调之,以平为期","平治于权衡"。因此,中医在治疗上注重的是人体功能的恢复和新的平衡的建立,着重调动机体的抗病潜能,遣方用药讲究中病即止,既防太过又防不及,强调防、治、养并重,"未病先防,既病防变","三分治疗,七分调养"。西医学过多的是借助现代科技研制出更多的针对某一病因的化学武器,如抗生素、化疗药、降压药、降脂药、退热药等,不可否认这些药物的临床应用价值,但完全以药物为"武器"、以疾病为"靶点"、以人体为"战场"的对抗治疗模式,其弊端正日益暴露。

5. 开方与开药的不同

中医治病讲究的是理、法、方、药,丝丝入扣,临证处方要求"有是证,用是方",将多味药物按照君、臣、佐、使相互配伍而形成一个完美的方剂,发挥组合协同效应,达到临床最佳疗效,也就是岳美中老中医所讲的最上等医生,"辨证分析,准确细微,论治方药,贴切对病"。若只是"全凭自己对症用药,纳呆则麦芽、山楂,头痛则白芷、川芎,头痛医头,脚痛医脚",那就是个二等的用药医生了。西医学则不同,在治疗中我们更多的是讲开药,无论是对症治疗,还是对因治疗,利用最多的还是药物的具体靶向性。若一个患者患有原发性高血压、冠心病、高脂血症、糖尿病,临床上则是降压药、扩冠护心药、降脂药、降糖药都要开,并不像中医那样开一个方就可以了。

6. 经验与实验的鸿沟

"医者，意也"。中医学历来强调理论的传承与发展需要"悟性"，许多理论认识是个人在长期临证实践的基础上，反复揣摩，深入体悟才能得来。这种体悟也可以说就是经验，是诸多老中医特有的思维模式，是他们对同一问题的不同学术观点，是一种主观上的东西，需要长时间的积淀方能取得。这也就不难理解为什么"看病要找老中医"了，因为他们经验更丰富些。西医学则不同，更注重的是客观化、标准化、可重复性，采用实验研究的方法，以动物模型复制出人体的生理病理状况进行微观研究，制订出疾病的诊疗规范，供临床医生参照执行，做到有标准可依、有规范可循，相比中医的经验更好理解。

7. 名医与名院的差距

大家清楚，找中医看病一定要找名中医、老中医、好中医，但并不一定要这位中医是北京、上海、广州这些大城市的大医院里的，只要他有名气，治病疗效好，就算是在某个城市的某条巷子，就算他九十岁、一百岁高龄，都会有很多人慕名前来。西医则不同，更多的是依赖先进的检测设备，一旦离开了医院，对疾病的诊断、治疗就很困难了。因此，国家提出的中医"三名战略"，即"名医、名科、名院"建设，先有名医，才会有名科、名院，这是完全符合中医发展规律的。

（二）中西医学的统一

从上述的比较中我们知道，中医学的优势在于宏观把握，治疗上强调调和阴阳、治人，以期达到治病求本；西医学的缺点是过于孤立和片面，尤其是在对抗治疗上面临着越来越多的困境。但是不可否认西医学借助现代科学技术手段，从微观方面探究疾病的病因、病理，明确诊断、治疗，讲究规范化、标准化，以及先进的外科手术等，都是中医学所不能企及的。中、西医学都不是完美的，但两者都有其统一性，我们应使两者优势互补，求同存异。

1. 治疗对象的统一

不论是中医还是西医，不论是从整体还是微观的角度去观察和解决问题，也不管是用什么方法去治疗疾病，我们的治疗对象都是统一的，那就是人类本身。只是我们在研究过程中，采取了不同的方法而已。这种方法上的不同造成了中、西医学的差异，但都为人类的健康事业做出了巨大贡献，是人类文明发展的智慧结晶。

2. 治疗目的的统一

中医学和西医学不但研究的对象是统一的,而且治疗的目的也是统一的,即患者通过治疗,恢复身体的各项功能,提高人们的生活质量,达到自然和谐的生活状态。

(三)求同存异的中医证候——基因组学研究

1. 证候

证候,是在广泛收集临床症状、体征的基础上,对疾病发展过程中某一阶段的病理概括。由于它包括了病变的部位、病因、性质以及邪正关系,反映出疾病发展过程中某一阶段病理变化的本质,因而它比症状更全面、综合地揭示了疾病的本质。证候反映了环境、药物、体质、心理状态、营养状况、年龄、发育过程、性别等多种因素的综合作用。"候",即外候、表现之意,故证候常简称为"证"。所谓辨证,就是将四诊(望、闻、问、切)所收集的资料、症状和体征,通过分析、综合,辨清疾病的病因、性质、部位以及邪正之间的关系,概括、判断为某种性质的证,据此再通过辨证分析确定相应的治疗方法。因此,证候是辨证论治的核心,对证候的准确把握,直接影响着疾病的论治。那么证候的本质是什么?能否建立起客观的、科学量化的证候诊断标准?这些问题随着基因组学研究的开展也许能得到有效解决。

2. 基因组学

基因组学是关于基因、基因功能以及相关技术的研究。随着2000年6月人类基因组工作草图的绘制完成,生命科学已实质性地跨入了以基因组全序为基础的后基因组时代,研究重心开始从揭示生命的所有遗传信息转移到在分子整体水平对功能的研究上,一个新兴学科——功能基因组学产生了。它的研究内容主要包括:进一步识别基因,识别基因转录调控信息,分析遗传语言;采取序列同源性分析、生物信息关联分析、生物数据挖掘等手段,注释所有基因产物的功能;研究基因的表达调控机制,研究基因在生物体代谢途径中的地位,分析基因、基因产物之间的相互作用关系,绘制基因调控网络图;在基因组水平对各个生物进行比较基因组学研究,揭示生命的起源和进化,发现蛋白质功能。

3. 中医证候基因组学

中医证候基因组学,是指在证候理论指导下,运用功能基因组学的方法,通过探讨证候,特别是同病异证或异病同证时基因的变异及差异表达情况,揭示与某一证候形成相关的所有基因及其功能,从整体基因表达的水平阐明证候的本质。将中医证候与基因组学进行交叉，一方面有利于从生命活动的本质上揭示证候的本质，另一方面也为功能基因组学的研究提供新的视角与内容，产生具有中国特色的创新性研究成果。要实现中医证候与功能基因组学的完美交叉，笔者认为需真正理解中西医学之间的差异，做到三个统一。

（1）整体与局部的统一：证候的形成是先天体质与后天环境共同作用的结果，是机体对疾病的整体反映，并随着病程的进展发生相应变化，因此，我们说证候是宏观的、整体性的；西医学则认为疾病是由于单个基因或多基因调控紊乱而引起，完全从微观、局部的角度阐述发病学机制。所以我们在进行中医证候基因组学研究时，必须考虑到基因组是一个相互联系的整体，从一个机体或一个组织、一个细胞等不同层次"整体"的基因角度来揭示和阐明中医证候形成与发展的基本规律，只有这样才不会走向局部的还原论，而保持中医的整体特色。

（2）经验与实验的统一：目前对于证候的评价有八纲辨证、脏腑辨证、经络辨证、气血津液辨证、六经辨证、卫气营血辨证等。一方面由于中医证候的辨证标准尚不统一，各学者的辨证观点不尽相同；另一方面由于对证候的把握，很大程度上依赖于医家对中医文化的理解及临床经验的积淀，因此，在主观上对同一疾病得出不同的辨证分型就在所难免，影响了中医证候的客观化、标准化、量化。中医证候基因组研究，则可以利用基因芯片等技术，发现不同证候基因表达谱之间的差异，了解基因表达调控的共性与个性，从而确定证候相关基因，有助于证候量化标准的建立。

（3）治人与治病的统一：中医学在治疗疾病过程中，注重的是对人体功能的恢复、新平衡的建立以及证候的宏观变化，而很少关注某一局部形态或结构的改变；西医学在治疗中则更多的是对某一指标、某一结构的客观改变。中医证候基因组学研究，必须做到治病与治人的统一、结构与功能的统一，在研究中医对证候改善的同时，探索是否在调控、修饰疾病的相关（易感）基因表达及表达产物上发挥着重要作用。只有在临床中将两者结合起来，相互促进才能有助于中医药的现代化。

（来源：何清湖，周兴. 从中西医学的异同探讨中医证候基因组学. 湖南中医药大学学报，2012年第32卷第3期.）

三、中西医结合优势单病种诊疗规范研究

编者按

在中西医结合临床病证结合、优势互补思维的指导下，筛选并确定部分常见的、其临床疗效以中西医结合方法为优，其治疗方法具有明显的中西医结合特色，卫生经济学指标具有缩短疗程、降低费用等特点的优势单病种。建立起"中西医结合临床诊疗标准和规范"，更好地指导和规范中西医结合临床与研究，提高中西医结合临床疗效，促进中西医结合学科的进一步发展。

（一）中医、中西医结合规范化与标准化研究现状

中西医结合的研究成果进入临床，必须严格规范。不仅要有可测、可行、有效的客观标准，而且要便于评价、判断，对患者、医生双方负责，并维持正常医疗质量管理秩序。研究、贯彻执行我国医学范畴的标准化、规范化工作，有利于提高科学管理水平，有利于促进中西医结合工作的发展，有利于推动中医药事业走向世界。

有关中西医结合的标准化、规范化工作逐渐引起重视。国家中医药管理局先后组织中医、中西医结合以及有关管理方面人员，制定了《中华人民共和国国家标准·经穴部位》《中医病历书写基本规范》，完成了中华人民共和国中医药行业标准 ZY/T 001.1～001.9—94《中医病证诊断疗效标准》，以及中华人民共和国国家标准 GB/T 15657—1995《中医病证分类与代码》和 GB/T 16751—1997《中医临床诊疗术语标准》；国家药品与食品监督管理局颁布了《中药新药临床研究指导原则》。此外，中西医结合学会制定了"中医虚证辨证参考标准""血瘀证诊断标准"和部分疾病的中西医结合诊疗标准等。这些中西医结合标准、规范，为中西医结合的临床和研究等工作提供了指南，也为今后规范化、标准化的工作摸索了经验，打下了基础。

目前，在中西医结合领域，应在中西医结合临床病证结合、优势互补思维的指导下，建立起"中西医结合临床诊疗标准和规范"，以更好地指导和规范中西医结合临床与研究，提高中西医结合临床疗效，促进中西医结合学科的进一步发展。

（二）中西医结合单病种规范制定的必要性与可行性

1. 必要性

（1）国家政策的需要：国家中医药管理局预见到中西医结合本身的规范化、标准化问题已经妨碍了中西医结合的学科发展，因此在《关于进一步加强中西医结合工作的指导意见》和《中医药标准化发展规划（2006—2010 年）》中指出："（'十五'期间）要加强中西医结合规范化、标准化建设。在总结中西医结合优势病种经验的基础上，参考国际上的做法，加强组织协调，建立和完善具有中西医结合特点的诊断标准、治疗方案和疗效评价体系。"明确提出了中西医结合诊疗规范化的指导性意见。

（2）中西医结合学科发展的需要：通过中西医结合研究，不断产生医学新认识、新观点，并不断创造着新理论、新概念。如"病证结合"诊断及宏观辨证与微观辨证相结合诊断理论；"辨病析态""生理性肾虚""病理性肾虚""显性证""潜隐证""急性血瘀证""陈旧性血瘀证""高原血瘀证""血瘀证临界状态""急虚证"等中西医结合基础理论概念；"瘀滞期阑尾炎""蕴热期阑尾炎""毒热期阑尾炎""小儿感染后脾虚综合征"等新病名概念及"动静结合、筋骨并治""菌毒并治"等中西医结合治疗学新概念等，证明中西医结合研究可以创造的新医学理论概念，并孕育中西医结合系统理论。临床上辨证和辨病的结合、对辨证论治及复方的探索等都显示了中西医结合在临床医学方面的重要作用。随着中西医结合基础研究和临床研究的长足进展，随着中西医结合研究成果的举世瞩目，中西医结合本身的规范化、标准化问题成了中西医结合进一步研究的瓶颈，妨碍了中西医结合的学科发展，因而也自然而然地提到了议事日程之上。

（3）中西医结合临床诊疗的需要：目前许多中医、中西医结合医生都在自觉或不自觉地运用中西医结合病证结合的思维方法和中西医结合的具体诊疗方法在临床诊治疾病，也出版了部分中西医结合临床的学术专著，部分中医药院校编写了中西医结合教材。但有关中西医的诊疗依然存在疾病诊断标准和临床分型不统一、疗效评定标准杂乱、无法客观评估其临床疗效的问题。因此，建立统一病名、统一证型、统一疗效评定标准尤为重要，有利于提高中西医结合临床诊疗水平，提高临床疗效。

（4）医疗管理的需要：目前由于临床诊疗标准不统一，给医疗管理带来诸多不便，致使医疗纠纷时有发生。建立和完善具有中西医结合特点的诊断标准、治疗方案和疗效评价体系，将完善中西医结合的法律法规和标准体系，使医疗纠纷的处理有法可依。

2. 可行性

（1）中西医结合临床诊疗已取得瞩目成就：中医的诊疗规范化研究已起步多年，如诊疗术语规范化、病证诊疗标准等都已取得阶段性成果。中西医结合诊疗规范化研究虽然尚未正式启动，但也进行了许多前期工作，为其规范化研究奠定了基础。中西医结合的"病证结合"诊断模式和方法，即辨病诊断与辨证诊断相结合，临床诊断与实验室和特殊检查（如影像学诊断）相结合，宏观辨证与微观辨证相结合，实现了对疾病和患者机体状态的综合诊断。不仅促进了中医辨证客观化、标准化、规范化和现代化发展，而且丰富和发展了临床诊断学。形成了辨病论治与辨证论治相结合、疾病的分期分型辨证论治与微观辨证论治相结合、同病异证而异治、异病同证而同治及围手术期中西医结合治疗等"病证结合"治疗模式和方法，丰富和发展了临床治疗学，提高了临床疗效。各临床学科经过大量临床研究，证明了中西医结合治疗疾病的疗效优于单纯西医药或单纯中医药的疗效。据初步统计，全国获省部级以上科研成果达 1 100 多项，其中有中西医结合治疗急腹症、骨折，救治多脏器衰竭，针麻研究及针刺镇痛原理研究，抗疟新药青蒿素研制成功，中药砒霜（三氧化二砷）治疗急性早幼粒细胞白血病及其分子水平和基因水平机制研究，血瘀证的研究等。以上研究为中西医结合研究中优势病种的确定、规范化研究的展开提供了临床经验和思路方法，同时提示中西医结合诊疗规范化的时机与条件已经基本成熟。

（2）中西医结合专科专病的经验和规范：现有的国家中医药管理局的 11 所重点中西医结合专科医院和 27 个中西医结合专病建设单位，经过长期中西医结合临床实践和几年的重点建设，形成了各自独特的临床诊疗经验，并已形成一些疾病的诊疗规范，这些前期工作作为中西医结合诊疗规范研究奠定了基础。

（3）中西医结合教材、专著的出版：中西医结合医学专著陆续出版，湖南中医学院在 1995 年组织近 100 名专家、教师率先编写并出版了我国第一套中西医结合临床医学专业五年制本科临床系列教材（共 5 本）；2001 年，湖南中医学院根据学科的发展、七年制中西医结合临床医学专业教学的需要和教学经验的不断积累，再次组织该院 100 余名专家、教师和部分外省专家编写出版了第一套五年制、七年制共用中西医结合临床系列教材（共 9 本）。在此基础上，由国家中医药管理局宏观指导，各高校配合编写的我国第 1 版中西医结合规划教材共 16 本也已正式出版，并用于教学，为中西医结合单病种规范及疗效标准的制定奠定了一定的基础。

（4）通过中西医结合临床和教育培养了一批中西医结合临床专家型人才：经过50多年的中西医结合临床和教育实践，在我国已形成一支中西医结合临床和教学的科技队伍。自1958年我国首届西学中研究班毕业至1960年，全国培养出5 000名西学中人员；1980年全国中医、中西医结合工作会议首次明确提出中医、西医、中西医结合三支力量；1981年中国中西医结合学会成立，注册全国会员13 000人；20世纪90年代全国培养出中西医结合硕士及博士约1 200人，成为中西医结合科技队伍重要的新生力量和跨世纪人才。目前，中国中西医结合学会会员已达35 191人。显示着中西医结合科技队伍逐步壮大，为中西医结合单病种规范及疗效标准的制定提供了人员保障。

（三）优势单病种的筛选方法

1. 目的

筛选并确定部分常见的具有中西医结合治疗优势单病种，此病种要求其临床疗效以中西医结合方法为优，其治疗方法具有明显的中西医结合特色，卫生经济学指标具有缩短疗程、降低费用等特点。

2. 要求与方法

筛选中西医结合优势单病种分为3步。

第一步：临床疗效比较。

筛选在全国11所重点中西医结合医院和27个专科专病中心临床证明疗效显著的病种；临床疗效是确定所研究病种的主要指标。要对所研究病种的临床疗效进行中西医结合和单纯中医、单纯西医相比较，从中确定中西医结合在临床疗效方面的优势，并确定这种优势符合所研究病种自身的疾病发展规律。

第二步：中西医结合特色比较。

在筛选出具有中西医结合疗效优势的病种之后，要对所采用的中西医结合方法进行比较，确定这种方法是不是真正具有中西医结合的特色，是不是两种方法各取所长、有机结合。关于对中西医结合的理解：①在诊疗思维过程中，贯穿着中西医结合"病证结合，优势互补"的思维形式，中西医取长补短，提高疗效。②中、西医在对原病种的治疗中，对疗效的提高均发挥着重要作用，而不是简单的辅助治疗，特别是一些中西医结合治疗方法已将中、西医治疗融为一体。

第三步：卫生经济学比较。

（四）优势单病种诊疗规范制定的基本内容

1. 病名

疾病按《国际疾病分类》(第 10 版)(ICD10)的分类代码书写,第一层是疾病的概念,注意要包括内涵与外延;第二层是相应的中医病名,含主要病机。

2. 诊断标准

主要介绍疾病诊断标准,要求标准公认、先进、可行、易推广应用。以医学行业标准或国内外各种专业委员会颁布的标准为准,可以直接采用国内外的诊断标准,也可以是杂志上发表的临床文献所采用的标准,但要注明出处;或根据权威标准结合具体情况进行修订。

3. 中医辨证标准

要求以中华人民共和国标准《中医临床诊疗术语标准》《中医病证分类与代码》或中医药行业标准《中医病证诊断疗效标准》《中药新药临床研究指导原则》以及国内外各种专业委员会颁布的标准等有关标准规范为主要依据,根据各优势病种具体情况而制订。在上述标准的基础上应制订:出入院标准、治疗方案、护理指南、疗效判定标准及其评价方法(包括疾病诊断方法、治疗效果和疾病预后、致病因素或不良反应和临床指南的后效评价)。

（五）优势单病种诊疗规范制订举例——子宫内膜异位症

1. 诊断标准

依据《中药新药临床研究指导原则》制订。

(1)疾病诊断标准

1)诊断:①渐进性痛经;②经期少腹、腰骶不适,进行性加剧;③周期性直肠刺激症状,进行性加剧;④后穹窿、子宫骶骨韧带或子宫峡部触痛性结节;⑤附件粘连包块伴包膜结节感,输卵管通畅;⑥月经前后附件上述包块有明显之大小变化(未用抗炎治疗)。

凡有以上①②③中 1 项和④⑤⑥中 1 项,即可作为临床诊断。

2)镜检诊断:①子宫直肠窝、后腹膜见多个紫蓝色小点,伴腹腔液增多(常为血性);②子宫骶骨韧带增粗,灰白色结节,伴有疏松粘连,输卵管多数通畅;③卵巢包膜增厚,表面不平、粘连,并常见表面有褐色陈旧性出血斑块,卵巢穿刺得巧克力样陈血;④卵巢有粘连,而输卵管大多通畅。

3)诊断标准:切片中有以下证据①子宫内膜腺体;②子宫内膜间质;③有组织内出血证据,见红细胞、含铁血黄素、局部结缔组织增生可确诊。

（2）疾病分类标准

1）轻度：散在的病灶种植，卵巢触痛、正常大或略大、但无明显的内膜囊肿形成；粘连轻微或不明显；子宫、卵巢均活动。

2）中度：卵巢单侧或双侧有多个病灶、卵巢增大、或有小的内膜囊肿形成，但囊肿直径不超过 3cm；输卵管、卵巢有粘连；有明显的散在病灶硬结或可触及触痛结节。

3）重度：卵巢子宫内膜囊肿大在 3cm 以上（单侧或双侧）；盆腔粘连明显；子宫直肠陷凹封闭，片状增厚，伴触痛结节；病变累及直肠、膀胱，伴子宫固定不移（注明为重度广泛性）。

（3）中医辨证标准

1）气滞血瘀证

主症：经行或经前少腹两侧胀痛拒按，痛引腰骶及大腿内侧，或不孕。

次症：经量或多或少；乳房胀痛；舌紫暗或有瘀点，舌苔薄，脉弦。

判定标准：具备主症＋次症 2 项，即可确诊本证。

2）寒凝血瘀证

主症：经前或经行时下腹冷痛拒按，或不孕。

次症：经行不畅，色暗有块；面色苍白；四肢不温；舌暗，苔薄白，脉迟紧。

判定标准：具备主症＋次症 2 项，即可确诊本证。

3）肾虚血瘀证

主症：经行或经后下腹隐痛，或不孕。

次症：经血暗有块；腰膝酸软；头晕耳鸣；神疲乏力；舌暗，舌苔薄，脉沉细弦。

判定标准：具备主症＋次症 2 项，即可确诊本证。

4）湿热瘀阻证

主症：经行腹痛拒按，或不孕。

次症：经量增多，色红有块；发热；溲赤便秘；平时带多色黄；舌暗，舌苔黄腻，脉弦数。

判定标准：具备主症＋次症 2 项，即可确诊本证。

2. 入院标准

（1）子宫内膜异位症经药物治疗无效，年轻有生育要求的患者。

（2）根据妇科检查、B 超、CT 等辅助检查提示有盆腔粘连、附件包块的患者。

（3）严重影响患者生活质量。

3. 治疗规范

（1）治疗思路：目前西医治疗方式主要有激素和手术，但激素类药物长期使用有诸多毒副作用，即使是手术治疗也存在较高的复发率。而中药治疗对痛经、盆腔痛、月经失调、不孕等临床症状均起到改善作用，具有整体调节，多途径作用，疗效较好，无明显副作用的优点。中西医结合治疗，正是取长补短，形成优势互补的目前最佳治疗方案。

诊断明确后，根据疾病的轻重程度和分期有不同的侧重：在腹痛缓解期或疾病早期（Ⅰ期、Ⅱ期）采用中医药治疗；在腹痛发作期或疾病晚期（Ⅲ期、Ⅳ期），运用西药缓解疼痛，或手术减少病灶，可逐渐减少西药剂量，最大限度降低西药的副作用。这种根据病情、病期进行具体病情、具体治疗的原则也是子宫内膜异位症中西医结合治疗的一种特殊形式。

具体治法可选择：①配以中药治疗，减少激素类药物用量。疾病早期先用激素疗法治疗 1～2 个月见效后即可停用，继而改服中药，根据临床症状、体征、舌脉辨证施治，以活血化瘀为主，分别治以疏肝理气、温经散寒、益气升阳、清热、补肾等法，同时结合月经周期的不同时期及基础体温测定，口服不同的汤药以调整月经周期，特别是在经期活血化瘀因势利导。②根据具体情况，选择相应治法。年轻又有生育要求的患者宜采用中医治疗结合激素治疗或保守性手术；年龄较大，无需生育的重症患者可行根治性手术。

（2）一般治疗

1）经期注意腹部保暖，防止受凉。

2）定期随访：对病程进展缓慢，症状轻微，体征不明显者可以每半年随访 1 次；对症状或体征有发展，酌情进行治疗。若有生育要求则应积极地进行不孕症的各项检查，促进受孕。经过妊娠，病变可能自然消退。

（3）西医治疗

1）对症治疗：对痛经明显者，可适当加用非甾体抗炎药，常用阿司匹林（4～6g/d，分 3～4 次）、吲哚美辛（75～150mg/d，分 3 次）、布洛芬（1.2～3.2g/d，分 3～4 次）、萘普生（0.25～1g/d，分 2 次）等。

2）性激素治疗：①假孕疗法：口服 18- 甲基炔诺酮 0.3mg/d 和炔雌醇 0.03mg/d，连续 6～12 个月。若出现突破性出血时，18- 甲基炔诺酮可增至 0.6～0.9mg/d，炔雌醇可加量至 0.06～0.09mg/d。②高效孕激素疗法：醋酸甲羟孕酮 20～30mg/d，连续服用 6 个月，或肌注己酸孕酮 250mg，每 2 周 1 次，共 3 个月，随后每月肌注 250mg，共 3～6 个月。③假绝经法：丹那唑 200mg/d，分 2 次，口服，连用 3 个月或 6 个月。副反应：男性化表现，如体质量增加、痤疮频发、多毛等。④促性腺激素释放激素 -α：诺雷德 3.6mg，每 4 周 1 次，皮下注射。副反应：更年期表现，如骨质疏松症等。⑤雄激素：甲睾酮 5mg/d 舌下含服，连续 3～6 个月。发现停经应立即停药，以免孕期服药导致女胎男性化。⑥孕三烯酮（内美通）2.5mg，每周 2 次，口服，连用 4～6 个月。副反应：男性化表现，如体质量增加、痤疮频发、多毛等。

3）米非司酮 5mg，每日 1 次，口服，连用 6 个月；或 10mg，每日 1 次，口服，连用 3 个月。副反应：较少，需定期随访血、尿常规，肝肾功能。

4）三苯氧胺：为双苯乙烯衍生物。剂量为 10mg/d，2 次 /d，月经第五日开始，20 日为 1 个疗程。

5）手术治疗：通过切除病灶，分解粘连，恢复盆腔结构，达到缓解症状、促进生育、减少复发的目的。方式有经腹手术和腹腔镜手术，后者为目前内异症保守治疗的最佳方式。

6）辅助治疗：①阴道塞药治疗：丹那唑 100mg，阴道塞药，每日 1 次。用于病灶在盆腔内及宫颈、阴道后穹隆面有疼痛者。②肛门塞药治疗：吲哚美辛栓 1 粒，塞肛。用于腹痛急性期止痛。

（4）中医治疗

1）辨证施治：①气滞血瘀证：治拟理气活血，散结止痛。代表方：膈下逐瘀汤加减（《医林改错》）。参考用药：五灵脂（炒）、当归、川芎、桃仁、蒲黄、赤芍、乌药、延胡索、香附、红花、枳壳、甘草。②寒凝血瘀证：治拟温经散寒，活血止痛。代表方：少腹逐瘀汤（《医林改错》）加减。参考用药：小茴香、干姜、延胡索、五灵脂、没药、川芎、当归、蒲黄、肉桂、赤芍。③肾虚血瘀证：治拟益肾活血，化瘀通络。代表方：归肾丸（《景岳全书》）合桃红四物汤（《医宗金鉴》）。参考用药：熟地黄、山药、山茱萸、茯苓、当归、枸杞子、杜仲、菟丝子、桃仁、红花、川芎、白芍。④湿热瘀阻证：治拟活血化瘀，清热散结。代表方：清热调血汤（《古今医鉴》）加减。参考用药：生地黄、黄连、牡丹皮、当归、川芎、红花、桃仁、莪术、延胡索、香附、白芍、败酱草、薏苡仁。

2）针灸治疗：取三阴交、中极、气海等穴，用平补平泻法。

4. 护理指南

（1）病室环境：应安静、整洁、舒适，空气新鲜，温、湿度适宜。

（2）情志护理：因常伴不孕、腹痛，患者思想负担大，故需调畅情志，保持愉快、乐观，切勿忧郁、恼怒。

（3）饮食护理：饮食有节，忌辛辣刺激性食物，多食化瘀消积食物，如海带、海蜇、木耳等，保持大便通畅。

（4）用药护理：中药汤剂温热服，药后观察疗效。中药保留灌肠时，速度要缓慢，温度要适当，以减少对肠道的刺激，灌完后患者要卧床 30min，使药液保留时间长一些，经期停用。

5. 疗效判断标准（参照 1990 年中国中西医结合学会妇产科专业委员会第三届学术会议上第二次修订的"子宫内膜异位症"中西医结合诊疗标准）

（1）痊愈：症状（包块瘀血症候）全部消失；盆腔包块等局部体征基本消失；不孕症患者在 3 年内妊娠或生育。

（2）显效：症状（包块瘀血症候）基本消失；盆腔包块缩小（在月经周期的同时期妇科检查对比；B 超检查治疗前后的对比）；虽局部体征存在，但不孕患者得以受孕。

（3）有效：症状减轻；盆腔包块无增大或略缩小（月经周期的同时期妇科检查对比；B 超检查治疗前后的对比）；停药 3 个月内症状不加重。

（4）无效：主要症状无变化或加重；局部病变有加重趋势。

（来源：何清湖，雷磊，雷晓明. 中西医结合优势单病种诊疗规范研究. 湖南中医药大学学报，2009 年第 29 卷第 1 期.）

四、中医药向新型冠状病毒肺炎亮剑——国家中医药管理局发布"清肺排毒汤"的意义与作用

编者按

己亥年末，新冠毒疫横肆荆楚之地，并波及全国。在习近平总书记亲自领导、亲自部署、亲自指挥下，我国医疗系统中医、西医同仇敌忾，并在临床中深入贯彻习近平总书记有关中西医并重阻击疫情的重要指示。据此，国家中医药管理局组织专家，根据疫毒特点拟定了"清肺排毒汤"作为临床核心处方投入施治，经由多省临床验证疗效显著。特此，就国家中医药管理局发布"清肺排毒汤"阐释其意义与作用，旨在从中医角度解读形势、剖析疫情、诠释方义，为中医抗疫贡献新的思路与方法。

2019 年 12 月中旬以来，湖北省武汉市陆续发现了多例不明原因肺炎病例，随着疫情的蔓延，我国其他地区及境外相继发现了类似病例，现已证实，是一种新型冠状病毒感染引起的急性呼吸道传染病，该病原感染所致的肺炎称为新型冠状病毒感染的肺炎，国家卫生健康委员会将其暂命名为"新型冠状病毒肺炎"，简称"新冠肺炎"。

全国人民在习近平总书记亲自领导、亲自部署、亲自指挥下，万众一心，同舟共济，英勇抗击疫情，展开了一场规模空前、群策群力的人民战争，全面打响了疫情防控总体战、阻击战。疫情发生以来，全国军民和各地广大医务工作者响应党的号召，义无反顾地冲上抗疫第一线，驰援武汉者已达 30 000 多人。广大中医药工作者认真贯彻落实党中央、国务院的决策部署，坚守岗位，忘我工作，不畏艰险，无私奉献，充分发挥中医药的独特作用，全面参与疫情防控工作，展现了新时代中医药人大医精诚的光荣传统、仁心仁术的专业素养和敬佑生命、救死扶伤、甘于奉献、大爱无疆的职业精神。国家中医药管理局勇于担当、统筹谋划，先后派出多批中医专家团队驰援武汉，奋战在救治患者、抗击疫情的第一线，积极运用中医药系统理论与实践经验认识疾病、总结规律，及时提出有效的救治方案，为国家和各地卫生健康委员会以及中医药管理局制订新冠肺炎的防控方案提供中医策略。

2020 年 1 月 27 日，国家中医药管理局以临床"急用、实用、效用"为导向，紧急启动"防治新型冠状病毒感染的肺炎中医药有效方剂筛选研究"专项，在山西、河北、黑龙江、陕西四省试点开展"清肺排毒汤"治疗新冠肺炎临床疗效观察。截至 2 月 5 日 0 时，4 个试点运用清肺排毒汤救治确诊病例 214 例，3 天为 1 个疗程，总有效率达 90% 以上，其中 60% 以上患者的症状和影像学表现改善明显，30% 患者的症状平稳且无加重。鉴于确切的临床疗效，国家中医药管理局于 2 月 6 日正式发布了国中医药办医政函 [2020] 22 号文件：《关于推荐在中西医结合救治新型冠状病毒感染的肺炎中使用"清肺排毒汤"的通知》。截至 2 月 19 日 0 时，已在湖北以外 10 省救治确诊患者 1 054 例，有效率达 94.12%，在湖北省，每天发放的清肺排毒汤达 8 000 多人份。2 月 6 日，还向社会公布了处方和用法，群众可及性大大提高，许多普通感冒和流感患者得以治疗，大大增强了群众信心，避免了恐慌情绪进一步蔓延。

中医药，在疫情阻击战的关键时刻，奋起向新冠肺炎亮剑！

（一）大疫即大敌

时至 2020 年 2 月，抗疫斗争已持续月余，国家卫生健康委员会公布的数据表明，31 个省（自治区、直辖市）和新疆生产建设兵团报告的新增确诊病例、新增疑似病例、新增死亡病例虽然连续十天有所下降，治愈率也在逐步提高，但疫情防控的总体形势依然十分严峻。

大疫是威胁人类生命安全的大敌！此次大疫的大敌何在？此大敌的特点如何？这是战斗之始首先必须予以明确的"敌情"。

2020 年 1 月 10 日，我国科学家已成功分离提取了病毒，确定是新型冠状病毒。该病毒属于 β 属的新型冠状病毒，与 2003 年爆发的 SARS 病毒基因组序列相似度为 80%，与 2017 年 2 月从国内的蝙蝠中采集到的相关基因组序列相似度为 88%。可以确认，该病毒属于病毒界的"冠状病毒"科、"β 冠状病毒"属、"严重急性呼吸综合征相关冠状病毒"种，广泛地分布于人类和其他哺乳动物中。由此认知：形成此次大疫的大敌是新型冠状病毒。

《黄帝内经》曰："五疫之至，皆相染易，无问大小，病状相似。"中医学认为此为疫病，可称之为瘟疫，属于温病范畴的湿毒疫。"温邪上受，首先犯肺"，故病邪主侵于肺，常见症状为发热、咳嗽、眼痛、肌痛、乏力，重症病例常伴有呼吸困难。同时因肺与大肠相表里，故病邪可波及肠胃，出现纳差、腹泻等。根据相关文件公布的主要特点为：①多伴有发热。虽然患者以发热为主要症状，但大多身热不扬，不伴有恶寒，无壮热或烦热，也有部分病例不发热。②干咳，痰少，咽喉不利。③乏力、倦怠、慵懒之态明显。④多伴有肠胃症状，纳差，甚至出现恶心、大便溏泻等。⑤口干，口苦，不欲饮。⑥舌质多暗或边尖稍红，80% 的舌苔表现为厚腻。其实，这些特点可以扼要总结为三：一是"多样快速"，二是"多脏受损"，三是"辨治度难"。"多样快速"，是指疫情潜伏期长、症状多样，来势猛、传播快；"多脏受损"，是指先后可波及肺、脾、肾、心、肝多个脏器，病情病程病势不一；"辨治度难"，是指临床辨治难度较大，如卫气营血、标证本证等的辨证和分消走泄等的论治，其难度较大。

《新型冠状病毒感染的肺炎诊疗方案（试行第五版）》阐明了致病及预防特点、流行病学特点、临床表现等要点，并指出了中医学认为其病因是感受疫戾之气，病机特点是"湿、热、毒、瘀"，病位在肺。基本明确了此疫之大敌所在。

（二）大战谋大计

吴又可在《温疫论》中指出："其年疫气盛行，所患皆重，最能传染，即童辈皆知言其为疫。"吴鞠通曰："温疫者，厉气流行，多兼秽浊，家家如是，若役使然也。"《伤寒总病论》亦指出："天行之病，大则流毒天下，次则一方，次则一乡，次则偏着一家。"因之，大疫最难防控的是易感性和传播性，即强烈的传染性和流行性，导致疫情最大的损失就是其危重性。西医学亦认为，要阻断疫病之流行，唯有控制传染源、截断传播途径、保护易感人群之三策。目前，因危重症导致死亡者众，人民的生命安全受到了巨大威胁。因此，疫病之防控是人民战争，是总体战，是阻击战。

大战亦即大考，如何赢得这一大战？必须帷幄运筹，才能决胜千里，也就是要谋划必胜之大计！

疫情暴发以来，党中央、国务院高度重视，第一时间确定了"集中患者、集中专家、集中资源、集中救治"的原则，对全党全社会的参与作战进行了研究、决策、部署、动员。

2020年1月21日，习近平总书记作出重要指示，强调各级党委和政府及有关部门要把人民群众生命安全和身体健康放在第一位，制订周密方案，组织各方力量开展防控，采取切实有效措施，坚决遏制疫情蔓延势头。

特别是2020年1月25日（庚子年正月初一），是我国的传统春节第1天，中共中央政治局常务委员会召开会议，对疫情防控特别是对患者治疗工作做了再研究、再部署、再动员。习近平总书记指示：生命重于泰山，疫情就是命令，防控就是责任。各级党委和政府必须按照党中央决策部署，全面动员，全面部署，全面加强工作，把人民群众生命安全和身体健康放在第一位，把疫情防控工作作为当前最重要的工作来抓。2月10日，习近平总书记在北京调研指导新冠肺炎疫情防控工作时强调，当前疫情形势仍然十分严峻，提出了坚定信心、同舟共济、科学防治、精准施策的总要求，做出五个方面的部署：一是要坚决做到应收尽收；二是要全力做好救治工作；三是要全面加强社会面管控；四是要加强舆论引导工作；五是要加强疫情防控工作的统一指挥。2月12日，中共中央政治局常务委员会再次召开会议，分析新冠肺炎疫情形势，研究加强防控工作，坚决贯彻坚定信心、同舟共济、科学防治的指导原则，打赢疫情防控的人民战争、总体战、阻击战。

指挥若定，令出如山！全党全军全国各族人民奉命出征，广大医务工作者、人民解放军指战员以及各行各业的同志们发扬越是艰险越向前的大无畏革命精神，闻令而动，冲锋在前，迎难而上，超速建成火神山医院、雷神山医院……无数壮举，共同奏响了全民抗疫、气壮山河的战歌。

国家中医药管理局及时响应党中央疫情防控阻击战的大计，及时派出专家团队，组织遴选、优化方剂，提出了确切、有效的治疗方案，充分发挥了中医药防治疫病的重要作用，彰显传承创新中医药在服务人民健康和助力中华复兴进程中的深远意义。

（三）大军需大器

在党中央的坚强领导下，在全国一盘棋的疫情防控阻击战中，迅速组合、优化了一支中医、西医防治大军。

大军需要配备大器，才能更迅速、更有效、更精准地打好这场总体战、阻击战。广大西医同行已经亮出了最锋利的剑,并着力研究最新武器。广大中医同行,群英奋起,各地老中医、民间医、民族医纷纷献出师承方、经验方。而中医药学组方的关键,在于精准针对病因病机,明确治则治法,扩大治疗效果,降低不良反应,做到"调百药齐,和之所宜"。要尽可能发挥其"1+1>2"的治疗作用、尽可能达到"1+1<2"的毒副作用。

如何才能凝聚众智、萃取精华,冶炼成为大器向新冠病毒亮剑?国家中医药管理局及时寻找"武器",及时推出了"清肺排毒汤":麻黄9g,炙甘草6g,苦杏仁9g,生石膏(先煎)15~30g,桂枝9g,泽泻9g,猪苓9g,白术9g,茯苓15g,柴胡16g,黄芩6g,姜半夏9g,生姜9g,紫菀9g,款冬花9g,射干9g,细辛6g,山药12g,枳实6g,陈皮6g,藿香9g。

此方由21味中药组成,涉及4个经方,即麻杏石甘汤、五苓散、小柴胡汤、射干麻黄汤。根据相关文件,并结合本工作室研究结果,认为本方对本病的治疗机理为:毒邪入里化热,壅遏于肺,肺失宣降而致发热、咳嗽,故君以麻杏石甘汤。麻黄辛温,开宣肺气以平喘,开腠解表以散邪;石膏辛甘大寒,清泄肺热以生津,辛散解肌以透邪。二药一辛温,一辛寒;一以宣肺为主,一以清肺为主,且俱能透邪于外之力。遵经方之量,石膏应倍于麻黄,使本方不失为辛凉之剂。然据患者发热情况,灵活调整石膏用量,正如在《关于推荐在中西医结合救治新型冠状病毒感染的肺炎中使用"清肺排毒汤"的通知》中"备注"所提醒,如患者不发热则生石膏的用量要小,发热或壮热可加大生石膏用量。因为麻黄得石膏,宣肺平喘而不助热;石膏得麻黄,清解肺热而不凉遏。杏仁味苦,降利肺气而平喘咳,与麻黄相配则宣降相因,与石膏相伍则清肃协同。炙甘草既能益气和中,又与石膏相合而生津止渴,更能调和于寒温宣降之间。纵观历代医家在治疗瘟疫时多选用麻杏石甘汤,近贤蒲辅周、邓铁涛先生亦喜用之。本次疫情中,国家卫生健康委员会新型冠状病毒感染的肺炎诊疗方案、北京市中医管理局关于《北京市新型冠状病毒感染的肺炎防治方案》的通知以及广东省新型冠状病毒感染的肺炎中医药治疗方案中均推荐用麻杏石甘汤。

湿邪入里,加之肺失宣降,水经不布,水湿内盛,以致出现脘痞、纳差、呕恶、便溏等胃肠道症状及常见舌苔厚腻。寒湿之邪,郁而化热入里,邪热充斥内外而发热,故臣以五苓散利水渗湿,温阳化气,小柴胡汤和解清热。方中重用泽泻,以其甘淡,直达肾与膀胱,利水渗湿。用茯苓、猪苓之淡渗以增强其利水渗湿之力,用白术和茯苓健脾以运化水湿,用桂枝温阳化气以助利水,解散其表邪。

《伤寒论》示人服后当饮暖水，以助发汗，使表邪从汗而解，故《中西医结合救治新型冠状病毒感染的肺炎中使用"清肺排毒汤"推广方案》强调："如有条件，每次服完药可加服大米汤半碗，舌干津液亏虚者可多服至一碗"。方中小柴胡汤去人参、大枣、甘草，是取其柴胡苦平，轻清升散，疏邪透表，黄芩苦寒，善清少阳相火，黄芩配合柴胡，一散一清，热邪得解。用半夏、生姜和胃降逆止呕，加用枳实、陈皮以理气健脾祛湿，加用藿香以芳香化浊。

寒湿入肺，痰饮郁结，而气逆喘咳，佐以射干麻黄汤下气平喘。射干苦寒，清热解毒，消痰利咽。麻黄发汗散寒以解表邪，宣发肺气而平喘咳，细辛温肺化饮，助麻黄解表祛邪，半夏燥湿化痰，和胃降逆。款冬花辛微苦温，润肺下气，止咳化痰。方中去五味子、大枣，因此疫病均多以干咳为主，而五味子有收敛之弊，大枣能够助湿生热，故均去除。

进而言之，方中加入山药、枳实、陈皮、藿香，俱为围绕中州脾胃所设，山药虽能益气，但非大补之药，既无助邪之虞，又合顾护胃气之旨，同时防范祛邪药辛散苦寒伤正；枳实宽中下气，暗合吴又可达原饮之溃邪下达之意；陈皮、藿香共奏理气、醒脾、化痰之效。

综上可见，全方是四个经方组合而成的全新复方，辛温又辛凉，甘淡又芳香，多法齐下，共同针对寒、热、湿、毒、虚诸邪，共奏宣肺止咳、清热化湿、解毒祛邪之功效。全方重点在疏不在堵！要给邪气以出路，而不是旨在围堵、对抗、棒杀毒邪，使得毒热之邪从肺卫宣泄而去，湿毒之邪从小便化解而去，故名之曰清肺排毒汤。

根据以上的分析，并获得90%有效率的临床疗效的数据支撑，证实清肺排毒汤的普适性与显效性已毋庸置疑，建议列为此疫治疗的核心方药，尽快在抗疫临床第一线推广应用。

诚然，寒热温凉，四方异宜；男女老幼，体质不一；寒热虚实，证候各异。因此，各省市现在均有根据当地发病实际情况而征用、筛选、组合的方药，即使如此，也应运用同病异治、异病同治的中医临床思维，对所提供的包括清肺排毒汤在内的"核心方""指导方""参考方"等，应因时、因地、因人、因证制宜而应用，"加减临时再变通"，即所谓"心中有大法，笔下无死方"，以期充分施展临床第一线中医的辨治能力，达到最佳治疗效果。

但是，必须进一步指出：疫病是大众感染同一疫戾之气而发病，主要不是因各自不同病因或体质而罹疾，因而可以也必须研究出针对此次病机的核心方药。历史上，中医在与瘟疫斗争中以同一方药防治疫病而屡建奇功，其理即在此。所以，清肺排毒汤可以广泛应用，并建议一定要保障药材和汤药煎煮质量,同时建立相应平台,收集和汇总临床疗效数据和病例,以便进一步研究总结,发挥中医药防治重大突发传染性疾病的独特作用。

(四) 大勇必能大胜

新冠肺炎是一大疫,在大敌当前的抗疫特殊时期,我们每一个人应"精神内守,谨言慎行"。精神内守,即可内心笃定、意志清明,不因暂时的艰难而恐惧,不因负面的惑言而消沉,而能保持浩然正气。谨言,是不要轻信、传播、转发自己不了解真实情况的传言,换而言之,就是不要制作也不要散播社情"雾霾",否则既不能提振自己的信心,又易造成人心的恐慌。更不要讥讽、调侃任何地区的疫情和患者。慎行,就是要随着时间的推移,把握好"四不要":不要慌(信任党和政府、信任中医西医、信任中华复兴之路);不要软(坚定、坚持,持之以恒、始终如一配合各项防治工作);不要躁(冷静、平和);不要狂(即使得成效,也要预见继续前进道路上艰辛,不能盲目乐观)。

中国幅员辽阔、人口众多,自古以来中华民族就面对过无数次天灾瘟疫,但任何一次艰难险阻都未能阻挡炎黄子孙万众一心、克难前行!在大疫当前的这个特殊时期,我们有以习近平同志为核心的党中央的正确领导、统一部署,有亿万军民的团结一心、英勇奋斗,有中西医百万雄师的大医精诚、普救含灵,通过科学防治、精准施策,一定能够打赢这一场人民战争,夺取总体战、阻击战的全面胜利,伟大祖国必定在中华民族伟大复兴的道路上不断前行,迎来繁荣富强,国泰民安!

(来源:何清湖,刘应科,孙相如,孙英凯,孙光荣. 中医药向新型冠状病毒肺炎亮剑——国家中医药管理局发布"清肺排毒汤"的意义与作用. 中医杂志,2020 年 2 月 25 日 CNKI 网络首发)

第三章　思路与方法

一、中西医结合的临床思路与方法

 编者按

　　临床是医学研究的重要阵地，也是中西医结合研究进入应用阶段的主要领域。临床领域的中西医结合研究应该遵循中西医结合研究的一般原则，同时其研究成果应能增强临床诊疗理论与方法的科学性，并要达到提高临床疗效的应用效果。当前中西医结合临床研究的基本思路与方法大体有以下几个方面：

（一）病证结合

　　病证结合就是辨病与辨证相结合进行诊断与治疗，提高诊疗效果，这是当前中西医结合临床普遍使用的方法。"病"是人体在一定致病因素作用下引起的复杂而有特定临床表现形式的非健康状态，其具备病理变化全过程的特点和规律；中西医结合临床研究对象的"病"包括中医病和西医病。"证"是病进展到某一阶段时当前所处阶段的病理状态；"证"一般是中医病所属的范畴，但中西医结合研究中证也可包括某些西医病的局部表现。病是贯彻病理过程始终的全局整体；证是疾病过程的局部阶段。病证结合就是要联系中西医理论、整体与局部相结合来认识和处理临床问题。

1. 诊断上的病证结合

　　简言之是双辨诊断或双重诊断。所谓"双重诊断"，是对同一患者的疾病状况做出中医病、当时证的诊断，同时又做出西医疾病诊断——这是目前中医医院临床的诊断模式。所谓"双辨诊断"就是辨病与辨证相结合，既要反映出中、西医疾病的发生变化规律，又要体现证候进退的变化规律——这是中西医结合的临床诊断模式，双辨诊断模式适应临床复杂多态的情况，灵活地选择不同的结合形式：

（1）西医辨病＋对应联系相关中医病＋中医辨证：先辨病，掌握疾病过程的本质和全局，并且在"病"的层次上进行中、西医临床思维的整合；后辨证，了解疾病当前的病理特点，以便辨证施治。例如某患者患溃疡病，对应联系中医病为胃脘痛，多属脾胃虚寒证，可拟建中温阳止痛之方（从整体调治），同时根据溃疡病理特点施以制酸、护膜、活血化瘀等措施（局部施治）。

（2）病证结合的分型（分期）诊断：在比较明确掌握疾病过程某些中西医结合内在规律的情况下，可建立中西医病证结合的分型或分期辨治。例如某患者诊断为阑尾炎，根据疾病不同阶段中、西医的病理特征进行辨证（表3-1-1）。

表 3-1-1 阑尾炎不同阶段中西医的辨证

西医辨病（病理特征）	中医辨证（证候特征）	中西医结合诊断（分期）
急性单纯型阑尾炎（单纯急性炎症）	＋有气滞血瘀见证	→瘀滞型（期）阑尾炎
重型阑尾炎（脓肿形成）	＋瘀滞从热化（实热/湿热）	→蕴热型（期）阑尾炎
坏疽性阑尾炎（腹膜炎，中毒性休克）	＋热毒炽盛，有肠结、热厥变证	→毒热型（期）阑尾炎

（3）宏观辨证与微观辨证相结合：在运用中医传统的根据证候的宏观辨证基础上，同时运用各种现代科学技术方法对各"证"内在的生理、生化、病理、免疫状态和微生物检测等方法辨明"证"的内在微观变化的特征，为辨证诊断提供定性定量的微观指标。如患者纳减、腹胀、便溏，面色萎黄、肌瘦无力，宏观辨证属脾虚证；同时检测患者唾液淀粉酶活性下降，尿中 D- 木糖排泄率降低，可作为脾虚证的参考指标。

（4）功能辨证与形态辨证相结合：功能辨证是指以中医生理功能为依据的临床症状辨证；形态辨证是指以西医解剖结合改变为依据的病理结构改变。两者结合就是将中医传统的辨证方法与现代西医病理形态变化结合起来认识疾病和提出诊断。例如在中医辨证诊断基础上，把诸如骨折、甲状腺肿大、关节变形、肌肉萎缩等也包括在内，其目的是逐步使中医学与现代人体形态学接近。

（5）辨西医之病，融中医之论：对某些西医学的疾病，同样可以在中医理论指导下重新认识其基本病因病机，并针对这些病因病机遣方用药。例如脑出血、脑挫伤等病所致昏迷，不仅可以按痰蒙心包或热扰心神辨证论治，而且可从瘀血阻络、脑络瘀阻辨治。

2. 病证结合灵活施治

根据临床具体情况如病人、病种、诊疗条件、疗效分析等，按不同的思路、灵活采用中医辨证论治和／或西医病因治疗，不管哪种方法，都必须以提高临床疗效、提高治疗效率为目的。

（1）若西医病因明确，中医辨证亦清楚，则辨证论治与病因治疗并举。例如：肺炎球菌肺炎（痰热壅肺证），用麻杏石甘汤合千金苇茎汤（清热宣肺化痰）＋青霉素肌内注射（抗菌）。

（2）若中医辨证清楚，西医病因未明或无特效疗法，则辨证论治为主＋对症治疗。例如：胃癌晚期（痰瘀内结），用膈下逐瘀汤加减（活血行瘀，化痰软坚）＋静脉营养／胃空肠吻合术或胃肠造口（对症＋姑息性手术）；慢性肝炎（肝郁气滞），用柴胡疏肝散加减（疏肝理气）＋胸腺肽、强力新、水飞蓟宾（免疫调节，保护肝细胞）等。

（3）若病因病理明确，目前辨证不典型，则以病因治疗为主＋经验方或协定方。例如：输尿管结石（X线检查发现结石，中医证候不典型），解痉、碎石／总攻疗法（消除病因）＋排石汤、金钱草冲剂（利尿通淋验方）等。

（4）若病情好转，病因未除，一时无证可辨，则继续病因治疗＋康复经验方理调。例如：肺结核缓解期（原有证候基本消失），坚持全程正规抗结核化疗（彻底消除病因）＋白及补肺丸／白及百部丸（扶正补虚杀虫）。

（5）若有针对西医病症且通过临床与实验研究确实有效的专药专方，则在辨证论治同时，可直接辨西医之病，用专药专方治疗。

例如用蒲黄降血脂（治疗高脂血症），五味子降转氨酶（治慢性肝炎），爵床消除蛋白尿（治慢性肾炎），靛玉红治慢性粒细胞白血病，雷公藤制剂治结缔组织病，全蝎、雷丸治脑囊虫病，苏合香丸、速效救心丸治心绞痛等。

3. 病证舍从

西医治病与中医治证各有其"理"，各有所据。在一般情况下，两者可以并行不悖，相济为用。若两者在治疗理论上发生矛盾，医理有悖时，则只能依据临证当时的具体情况，舍弃次要方面，而依从其矛盾的主要方面，即称为病证舍从。

（1）舍病从证：如肝硬化胃底与食管下段静脉曲张与溃疡病所致的上消化道出血在肠道内积聚，按西医病的一般原则是不主张使用泻下方法消除陈血的。因为按西医理论，泻法增加胃肠蠕动，可能导致新的出血。但中医辨证认为呕血为胃火上逆迫血妄行，黑便是瘀血内留，瘀血不除，胃热不减，出血难止。据此认为应舍病从证，急宜逐瘀止血，选用生大黄为主的止血不留瘀之方药，不仅可以排出肠内积血，使隐血试验转阴，而且可迅速达到有效止血的目的。

（2）舍证从病：如免疫性抗体增高的孕妇在分娩后常发生新生儿溶血症导致新生儿死亡。按中医辨证理论，活血化瘀药可以堕胎，故孕期严格禁忌使用活血化瘀药。但中药现代研究证实活血化瘀药物能抑制免疫性抗体，据此则舍弃中医辨证理论，依从新生儿免疫性溶血症的治疗原理，自孕期 4 个月开始，持续服用益母草、当归、川芎、广木香等活血化瘀药物直至分娩，使孕妇体内免疫抗体下降，明显降低新生儿溶血的发病率。

（二）分阶段结合

针对疾病过程具有阶段性的特征，抓住各阶段病证发展的主要矛盾或矛盾的主要方面，分析中、西医方法在不同阶段治疗上的实际效果以及中西医药配合的疗效优势，灵活运用中、西医方法，彼此有机结合，以期取得最佳的治疗效果。分阶段结合是中西医临床结合的重要诊疗思路，虽并无特定的模式，但这一思路具有普遍适用的重要意义。兹举 4 例说明之。

例 1：肺脓疡（肺痈）中西医结合治疗思路

成痈期——中西医并重，足量抗生素 + 中药清热解毒，化瘀消痈。

溃脓期——中医为主，中药祛痰排脓 + 体位引流排痰。

恢复期——单用中药，益气养阴，补肺健脾，兼清余热。

例 2：肝硬化（肝癥）中西医结合治疗思路

肝功能代偿阶段——侧重中药益气活血调治 + 西医一般治疗。

肝功能失代偿阶段——中西医积极配合，中医辨证论治 + 西医抗腹水治疗。

晚期顽固腹水——腹穿放液 + 白蛋白输注 + 中药健脾益气，滋养肝肾。

严重并发症（出血/肝性脑病）——以西医方法为主抢救 + 中药急救方应用。

险候缓解后——中西医方法继续调治。

例 3：急性胰腺炎（胰痹）中西医结合治疗思路

一般水肿型：中药清胰方 + 辨证分型论治 + 针灸缓解症状并抑制胰液分泌。

重症坏死型：胃肠减压 + 中药鼻饲/灌肠。

热结阳明时——通里攻下 + 腹穿抽液并行腹腔灌洗。

胆道感染或脓肿——重用清热解毒中药 + 抗生素。

假囊肿形成时——重用活血化瘀中药。

恢复期：中药为主，用健脾理气和胃中药善后。

全身情况恶化，腹腔渗液过多，休克——及时手术 + 术后中药调理。

例4：胰腺癌（胰癌）中西医结合治疗思路

恶性程度高，争取早期手术——根治术为主（或）姑息手术。

术中术后：放射治疗＋适当化疗。

放射治疗——用健脾养胃、凉血活血中药减缓放射性损伤。

抗癌化疗——用健脾和胃、滋肝补肾中药缓解毒性，保护骨髓，增强适应力。

（三）中西医融贯结合

所谓"融贯结合"就是中、西医理论相互渗透，中、西医方法彼此借鉴，两者融会贯通、有机结合，提高临床诊疗水平。从其概念可知，这是一种建立在中西医结合研究成果基础上的高水平结合，其积极的现实意义在于它提示中西医结合由初步、局部的结合，逐步积累，向较高层次结合的方向发展。目前临床上的融贯结合有3种不同的形式。

1. 以中医学理论为主指导结合

针对某些临床问题西医方法的薄弱环节或不足，扬弃其中某些西医的原则方法，以中医学理论为主指导结合，使疗效显著提高。例如根据中医学"六腑以通为用""通则不痛"的理论原则，指导急腹症的中西医结合治疗，采用通里攻下、扶正祛邪治法；根据具体情况兼以清热解毒、理气开郁、活血化瘀等法，可分别针对急腹症的若干主要病理过程产生良好疗效，不仅明显地降低手术率，而且更有利于患者的整体康复，促进病情好转。又如以"动静结合，筋骨并重，内外兼施"的中医治疗原则，指导骨折治疗，可促进骨折愈合和功能恢复，并减少并发症等。

2. 中西医理论互用共同指导结合

针对中、西医理论方法临床运用时各具优势和不足，在各自的医学理论指导下，中、西医方法互用，优势互补；或从不同角度配合治疗，发挥协同作用，提高临床疗效。例如中西医结合抗癌治疗时，用西医放射治疗或化学治疗方法消除局部肿瘤病灶，并追剿转移灶癌细胞；用中医扶正固本方法调动患者机体整体自稳机制，减轻西医治疗给机体组织细胞造成的损伤，并兼有祛邪抑癌的作用。

临床上应用中西医结合"菌毒并治"的新方法抢救革兰氏阴性杆菌败血症所致多系统器官衰竭（MSOF）是中西医理论共同指导治疗并取得良好效果的范例。在革兰氏阴性杆菌感染的败血症产生感染中毒性休克时，内毒素损伤是致死的主要原因。西药杀菌力强但抗毒不足，而中药抑菌力稍逊但清热解毒作用强。故选用敏感抗生素"治菌"同时，并用清热解毒中药"治毒"，"菌毒并治"，在清除生物病原的同时,解毒中药通过稳定细胞呼吸酶、保护细胞线粒体功能、增强巨噬细胞系统功能或参与直接降解内毒素等作用,拮抗细菌内毒素的致病作用,从而获得明显优于中医或西医方法治疗的临床效果。在 MSOF 致病机制中,除上述因细菌从肠道移位器官组织和内毒素损伤使用"菌毒并治"方法外,针对微循环障碍血流灌注不足的西医病理,可采用中药活血化瘀改善血供;针对由免疫反应与炎症介质通过自由基、细胞因子等介导组织细胞损伤的西医病理,可采用中药抗自由基损伤;针对由激素与氨基酸不平衡导致的内环境紊乱,采用中药扶正固体,调动机体内环境自稳机制促进平衡的恢复等。这些均符合中、西医自身的理论,相互结合,当然效果相得益彰。此外,对内分泌紊乱的疾病可采用西医的替代疗法与补肾中药的调动疗法,亦是如此。

3. 把中医现代研究或中西医结合应用研究已取得的成果直接运用于临床

通过中医治则治法的现代研究,在认识到传统治法的具体作用环节、主要药物和作用机制之后,即可使中医方药新用、新药专用或与现代诊疗技术结合发挥中药最大的疗效,达到中西合璧提高疗效的目的。例如用活血化瘀方药解除心绞痛,促进心肌梗死的恢复;活血化瘀方药还具有抑制免疫损伤、调节免疫水平和代谢过程的作用。通过对治疗慢性白血病的经验方当归芦荟丸效方原理研究和有效药物筛选,将其中的有效中药青黛的有效成分分离提取研制出靛玉红,用于治慢性粒细胞白血病,不仅其抗慢粒的效果可与白消安(马利兰)相同,而且没有其细胞毒性和抑制骨髓的毒副作用。其他如青蒿素及其高效衍生物治疗重型痢疾、川芎嗪治冠心病、天花粉蛋白中期引产、雷公藤制剂治红斑性狼疮等,皆为此例证。

(四)综合诊治法

根据临证实际需要,采用中西医合治,针药并用,内外兼施,综合治疗某些顽、难、重之病症。例如流行性乙型脑炎(暑温)的治疗,在中西医结合分期治疗的同时,需要综合应用多种办法来取得疗效。急性期(卫分证)以中医药透邪为主 + 早期应用甘露醇及早防治脑水肿;极期(营分证、昏迷厥)以西医为主,中西医结合积极救治,主要是西医冬眠疗法,物理降温,控制抽搐,防治呼吸衰竭与并发症 + 鼻饲中药。恢复期(气阴两虚、肝肾阴虚)以中医方法为主,用中药清气生津、养阴息风 + 西医对症处理。后遗症期(经络瘀阻)以中医方法为主,用活血化瘀方药化瘀通络 + 针灸推拿按摩功能康复治疗。此外,从接治患者开始,就要根据当时当地的治疗条件,合并使用包括中草药和验方等各种措施,配合治疗。如卧地疗法、头部泥疗(用山乌龟、燕窝泥、芭蕉苋、田螺蛳、井边湿土、蛋清等捣烂和成泥状敷戴于头部）、鼻饲羚羊角汤、中医"三宝"等，与西医治疗配合可获提高防治脑水肿、减少后遗症的临床效果。

（五）中医临床思维在诊疗实践中创新

在中医临证过程中，继承并非最终目的，不能为了继承而在中医理论框架内驻足不前。尤其是在中西医都在发展，彼此临床视野不断扩大的情况下，更要有突破传统、逼近真理的临床创新思维。

1. 中医辨病应吸收现代先进的理化检查方法，延长、拓宽自己的诊断视野，如把脑血栓形成、血栓性疾病、血液高黏度综合征等归属于"血瘀"范畴认识与辨治；根据病变部位认识中医病因病机，如再生障碍性贫血病存在骨髓造血干细胞生血障碍，根据中医"肾主骨生髓"的理论，使用补肾药治疗；急性肝炎有急性传染的特点可与中医的"疫毒"相类，病位在肝，故治疗时不仅限于传统方法采用疏肝柔肝，而且兼以使用清热解毒之法。

2. 对以西医诊断的疾病，按中医理论探索新的病因病机和传变规律如对乙型肝炎不一定按传统认识"黄疸""胁痛"分湿热熏蒸、肝郁气滞、肝阴亏损等证型辨治。可从湿热邪毒袭肝、病情迁延反复难愈、久病入络成瘀的慢性肝炎临床特点，提出慢性乙型肝炎的病因当责之于毒、痰、瘀，病机为邪毒袭肝，肝脾失调，继而痰瘀留滞，三者相互滋生，搏结为患。从而确立解毒、化痰、消瘀作用治慢肝的新治法。

3. 诊断疗效判定标准的制订，应在保持中医自身特点的基础上，借鉴西医之长如《中风病诊断与疗效评定标准》的制订。可参照西医《各类脑血管疾病诊断要点》来辨析脑血栓、脑出血等脑血管意外病，并对卒中（中风）分期标准、疗效判定标准互为参照补充，深化中医对"卒中"的认识。

（来源：何清湖．中西医结合的临床思路与方法．中国中医药报，2006年12月4日第4版．）

二、科学阐释中西医结合概念和原则

编者按

本文为时任中国中西医结合学会副会长兼秘书长陈士奎教授为何清湖与凌锡森教授共同主编的《中西医结合思路与方法》写的书评，认为该书科学阐释了中西医结合的概念和原则，分析了中西医结合各分支学科的具体研究方法，展示了中西医结合事业发展的前景。

中西医结合学科经过 50 余年的发展，无论在中西医结合基础理论方面，还是在中西医结合临床诊疗方面，均取得了巨大的成就，中西医结合领域内所取得的重大科研成果，如血瘀证和活血化瘀的研究，中西医结合治疗急腹症、骨折，针刺麻醉与针刺镇痛研究等，均获得了国家科学技术进步奖，为我国医学的发展与创新做出了巨大贡献。

然而，中西医结合事业的发展依然存在着许多困惑，诸如政策层面、学科建设、基础研究、诊疗规范、人才建设、执业准入、医院模式等，特别是关于中西医结合思路与方法的问题。湖南中医药大学中西医结合学院院长何清湖教授是我所认识的敢于大胆进行中西医结合理论研究与中西医结合事业实践的年轻学者，特别是在中西医结合教育领域的所作所为，令人钦佩，其与凌锡森教授共同主编的《中西医结合思路与方法》出版以后，请我"指正"，我"不敢指正"，谈谈自己的读后之感。

（一）该书科学地阐释了中西医结合的基本概念

目前中西医结合概念有两种不好的定义趋势，一种就是简单化、庸俗化，认为只要使用一点中医和一点西医，就是中西医结合，如"白虎汤＋阿司匹林"；另一种就是神秘化、贵族化，认为只有高级的、基础理论的结合才是中西医结合，只有理论的融会贯通才算中西医结合。这两种定义都忽视了中西医结合是个发展的历史过程，以偏概全，不能阐释中西医结合，相反还影响着中西医结合的正常健康发展。

本书根据中西医结合发展的历史，指出中西医结合是一个不断发展着的由低层次结合向高层次结合，从量变到质变的历史过程，这个过程是多层次分阶段逐步深化的，它大抵经历了并且将要经历着以下的发展过程：衷中参西→中西兼容→优势互补、临床互用→在实践中寻求并逐步扩大结合点→理论阐释和新理论概念的形成→构建中西医结合理论体系→以理论指导的中西医结合医学实践→理论深化，中西医融贯结合→新医药学的创立。由此，中西医结合在其根本内涵上是综合中、西医学理论与实践经验，通过研究与实践的努力，创造中、西医学有机结合的理论和方法。

因此本书从不同的角度提出了中西医结合的概念：

1. 中西医结合的政策概念，"中西医并重，发展中医药"，"中西医要加强团结，互相学习，取长补短，共同提高，促进中西医结合"。

2. 中西医结合的实践概念，认为中西医结合是在中、西医学兼容会通的基础上，中西医工作者相互合作，中西医学术相互配合，中西医药互补互用，并存互彰,以提高临床效果为根本目的的实践过程。

3. 中西医结合的学术概念,是"综合中医药学与现代医药学的理论方法,以及在中西医结合研究中不断创造的中西医结合理论方法,研究人体结构与功能、人体与环境(自然与社会)关系等,探索并解决人类健康、疾病及生命问题的一门医学"。

4. 中西医结合的体系范畴概念,中西医结合的思维形式反映于医学体系的各个领域范畴,构成了一个相当完整的中西医结合的体系,包括理论体系、临床诊疗体系、药学体系、科学研究体系、人才培养体系以及中西医结合的医学组织结构体系。

(二)该书有力地说明了中西医结合的可能性和必然性

中、西医学是认识与思维方式截然不同的两种医学体系,他们各有自己的优势与不足。

1. 中医学优势在于具有现代"三论"先进科学思想的整体恒动观,三因制宜的辨证论治临床思维与防治方法更符合现在生物 - 心理 - 社会医学模式,中药方剂安全低毒,中医治疗相对的简便廉验更易为现代人接受,中医的摄生防病更符合现代人的养生保健模式;缺点不足在于中医学科的现代科学基础薄弱,理论概念抽象,缺乏当代医学界可以接受的评价方法和技术标准,受经验主导,临床疗效可重复性低,方法传统古朴难接受现代科技的成果,它的现实要求是"中医现代化"。

2. 西医学优势在于立论以实验结果为主要依据,理论严谨,概念明确,诊断规范,疗效确切,可重复性强,体系开放,与现代自然科学同步发展,其科学形式和思维方法易为现代人接受;缺点不足在于偏重局部研究,过分依赖定量检测,整体认识复杂的生命现象不足,从总体上还是偏重生物医学,尚未真正完成医学模式的现代转变,医源性、药源性疾病日益增多,医疗费用及医疗保险费用越来越昂贵,它的现实要求是寻求"替代医学"。通过比较研究,我们不难发现中、西医学的不足正好是对方的优势所在,彼此完全可以优势互补,取彼之长,补己之短。而且中、西医学具有研究对象和应用目的与效果的同一性,两者都是以人体为研究对象,都必须回答关于人体生理功能、病理变化和愈病康复的所有医学问题,其最终效果都是必须实现保健和治愈疾病的目的。中、西医都是通过使用药物和其他理、化、生物治疗方法在人体内发生作用,而人体组织细胞、器官对外加的作用的反应过程又必然是相同的。中、西医学无论其医学思想、方法、手段如何不同,两者都可以在临床实践中得到统一，这是中西医结合的可能性。在我国现有的中、西医并存发展的历史环境中，中、西医学工作者相互借鉴，不断完善理论方法体系和临床实践体系，多学科渗透和新技术应用，共同促进医学模式的现代转变，使中西医结合成为医学科学发展的必然。

（三）该书从宏观角度指出了中西医结合的基本原则

本书根据几十年来中西医结合研究与实践所取得的成就，以及科学研究和医学实践的一般原则，总结、归纳出从事中西医结合研究、开展中西医结合工作的若干原则：①坚持"一分为二"的指导思想原则；②坚持中医学基本特点的衷中原则；③继承发扬的创新性原则；④强调医药实践检验的实践性原则；⑤促进中西医结合理论体系形成的理论性原则；⑥多学科研究的协同性原则；⑦求同存异逐步结合的渐进性原则；⑧与医药行业规范管理相适应的规范性原则；⑨人才建设与学科建设同步规划的战略性原则。

（四）该书详细地分析了中西医结合各分支学科的具体研究方法

中西医结合广泛渗透在中、西医学体系的各个方面，该书不但全面阐释了在实验研究方法、动物模型、中医病证药结合、中医脏腑生理病理、经络、中医四诊方法、中医证实质、中医治则治法、药学体系的中西医结合研究原则、思路和方法，更详细地分析了中西医结合各分支学科（如内科学、外科学、骨伤科学、妇产科学、儿科学及五官科学）的具体研究方法及研究进展，对于阐明中西医结合发展态势，提出中西医结合思路与方法，为以后更好地发展中西医结合都具有借鉴、指导意义。

（五）该书展示了中西医结合事业发展的前景

本书最后两章介绍了国外中西医结合研究的概况，分析了中医西渐的态势及原因，归纳了国外学者关于中西医结合研究的思路和方法，同时提出我国中西医结合工作者的历史使命：中西医结合是我国医学科学发展的必然，中西医结合是促进中医药走向世界的重要途径，明确了中西医结合研究的目的是在继承发展中医药学，促进中医药现代化和发展现代医学基础上，促进中西医结合，创立和发展中西医结合医学提高防治疾病能力，保护和增进人类健康，造福于人类。展望了中西医结合研究前景，指出今后中西医结合研究的方向可能在于经络、证的本质研究，建立中西医结合生理学，提高中西医结合临床诊断的客观性和规范性，发挥中西医结合优势，防治重大疾病，继续深入开展针刺研究,应用高科技手段促进中药现代化研究。

（来源:陈士奎.科学阐释中西医结合概念和原则.中国中医药报,2006年9月1日第3版.）

三、中医学与相关边缘学科的交叉研究与探讨

编者按

笔者提出借助新兴的以整体论为研究对象的相关边缘学科,对中医现代化研究方向进行探讨,认为运用中介的方法论,移植现代科学的实验方法、现代耗散结构、应用数学、临床治疗病学等边缘学科渗入中医学的研究,可以促进中医现代化的研究。

随着学科的分化越来越细,学科之间的交叉已成为趋势。作为自然科学之一的中医药学,由于其独特的理论体系而有别于以原子论为理论基础的其他科学。虽然几千年的临床实效支撑着其广泛的生命力,但相对比较落后的学科术语与基础研究已把中医现代化的问题提上日程。纵观自然科学发展史,其他学科都因为其具有里程碑意义的发现而呈跳跃式前进,如分子生物学以DNA双螺纹旋结构理论的提出和PCR技术的发现而日新月异,电子计算机由于晶体管的发明和二进制的应用也迅速发展,但在中医药的研究中,从没有发现具有如此深远意义的理论和实验技术。

中医现代化的研究已开展很多年了,在这个领域,许多科学家试图以分析主义的观点,从微观领域研究中医,但进展都不大。这一切并不是说明中西医不能结合,中医不能现代化,只是中医学科的理论命题已远远超过了西方经典生物学所能达到的高度。但是随着爱因斯坦相对论对牛顿还原论的打破,世界学术潮流由分析主义向系统论回归的同时,一些陆续诞生的边缘学科,如系统论控制论和信息论给中医药现代化的研究带来了曙光。自然科学发展史证明,一门学科的发展除了其自身的理论外还要有与之密切相关的支持学科,西医的发展证明生物与物理学的重要性。为此,我们参考国内李志超、吴子治的观点,讨论一些边缘学科在中医研究中的结合现状与发展方向。

（一）运用现代中介的方法论,分化学科结构

学科分化是科学发展的重要标志,一个学科的研究必须在高度分化的基础上实现高水平的综合研究。中医理论体系的过度庞大为自身的分化发展设

置了障碍，而现代中介论作为一种新兴的科学认识论，为这一障碍的排除实现了可能。

现代中介论认为任何事物都是相对独立的完整体系，但又是绝对与其他事物相互联系和相互作用的。中介是相互转化的依据、联系的桥梁，任何一切差异都在中间阶段结合。因此要认识事物，一定要把握和研究它的一切方面、一切联系和中介。

由于中介方法论的介入，中医学的分化已取得了相当的成果，为其发展提供了有力的工具，由此诞生的新兴子学科将会实现很好的综合。如以中医辨证论治的朴素控制思想为中介，把现代控制论运用于中医诊断，建立了控制中医学；以内分泌理论为中介，为针灸的双向调节与现代的免疫学提供联系，建立了针灸免疫学，等等。

（二）运用中介理论移植现代科学实验方法

自然科学史表明，各门学科只有当其进入科学实验领域，才能得到充分发展。但是中医的朴素哲学思维没有为其自身发展提供实验技术，运用中介理论建立的实验中医学则很好地促进了中医学的发展。实验中医学是一内涵与外延都非常广阔的概念，它泛指一切借助物理、化学、生物等技术来研究中医的学科，在这其中，生物技术当属最为重要，包括生化、免疫、遗传、分子生物学四大技术，在中医的研究中，运用上述四大技术所取得的成果不计其数，以致现在的国家级课题不能达到分子生物学领域就不能立项。近年来依靠实验中医学建立了新兴的动物模型，如大鼠胃黏膜癌前病变模型、大鼠肾阳虚模型的建立，为方剂组合结构的优化、中药药效动力学的发展，以及为中医"证"的组织病理形态学研究提供了科学性。

（三）运用现代耗散结构等物理理论证明其客观存在性

中医的"气"、经络是否存在，现代医学想用解剖定位的方法找到经络的三维实物，应当说，这是起码的合理想法，但进展不大。事实上，自然界的许多事物都可被其固有性质决定内在表现，但却不具有形态结构。正如磁场、电场确定是物质一样，气、经络亦如此。因此作者建议，把麦克斯韦的电磁场理论引入经络的定量研究，看看这条思维能否行得通。

普里高津教授的耗散结构论试图远离平衡态，利用开放系统有序化涨落现象来描述生命活动和生命起源；美国曼德布罗特提出的现代分形理论进一步证明一切组织结构都不可能全部占满整个三维空间，总有一个分数维系作为间维系而存在；张声闳等认为人体间维系就是人体的经络系统；最近武汉大学曹连欣教授发现的人体间维隙的组织液中纳米级物质和美国奥克兰大学吴建华教授发现的纳米的非 DNA 蛋白质生命小体似乎可以证明这学说的正确性。这一理论正引导人们对生命科学研究进入微观领域，开始人体纳米间隙层次的研究。

（四）运用应用数学为中医学提供定量的数学基础，实现客观化研究的突破

由于中医学脱胎于古代朴素自然哲学，而所拥有的一套模糊语言为精确数学的介入设置了困难。但自 1965 年美国查德教授创立模糊数学以来，已经给这一课题的研究注入了新血液。

模糊数学是用数学方法研究和处理具有"模糊性"现象的学科。而中医术语"完谷不化""脉数"等都是模糊术语，模糊数学在中医诊断这一领域为实现客观化、排除医生主观化做出了决定性贡献。如肖筱南曾用 Fuzzy 最大隶属原则建立的 Fuzzy 判别模型，满意地将疾病诊断由定性向定量发展；关幼波治疗肝病的模糊数学模型使计算机对疾病诊断完全客观；朱文锋教授研制的中医数字辨证机、中医辨证论治电脑系统实现了中医诊断的客观化等。

而在中医客观化研究领域最有意义的是现代分形几何学。该学说主要概念是用非整数维数来描述普通几何所无法描述的极不规则、极不光滑并不具有自相似层次结构的事物。分形的最大特点是自相似性，即局部是整体的缩小，如其理论所证明的耳郭是母体宫中倒置胎儿的缩影。这一观点为生物全息理论，为中医针灸的头针、耳针以及近年发展起来的面针、足底按摩等提供了精确的理论证明。由于人体穴位是脏腑经络气血灌注的体表部位，能反映脏腑生理、病理变化，是脏腑功能状态的缩影，具备分形特征，因此分形几何学在穴位形态、大小、功能研究方面极具前途。江慧敏设计了人体耳郭穴位分形特征，实验结果证明经穴分维值与对应脏腑和功能状态有直接关系。在实践中，他们可以判别穴位分布范围和功能强弱，引入数学定量计算，可以测定穴位直径，判断针刺疗效，大大促进了穴位的客观研究。

（五）运用临床流行病学促使中医临床从个体经验向群体规律性认识的飞跃

在中医临床领域里，大量的病案都是非常零散的，数以万计的方剂组合缺乏统一的规律性。如何从这些资料中开发出精简的原则，是一个十分有指导意义的课题。

在国际上日益受到重视的《数据库中知识规律的发展》(简称KDD)可为其研究提供很好的空间。医学中临床科研设计、衡量、评价(简称DME)是这一领域中的边缘学科,在这一学科里,数理统计、聚类分析、神经元网络分析则可以为其开发提供技术。因此DME是中医学从感性经验上升到科学理论,从表面现象深入到内在联系,从模糊定性到客观定量发展的一条捷径,为中医文献整理和实验研究提供有力工具。

自西方医学进入中国开始,中西医的结合就已经起步,众多的学者已经在各自的研究领域取得一些相关的成果,新的学派不断涌现,新的实验方法不断引进,形成了现代中西医结合领域百家争鸣的气氛,近年来状态医学的提出,电子显微学与中西医结合的研究,都是这一领域的杰出成果,特别是伴随着一系列以整体研究为对象的边缘学科,如协同学、突变论、混沌、非线性科学的产生,必将与中医的现代化研究的突破产生协同,相信中医从经验到客观理论与实践的实质转变不会太远。

(来源:周启林,何清湖.中医学与相关边缘学科的交叉研究与探讨.湖南中医学院学报,2000年9月第20卷第3期.)

四、深刻领悟"传承精华,守正创新"

编者按

本文认为中医药传承之精华在于其科学精神、哲学思想、医学理论、临床经验以及人文德育,在全面继承的基础上唯有去粗存精、发扬精华才是传承的真正目的与意义。而在中医药事业的创新中,不懈坚持中医文化与理论的自信、具有开放包容的心态、重视创新的现实意义才是恪守中医药学创新正道,才能让中医药事业发展步入正轨,也让从事中医药事业的每一位工作者都能走在大路上,发挥最大效用,服务人民健康。

2019年10月25日,习近平总书记再次对中医药工作作出重要指示,提出"传承精华,守正创新"八个字的重要思想。李克强总理作出批示强调"推动中医药在传承创新中高质量发展,让这一中华文明瑰宝焕发新的光彩,为增进人民健康福祉作出新贡献"。国务院副总理孙春兰在全国中医药大会上发表讲话明确表示:"遵循中医药发展规律,坚定文化自信,深化改革创新,扎实推动《关于促进中医药传承创新发展的意见》落地见效,走符合中医药特点的发展路子。"寥寥数语,却言近旨远,表明了党中央国务院大力发展中医药

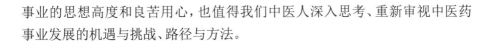

事业的思想高度和良苦用心，也值得我们中医人深入思考、重新审视中医药事业发展的机遇与挑战、路径与方法。

（一）吸纳精华是传承的目的

"传承"是中医药学历经数千年而泉源不竭的必要条件，也是中医学术根深叶茂、本固枝荣的必由之路。中医药学之所以格外重视传承，不仅因其学术发展在历史上主要以师徒口传心授为主要方式，更源自其学科基础建立在先贤高瞻远瞩、朴素唯物的文化哲思和历代医家迫于千般疾难而迸发的临床智慧。因此成就了这样一门兼具人文与科学、富含哲思和理验的独特学科。虽有丰富的文化内涵，但中医学与单纯的人文学科绝对不同，因其所采纳的任何文化哲思都必然要即时的经历临床反复淬炼才能得到认可和发扬，也因此成就了其能够作为"打开中华文明宝库的钥匙"而被视为中华文明瑰宝，成就了其作为中华文化指导现实实践的知行合一代表。那么，传承不仅仅要求我们尽量全面继承，更重要的是去粗存精、取长补短，并进一步实事求是、与时俱进地发掘和光大其"精华"，因此，传承中医药学什么样的精华就是我们中医人要着力思考和认识的内容了。

笔者认为，中医药学传承精华主要包含五个部分的内容，即科学精神、哲学思想、医学理论、临床经验以及人文德育。

一是科学精神。从神农尝百草一日而遇七十毒的科学探索及献身精神，到扁鹊之"信巫不信医，六不治也"的科学唯物精神，以及历代医家面对时代不同、地域差异、体质变化、物候差异、疾病谱变化而进行的中医理论及技术创新而展现的科学实践精神，中医药学的科学精神在中华民族繁衍生息的历程中闪耀着炫目的光辉。如果中医药学在其学科发展中没有科学精神，必然会裹足不前而贻害生民；也正是因其在很早的历史阶段便已具备科学精神且持之以恒，而使中医药学宝库蕴藏了丰富而实用有效的理、法、方、药。可以肯定的是，科学精神带来宝贵医学资源，不仅能成就青蒿素提取与应用的伟大，也必然成为全世界科学界不容忽视的智慧源泉。

二是哲学思想。中医药学孕育于中华传统文化，也由此吸收了其最为精粹的哲学思想，如讲求"天人合一、形神合一、藏象合一"及"见微知著、司外揣内"的整体观念，讲求"因时、因地、因人"制宜及"观其脉证，知犯何逆，随证治之"的辨证论治观，讲求"未病先防，欲病救萌，已病防变，瘥后防复"的治未病思想，讲求"燮理阴阳，以平为期"及"中病即止，慎勿太过与不及"的中和思维等。中医药学充分汲取了中华文明的哲学智慧并进一步借由临床实践而内化为实用的医学理论和技术方药,这些历经千年反复锤炼的医学哲学智慧对于今天的医学界乃至政治、文化、经济、生态等其他领域均有着重要的启示和意义。

三是医学理论。中医药学因其千百年的积累而具有丰富的理论内容,除了上述具有核心普遍指导意义的整体观、辨证观、未病观、中和观以外,历代医家因为疾病谱的变化、时事物候的变迁、体质环境的变动、医学境况的变异均进行了医学理论的革新,如宋代钱乙对于小儿生理病理的认识和脏腑辨证、金元时期刘完素对于火热病机的辨识、张从正对于临床治法的攻邪认识、李东垣针对内伤病症阐发的脾胃论、朱丹溪立足生理阐发的滋阴论,还有明代温补脾肾的温补派以及清代对抗温热病的温病派,乃至清末民初探讨中西医结合的中西医汇通学派等。这些医学观点、学术派别看似繁杂,实则互参互证、优劣互补,在很大程度上能够为现今日益复杂的医疗形势、临床病情以及广大民众愈发迫切的健康需求提供切实有效的诊断防治指导理论,为未来医学研究提供多角度、多维度、多层次的思路与方法。

四是临床经验。世界上少有学科如中医药学一般能绵延千年、经久不衰的积累和沉淀,成就了其浩如烟海、汗牛充栋的医学文献,而海量的医学经验也由此载录和流传。古人早已认识到医学的复杂性,虽然对于不同疾病有着不同的基本辨识规律和治疗法则,但是临床情况瞬息万变,个人情况也千差万别,所以在临床诊治过程中,也要知常达变、灵活应对,医学的经验性就成为中医药学格外重视的部分。故而除了构筑具有普遍指导性的医学理论以外,我们也注重搜集、整理、总结散在的、广泛的医学经验,并据此进一步探讨理论的演化与发展。因此,中医学临床经验就成为其传承中不可或缺的重要内容,也形成了宝贵的临床智库。在未来的传承过程中,持续发掘古代典籍中的临床经验,并全面地总结和继承近现代名中医学术经验,也将是中医药工作巨大而必要的任务。

五是人文德育。随着科学技术的发展,人们在生产生活实践过程中开始更多地倚重科技的力量。但科技是把双刃剑,在一定程度上开拓了人们的认识,也局限了人们的认识。尤其对于医学来说,各类先进的医学仪器确实为诊断乃至治疗都提供了极大的便利,但是,科学技术是有天花板的,我们应当在医疗过程中借助科技而不要只仰仗科技。中医药学在临床服务中始终重视人的客观观察和同情同理作用,因此能够解决许多科学仪器诊断不出而确实困扰病患的苦痛。同时,医学理应格外重视人文关怀,从某种意义上来说,医学经常滞后于病情,在很多疾病的晚期、生命的末期,技术回天乏力时,人文精神更显得尤为重要。诚如古人有云："人之所病病疾多，医之所病病道少。"因而劝诫医者当"博极医源、精勤不倦"，"大医精诚"，"如履薄冰、如临深渊"。在医疗技术日新月异的时代，我们不能忘却医疗行为中人的主体作用，中医药学所蕴含的人文关怀、道德风范，在医患沟通障碍凸显的现实情况中有着非常重要的教育意义。

总的来说，传承是中医药学不断发展的基础保障，但传承什么需要我们深思和反省，只有萃取中医药学中最具特色优势、最有指导意义、最堪示范作用、最能契合刚需的内容，才能让中医药事业具备解决实际问题和与时俱进的实力与潜能。

（二）守正是创新之正道

中医药学重视传承，但同样重视创新。从六经辨证、脏腑辨证、经络辨证、气血津液辨证到卫气营血辨证、三焦辨证，从火热论到温病理论，从脾胃论、内伤论到命门学说、脾肾并重理论，还有血证论、瘀血理论、中西医汇通论等，诚如前述，中医学不是一成不变的，而是革新不绝、演化不断的。可以说，中医药学是传统的，但同样是与时俱进的，传承成就其底蕴深厚，创新则让其生机无限。但是，正如业界共识，创新不是无源之水、无本之木，中医药学历代创新都必然是厚积薄发、由博返约。由此观之，在高举创新大旗引领学科进步之前，必然需要"守正"为其基准，方能迎风展旗而屹立不倒。

在笔者看来，中医创新之守正在于三点：坚定中医文化与理论的自信，具有开放、包容的心态，注重创新的现实意义。

一是坚定中医文化与理论的自信。从科学创新角度来说，多少年来，不论是立法、政策还是学术讨论，无不在提倡遵循中医学科发展规律、探索中医科研独特道路。但不可否认的是，因为现代科研领域西方科学方法的强势影响，中医药学从自然科学到人文科学的研究都在不可避免地仿照和因循西方科学研究思路，尚未真正开创或发掘契合中医学本身学科属性的研究思路与方法。因此，中医药学守正创新的首要关键在于我们依然要不懈地坚定中医文化和理论自信，不遗余力地继承并发掘由古代至现代的中医药学理论创新、临床实践、科研思路的智慧，弥补近现代中医学未曾系统构建的科学研究认识观和方法论，有机地结合先进科学研究方法，走出一条符合中医学科特质和规律的科研道路。坚定中医文化和理论自信，必然是在传承工作做好的基础上，充分认识中医文化内涵和理论内容，才能最终高屋建瓴地为其创新提供守正的中医科学创新思路。

二是具有开放包容的心态。走符合中医药学特点的发展道路，不是简单的回归传统、闭门造车，而是需要更为开放包容的心态面对科技进步、学科争鸣，不是穿回汉服、拿起古书便成了医圣、药王，我们更应该学习古人的与时俱进、海纳百川的精神与胸襟。从临床而言，既要勤求古训也要博采众方；从科研来说，须得"苟日新、日日新、又日新"；从学科进步来看，还得倡导"和实生物，同则不继"。大到一个国家，小到行业乃至个人，改革才有生机、开放才会强大。在学科创新中应用开放包容的心态去大刀阔斧地汲取外来各个学科的特色与优势，才能真正打破学术固化境地而不断蜕变进步。因此，在前述第一点要求基础上，还应要大力鼓励学科交叉、鼓励取长补短、鼓励开放式研究，不能短视、狭隘地避讳中西医结合等新医学探索。真正的自信，不是舍我其谁、睥睨天下，而是海纳百川、有容乃大。

三是注重创新的现实意义。《周易》有言："观乎天文，以察时变，观乎人文，以化成天下。"对于中医学科的创立和发展，早在《黄帝内经》中也倡导"夫道者，上知天文，下知地理，中知人事，可以长久"。所以，身为中医人，应该在学好专业的同时放眼看世界，应用所学乃至创新所学的时候，就要"上接天线，下接地气，中及人本"。首先，创新中医药事业要了解世界变化、国际动向乃至国家大政方针，这些内容反映鲜明的时代特色，对于学科创新有着高度的指导意义。其次，创新中医药事业要了解医疗形势、疾病谱变化、基层事业需求、社会动态等，才能有机地将中医药事业创新与现实状况充分结合，使创新有的放矢，而具有更好的现实意义。此外，中医药事业创新始终不要忽视医疗服务目的，不论是产业拓展、药材种植与培育、新药或器具产品研发还是人才培养等，除了顺应时代潮流、社会需求以及贡献其他事业以外，仍然不忘以医疗服务、健康需求、解决实际病患问题为第一出发点。现实意义始终是一切学科的创新本根，也是中医药事业创新的守正指归。

以上是笔者对于习近平总书记关于中医药工作"传承精华，守正创新"指示的初步认识。总体来说，中医药传承之精华在于其科学精神、哲学思想、医学理论、临床经验以及人文德育，在全面继承的基础上唯有去粗存精、发扬精华才是传承的真正目的与意义。而在中医药事业的创新中，不懈坚持中医文化与理论的自信、具有开放包容的心态、重视创新的现实意义才是恪守中医药学创新正道，才能让中医药事业发展步入正轨，也让从事中医药事业的每一位工作者都能走在大路上，发挥最大效用，服务人民健康。

（来源：何清湖. 深刻领悟"传承精华，守正创新". 中国中医药报，2019 年 11 月 4 日第 3 版.）

五、中医诊断学发展十问

观点采撷

- 在大健康时代,中医诊断学的概念应如何定义?中医诊断学不仅研究疾病的诊断,还同时研究健康和亚健康的界定,并将体质概念融入其中等。
- 传统四诊方法与现代诊疗方法应如何取舍?应将传统四诊和现代诊疗的新技术、新成果有机结合,综合运用。
- 如何处理辨病与辨证的关系?辨病与辨证相结合是中医论治疾病的有效途径,辨病与辨证两者缺一不可,或以辨证为主,或以辨病为主,当根据具体病情特点灵活运用。
- 如何把握宏观辨证与微观辨证?研究重点应向宏观辨证倾斜,对其作深入挖掘和传承。
- 如何理清证的逻辑结构?需要借助临床大量的数据分析,才能理清"证"的逻辑结构
- 中医诊断学是基础学科吗?中医诊断学不应仅仅是一门基础学科,不应和临床脱节,而应该和临床紧密联系起来。
- 可否基于证素辨证统一多种辨证方法?证素辨证能否继续延续传统辨证方法对疾病认识的深刻性,保持其优势与特性尚需讨论。
- 中医诊断学与临床学科之间是什么关系?中医诊断学是一门与临床紧密相关的学科,理应与内、外、妇、儿、五官等各临床学科紧密结合,综合应用。
- 中医诊断学如何进入大数据时代?其一,与人文社科领域相结合;其二,与自然科学领域相结合;其三,结合实际需求,学科需要延伸;其四,与先进传播推广模式相结合。
- 民间诊断技术如何传承?民间简便的诊断方法由于多种原因很难见于教材之中,加之民间医生大多是口口相传,导致大量的民间诊断方法和技术失传。因此,急需为民间诊断技术的传承打通路径。

中医最大的特点是整体观,关注生命的全过程,包括健康、亚健康和疾病,而目前中医诊断学是以"病"为中心。大健康时代,中医诊断学不应只研究疾病的诊断,而应该同时研究健康和亚健康的界定,以及思考如何将体质概念融入其中等。

中医诊断学是立足"整体观念"而构建的学科体系，无论学科如何分化，以整体视角考量生命，判断健康、亚健康及疾病发生发展规律的学科内核应当是这一学科应用及研究的宗旨及主要方向。

逻辑结构决定了中医诊断学需要大数据的支持，而"中医 +"思维是很好的切入点，它主要建立在中医药学本身的学科特质及独特的发展规律之上，并针对行业发展过程中出现的问题提出解决方案，这为学科的进一步发展提供了新的思路与方法。

中医诊断学是沟通中医基础与临床的桥梁，目前发展迅速，但也出现了不少问题。现提出十点思考，以作学术探讨。

（一）在大健康时代，中医诊断学的概念应如何定义？

《中医诊断学》第九版教材对中医诊断学作了如下定义：中医诊断学是在中医学理论指导下，研究诊法、诊病、辨证的基本理论、基本知识和基本技能的一门学科。诊，诊察了解；断，分析判断。诊断就是通过对患者的询问、检查，掌握病情资料，进而对患者的健康状态和病变的本质进行辨识，并对病、证作出概括性判断。

目前中医诊断就是搜集病情、分析病情、判断病情，这是照搬西医的概念，完全按西医的标准诊断，只是加上了一部分中医理论的指导。中医最大的特点是整体观，关注生命的全过程，包括健康、亚健康和疾病，而目前中医诊断学是以"病"为中心。大健康时代，中医诊断学不应只研究疾病的诊断，而应该同时研究健康和亚健康的界定，以及思考如何将体质概念融入其中等。

（二）传统四诊方法与现代诊疗方法应如何取舍？

中医学在诊断手段上充分调动了人的"主观感觉"和"主观意识"，形成了以望、闻、问、切为主体的信息采集手段和加工模式。《医宗金鉴》所说"望以目察，闻以耳占，问以言审，切以指参，明斯诊道，识病根源"是对四诊的高度概括，对四诊信息的加工、分析和综合过程就是辨证与辨病的过程。可以说，四诊是针对疾病外在"表象"特征的采集过程，为之后在此基础上对疾病内在本质作分析、判断的辨证与辨病过程做好铺垫。

但传统四诊方法也并非尽善尽美，由于更多是依靠医者的"主观感觉"和"主观意识"，有时，搜集的四诊信息并不一致。所以，要想得到尽可能全面且正确的信息资料，可以充分利用现代诊疗的新技术、新成果，使其真正为中医所用。

（三）如何处理辨病与辨证的关系？

每一种疾病的发生发展都有其规律性，这正是辨病的基础；而同一种疾病在不同的内外环境、不同的患病个体、不同的发展阶段下，也会有不同的表现形式，这是辨证的依据。因此，在强调辨证是中医的特色和优势时，千万不要忘记辨病。辨病与辨证相结合是中医论治疾病的有效途径，早在《黄帝内经》中，已有辨病与辨证相结合诊治疾病的记载。如《素问·痹论》认为痹证的基本病机为"风寒湿三气杂合而至"，根据风、寒、湿等邪气的轻重，分行痹、痛痹、着痹辨证论治，又可根据所客之脏，分为五脏痹论治。张仲景开创了辨证论治理论的先河，但也并没有忽视辨病，如《伤寒论》《金匮要略》各篇名先讲病再讲证。直至后世温病学家同样继承了这种模式，如《温病条辨》之三焦论治，在谈及三焦治则时，提出"治上焦如羽，非轻不举；治中焦如衡，非平不安；治下焦如权，非重不沉"的思想，可看作是辨病而施。

总之，辨病与辨证两者缺一不可，或以辨证为主，或以辨病为主，当根据具体病情特点灵活运用。辨病为辨证提供了大方向、大原则，辨证则是在此指导下的主观能动性的发挥。重视辨病，是针对普遍规律性的全面把握，强调辨证，是针对特殊性具体情况具体分析。

（四）如何把握宏观辨证与微观辨证？

中医临床历来常用的辨证方法包括八纲辨证、经络辨证、脏腑辨证、六经辨证、气血津液辨证、病因辨证、卫气营血辨证和三焦辨证等。传统的辨证论治方法是建立在宏观认识问题的基础上，依据望、闻、问、切四诊之所见，对病因、病位、病性作出概括性总结，着重运用整体的、运动的观点去认识人与疾病的关系，故在宏观、整体、定性、动态方面的研究有独到之处，基本把握了疾病的本质。因此，属于宏观辨证论治。宏观辨证论治体系是历代医家在几千年来长期临床实践中逐步总结形成和发展起来的，为中医防治疾病发挥了重大的作用。在科学技术高度发达的今天，仍然能够有效地指导中医临床实践。

20 世纪 80 年代，"微观辨证"的概念被提出后，诸多学者对其进行研究，目前以实验为主的课题项目基本是围绕这个做文章。微观辨证看起来似乎更接近现代西医的研究思维，但其无法脱离现代医学一些固有的局限性和机械性。因此，实行微观辨证不能简单用一些现代医学微观指标同中医的"证"画上等号。任何一个微观指标都难以全面阐释"证"的本质，只能从一个侧面说明部分问题。所以，微观辨证必须强调多指标合参、同步、动态观察。

传统中医学以宏观辨证为主，现代开始逐步发展了微观辨证，但目前的微观辨证研究还不足以构成一门学科，因为没有系统的知识体系，没有成熟的方法，没有在临床上大面积推广。目前大部分的国家自然科学基金课题都侧重在微观辨证，但是研究成果却难以在临床上应用。笔者认为，研究重点应向宏观辨证倾斜，对其做深入挖掘和传承。

（五）如何理清证的逻辑结构？

"证"是中医诊断学的一大特色，但对于其逻辑结构不甚明朗。比如都是血瘀证，可能存在病因病机不同（如寒凝、热盛、气滞、气虚、外伤、砂石等）、部位不同（如在头部用通窍活血汤，在胸部用血府逐瘀汤，在膈部用膈下逐瘀汤，在少腹用少腹逐瘀汤等）的情况。故而，需要有形式逻辑，将中医证候分成一级结构、二级结构、三级结构等。有专家提出"证素辨证"研究即致力于此。这是一项巨大的工程，需要借助临床大量的数据分析，才能理清"证"的逻辑结构。

（六）中医诊断学是基础学科吗？

学科分化本来源自学科发展需求、社会实际需求，是学科在发展过程中必然产生的现象，是无可厚非的自然状况。然而，中医学科的分化有实际需求的因素，也有模仿西医模式而人为划分学科的因素，这在一定程度上违背了中医学发展规律，同时也为其传承埋下了隐患。

中医诊断学是立足"整体观念"而构建的学科体系，无论学科如何分化，以整体视角考量生命，判断健康、亚健康及疾病发生发展规律的学科内核应当是这一学科应用及研究的宗旨及主要方向。西医首先研究的是动物实验、解剖、生理、病理，而中医首先是来源于临床，中医的生命力也在于临床。因此，中医诊断学不应仅仅是一门基础学科，不应和临床脱节，而应该和临床紧密联系起来。

（七）可否基于证素辨证统一多种辨证方法？

"证素辨证"是结合现代数学模型，建立在八纲、脏腑、病性、六经辨证等实质内容的基础上所创立的，"根据证候、辨别证素、组成证名"是一种新的、系统的综合辨证方法。以外感病的辨证方法为例，六经、三焦、卫气营血辨证基本概括了外感病发生发展的规律，可结合证素辨证对外感辨证方法进行判断和量化，以证素辨证不同计量值为基础进行证型鉴别。

但是，以证素辨证统一中医外感病辨证方法的难点在于，其一，传统辨证方法各有所侧重,基于大量的临床实践,不能完全地等同于证素辨证,况且传统辨证方法沿用已久,深入人心。其二,证素辨证能否继续延续传统辨证方法对疾病认识的深刻性,保持其优势与特性尚需讨论,所以还需要在临床实践中不断探索。

(八)中医诊断学与临床学科之间是什么关系?

中医诊断学作为一门与临床紧密相关的学科,理应与内、外、妇、儿、五官等各临床学科紧密结合,这就要求我们要综合应用多学科的理论和方法,从不同角度和不同层次对其进行研究。在这种全方位的研究中,中医诊断学必须深入至某一具体领域,与某个学科发生关系,进行专门的研究,并与其相互融合,从而产生某一领域条理化和系统化的知识集合,进而形成特定的分支学科,这是对中医诊断学学科综合研究的必然结果。例如,中医诊断学理论与中医临床各科误诊误治及其防范处理措施相结合形成的《中医误诊学》;与全息生物学相结合形成的《中医全息诊断学》;与计量学相结合形成的《中医计量诊断学》;与中医临床主诉相结合形成的《中医主诉诊疗学》;与西医临床诊断技术与方法相结合形成的《现代中医临床诊断学》;与心理学相结合形成的《中医心理诊断学》;与分子生物学相结合形成的《分子 / 基因证候诊断学》等。中医诊断学应致力于在更深入、更科学、更现代、更宽广的领域中探索、发现,只有这样,学科的理论、技术和知识体系等才能不断丰富和创新。

(九)中医诊断学如何进入大数据时代?

逻辑结构决定了中医诊断学需要大数据的支撑,而"中医 +"思维是一个很好的切入点。"中医 +"思维主要建立在中医药学本身的学科特质及独特的发展规律之上,并针对行业发展过程中出现的问题提出解决方案,这为学科的进一步发展提供了新的思路与方法。在中医药行业发展获得重大机遇的今天,势必要以契合中医诊断学本质的创新思维来促使学科突破瓶颈、迎接挑战。

笔者提出四点建议。其一,与人文社科领域相结合。中医诊断学要吸纳人文社科的研究方法、学科人才,展开系统的中医药学人文社科领域的研究,为解决中医诊断相关问题等提供丰富的思路与方法。其二,与自然科学领域相结合。现代中医诊断学成果的产生不能忽视自然科学研究手段的重要性,与现代生物化学、药理学、药物化学、分子遗传学等研究的方式方法结合能够促进中医诊断学学科产生新的科研成果。值得注意的是,要借助自然科学手段拓展中医诊断学,也要避免在研究中医药过程中唯自然科学化。其三,结合实际需求，学科需要延伸。在完善中医药学整体医学特色的基础上，理应进一步结合实际拓展学科，如健康、亚健康等。其四，与先进传播推广模式相结合。当今的中医药学传承及传播必然不能完全与古代的坐堂医相同，应当注重与时下先进的推广传播模式相结合，扩大中医药学科知识及文化思想的传承与传播。如结合"互联网＋"推广模式实现中医诊断知识的广泛普及及更大范围的便民服务。

（十）民间诊断技术如何传承？

民间诊断技术往往简便易行，不受设备条件限制，通过对某些体征、症状的观察对疾病做出早期的诊断及鉴别，有时还能判断疾病的转归，故而在临床上有一定实用价值。例如"胸部隐隐作痛，咯痰异常腥臭，以生黄豆嚼之，如不觉腥臭辣味，而反有甘味者为肺痈"，"炎暑季节，如有发热畏冷，全身酸楚，或头晕重痛，要辨是否中暑，可用大蒜1～2瓣，令患者咀嚼，如感觉无辣味而有甜味者，即为中暑"等。这些民间简便的诊断方法由于多种原因很难见于教材之中，加之民间医生大多是口口相传，导致大量的民间诊断方法和技术失传。因此，为民间诊断技术的传承打通路径已迫在眉睫。

（来源：何清湖，叶培汉，孙贵香．中医诊断学发展十问．中国中医药报，2018年1月17日第3版．）

六、从中西外科的比较谈外科中西医结合的思路与方法

 编者按

笔者通过对中西医外科的发展、外延与内涵及中、西医外科的差异性思考，提出了外科中西医结合的思路与方法：病证结合提高外科诊断水平，中西医结合完善外科治疗手段，中西医结合提高外科的整体疗效，中西医结合提高外科的科研水平。中西医结合外科的研究方向为创新概念及理论研究，加强中西医"结合点"的选择及加强外科领域中中西医结合成果的整理和开发。

（一）中西医外科的发展、外延与内涵

1. 中西外科共同源流自体表及外伤的治疗

外科学是医学科学的一个重要组成部分，它的范畴是在整个医学的历史

发展中形成，并且不断更新变化的。在古代，外科学的范畴仅仅限于一些体表的疾病和外伤。伴随着外伤、体表感染和战争救护，外科操作就在反复实践中发展起来。先是涂裹、包扎、吸吮、按摩等原始的外治法，继而认识了一些止血、止痛、解毒的药物，发明了破石、骨针、竹针、小刀、柳叶刀、镖、钳、探针等简单工具。可以说外科学在漫长的历史发展阶段，中、西医外科临床多是局限在体表疾病和外伤的范围内，两者本质上是没有明显区别的。

2. 西医外科演变为全力发展外治疗法的革新

19 世纪以来，随着医学科学的发展，对人体各系统、各器官的疾病在病因和病理方面获得了比较明确的认识，加之诊断方法和手术技术不断地改进，西医外科学坚持了全力发展外治疗法的道路，各种手术疗法以及所伴随的无菌术、麻醉术、输血术日新月异，突飞猛进，实现了从体表外科向体腔外科迈进的划时代转移。在这个过程中，尽管少不了药物疗法和整体调节的配合，但手术疗法一直处于主导地位。现代外科学的范畴已经包括许多内部的疾病，主要研究如何利用外科手术方法去解除患者的病原，从而使患者得到治疗。

3. 中医外科"重内轻外，重理轻技"日渐形成

与之相对应，中医外科在早期是较为注重操作技巧的，后来，正统的"儒医"习气形成了"重内轻外，重理轻技"的思维偏向，人们主张"治外必本诸内"，外科著作突出反映了内治法和外用药物的治疗经验，手术疗法则在"尽属刽徒"的声讨中逐渐减少。既没有深入研究人体的解剖结构，又没有探索手术中的疼痛、感染和失血的防治办法，中医外科学从而错过了实现从体表疾病向体内疾病过渡的伟大转变。

4. 中西外科疾病的范围

外科病，是指运用外科方法治疗的疾病。西医外科学教材通常将其分为五大类，即损伤、感染、肿瘤、畸形以及结石、梗阻、血液循环障碍、内分泌功能失常（如甲亢）等其他性质的疾病。中医外科学教材则相应分为疮疡、皮肤病、肛门病、肿瘤（中医名词），以及风、毒、痰等其他病 5 类。事实上，这都是远远不够的。外科病与内科病没有截然的界限，外科学与内科学则是相对的。

（二）中、西医外科的差异性

对比中西医外科学，人们一定可以找到很多区别：西医长于手术，中医长于方药；西医长于形迹，中医长于气化；西医长于局部，中医长于整体；西医长于辨病，中医长于辨证，等等。就病因而言，中医外科学归为外感六淫、感受特殊之毒、外来伤害，情志内伤、饮食不节、房室损伤等方面；西医外科学归为物理性因素、化学性因素、生物性因素、机体防御因素、营养因素、精神因素、遗传因素等。就病理而言，中医强调气血凝滞、经络阻塞在外科发病中的重要地位，并考虑脏腑整体功能失调、邪盛正衰等因素；西医则重视血循环障碍、水肿、炎症、变性、坏死等组织形态变化在外科病中的作用。就诊断而言，中医外科有辨病与辨证相结合的临床特色，体现出以疾病表象为依据进行归类划分的诊断模式；西医外科多从现代实验检测出发，反映出以微观病理改变为特点的疾病诊断体系。就治疗而言，中医外科形成了消、托、补内治与多种外治方法相结合的内外合治格局；西医外科则采取重点发展各种手术疗法以拓宽外科治疗病域的战略方针。

（三）中西医外科结合思路与方法

"综合就是创造"，中西医结合外科学是一门新兴综合学科，是中医外科学与现代外科学相互渗透的结果，是以不断综合中西医外科知识为基础进行知识创新、技术革新的产物。在时代背景下，做好两者之间的有机结合，应坚持终以"提高疗效，探索规律，突出手术，也重方药"的学科发展思路。具体体现在：

1. 病证结合提高外科诊断水平

临床工作中，中医诊断基本上是按证候进行诊断、辨证施治，西医则是按系统、按病诊断，两者各有偏差，而采用辨病与辨证相结合进行诊断的方法，比传统的中医或单纯西医诊断更全面、完整和准确，不仅提高诊断水平，同时还可以为选择最佳的治疗方案提供了重要客观依据。

如腹痛，只是一个症状，比较模糊，很多内外科疾病均可引起腹痛。中医诊断为腹痛（症状诊断），再根据其他佐证，可分为阴、阳、寒、热、虚、实进行辨证施治，确立理法方药；西医则根据客观体征和理化检查结果，即可进一步明确诊断，制订治疗方案。就外科急腹症的范围可以诊断的常见疾病有：胆系结石、泌尿系结石、肠梗阻、消化道溃疡穿孔、阑尾炎等。急症时需明确诊断，立刻治疗。症状和体征只是疾病的现象，中医虽有"有诸内必形诸外"的说法，其实质是机体内部发生了质和量的病理改变。临床上疾病最早的表现并不是症状、体征，而是疾病的病理改变，这些病理改变的早期发现、早期诊断，更有利于患者早期治疗。

2. 中西医结合完善外科治疗手段

中医外科治疗疾病方法除了常用内治法外还有外治法，它包括药物疗法（膏药、散剂、酊剂），非药物疗法（引流法、垫棉法、竹筒法、针灸法、熏蒸法、熨烫法、浸渍法），手术疗法（切开、烙法、破镰法、飞针法、挂线法）等，引进和借鉴西医外科手术器械及不同的给药途径，可以丰富中医外科的治疗手段，完善治疗措施，充分发挥中医药的作用，并可根据不同的病情选择最佳的治疗方法。从另一方面讲，继承和发扬传统的操作技术充实现代外科疗法的内容。如枯痔疗法、药物锥切疗法、针刺麻醉、结石总攻疗法等，已取得重要进展，中西医动静结合治疗骨折则丰富和发展了现代骨科疾病的治疗学思想。

如结石症（胆、肾），经现代仪器诊断后，确定其位置、大小，决定治疗方法，对较小的结石可以直接利用中药排石、溶石疗法，较大的结石可先行碎石疗法后排石，或直接采取手术切开取石，提高治疗效果。又如休克患者在外科以感染性多见，在抗感染、抗休克治疗中，配合中药回阳救逆方药，临床效更显著。

3. 中西医结合提高外科的整体疗效

在现代外科学里，手术是主要的治疗方法，但不是唯一的治疗方法。手术不仅存在很多禁忌证和危险性，而且其创伤性治疗本身也是万不得已的利害性选择。例如急腹症患者，如胆道蛔虫病、急性胆囊炎、急性胰腺炎、单纯性或化脓性阑尾炎、单纯性肠梗阻、溃疡病穿孔等，过去多采用手术疗法，后来根据中医"六腑以通为用"的思路，采取通里攻下、清热解毒、活血祛瘀等治法，对其早中期病例运用中西医结合非手术治疗已取得明显效果；又如已失去手术机会的中晚期癌肿病例，采用对症处理与改善机体整体状态相结合的中西医结合疗法，对其生存率和生命质量的提高有显著价值。

此外，近年来中西医结合在急腹症、周围血管病、针刺麻醉、恶性肿瘤、烧伤、骨折等方面取得很好的效果。

4. 中西医结合提高外科的科研水平

采用中西医相结合的检查、观察和实验等研究方法，可以更客观准确地判断中医的疗效，科学地阐明其机制，发掘出高效的理法方药，可总结外科疾病发生和发展规律，进而促进中医外科新理论、新观点和新方法的形成。

如从细胞、分子水平的研究，中西医结合，提出菌毒并治的新理论。众所周知，西医药中除多黏菌素 B 的抗生素，只有杀菌和抑菌作用，无拮抗内毒素的作用；为数较多的中药则具有拮抗内毒素的作用，以抗生素杀菌抑菌，又用清热解毒中药抗毒解毒，形成了"菌毒并治"的新理论。

（四）中西医结合外科的研究方向

1. 创新概念及理论研究

回顾过去，在中西医结合新理论的创建过程中，一些新概念应运而生，如

"微观辨证""血瘀证""动静结合""增效减毒"等名词活跃在中西医结合的术语中。新理论体系的建立需要有创新精神、创新思想，希望在中西医结合外科的队伍中，涌现一批具有创新意识的高级人才，在高层次中发展中西医结合理论和方法。

2. 加强中西医"结合点"的选择

结合点一般有两种：①共同结合点：疗效是中西医结合的共同点。②互补结合点：如采取中医宏观与西医微观相结合的研究方法，阐明生命活动的机制，这就是中西医学在理论上的互补结合点。

3. 加强外科领域中中西医结合成果的整理和开发

中华人民共和国成立以来，在外科领域中中西医结合研究取得了大量的成果。有些已经推广普及，有些进行了论著整理，但有相当数量的成果缺乏深入研究和开发，忽视了其实用价值，甚至一些国家攻关课题资料长期封存，其价值仅作为科技人员升职条件。中西医结合科技成果的应用与开发，应引起高度重视，各级科研管理人员，必须长年不懈地进行研究整理。有创新性理论的，可上升到教材推广；有广泛应用价值的，则要普及到基层医院造福于患者（表3-6-1）。

表3-6-1 从中西医差异比较谈中西医结合思路与方法

	中医	西医	思路与方法
学科形成	穷理（辩证逻辑）、经验医学、个案积累	格物（形式逻辑）、实验医学、循证医学	临床与实验相结合、循证与案例相结合
哲学基础	形而上（象）	形而下（器）	功能与形态相结合
理论体系	整体宏观	局部微观	局部与整体相结合，微观与宏观相结合
诊疗思维	辨证论治（患者）	辨病论治（疾病）	病证结合
诊断方法	黑箱（司外揣内）	白箱（规范直观）	中医诊断的客观化、标准化、规范化研究
治疗原则	和谐	对抗	中西医临床治疗的互补
学科精神	自圆	开放	遵循中医自身规律，开展多学科研究
防治思想	未病（亚健康）	已病	防治结合
优势病种	慢性、复杂性、多因素致病疾病	危急重症、外科、感染性疾病、单因素致病疾病	不同疾病善于采取不同的中西医结合模式进行治疗

（来源：何清湖，严建业. 从中西外科的比较谈外科中西医结合的思路与方法. 中华中医药学会外科分会2011年中医外科学术年会论文集，2011年6月24日.）

七、中西医结合医院开展临床研究的模式探讨

> 中西医结合医院作为医疗卫生事业的重要组成部分，不仅承担中西医临床工作，还围绕临床的关键科学问题开展研究，发挥在重大疑难疾病中的协同作用，在常见病、多发病中的引领作用，在"治未病"中的主导作用与康复中的核心作用。本文阐述了中西医临床研究的内容和形式，旨在为如何开展临床研究提供参考。

2018 年是毛泽东主席提出"西医学习中医"60 周年。随着《中华人民共和国中医药法》的出台与实施，中医的作用日益凸显。作为中医与西医重要补充的中西医结合，在我国医疗卫生事业中发挥着重要作用。因此，大力开展中西医结合临床研究，进一步提高临床疗效非常重要。

（一）中西医结合临床研究的现实意义

1. 医学发展的需要

中医注重整体观念与辨证论治，其临床思维与当下生物 - 心理 - 社会 - 环境医学模式契合，但中医强调经验积累，标准化、规范化不够，可重复性不高，不利于开展现代化的研究。

现代医学以实验结果为依据，可重复性强，而且体系开放，与现代自然科学同步发展。但过分依赖指标分析，注重还原论，对整体认识复杂生命现象不足。因此，应在临床研究中开展中西医结合研究，促进中医、西医病症结合和优势互补，发挥中医、西医两种医学的优势，从而达到临床疗效的最大化，是必然选择。此外，中西医结合医学的发展也必定来自中西医结合理论和实践的创新。在中医理论的指导下，利用现代科学技术与方法，发挥中西医协同思维，以提高临床疗效为中心，为中西医结合理论的丰富、实践的开展提供支持与参考。

2. 政策落实的需要

《中医药发展战略规划纲要（2016—2030 年）》提出要充分发挥中医药在"治未病"中的主导作用、在重大疾病治疗中的协同作用、在疾病康复中的核心作用。在治疗临床重大疑难疾病的过程中，单一的中医或西医治疗手段略显势单力薄，疗效也不尽如人意。因此，开展中西医协同，探索中西医结合的

诊疗路径,提高诊疗重大疑难疾病的水平,提升中西医结合临床服务能力就显得极为迫切。

(二)中西医结合临床研究的主要形式

临床研究是以疾病的诊断、治疗、预后、病因和预防为主要研究内容,以患者为主要研究对象,以医疗服务机构为主要研究基地,由多学科人员共同参与组织实施的科学研究活动。而中西医结合临床研究以提高临床疗效为核心,坚持科研与临床的紧密结合,坚持理论与应用的紧密结合,发挥中西医各自优势,提升中西医结合科技创新能力。中西医结合临床研究从近代就已经开始了,民国著名医家张锡纯把石膏和阿司匹林合用治疗热病,取得了良好效果,自此中西医学的研究工作不断创新与发展。现阶段主要有以下两种形式:

1. 开展中西医结合临床疗效的研究

中西医结合在防治多种疾病方面积累了大量的经验,因此开展临床疗效研究具有广阔的前景。聚焦临床常见病、多发病以及难治性疾病,开展具有中西医结合特色的病症研究。中医治疗以辨证为准绳,西医治疗以病理为实质,两者作用于同一疾病,各自发挥优势,力争协同增效。两种医学模式作用的方式和手段各异,但研究的内容和目的一致,作用的对象相同,既保持了各自的独立性,又突显了结合的优势。

2. 开展中西医结合理论的研究

中西医结合理论的构建与完善必定来自临床的实践,因此借助中西医结合医院丰富的临床资料,采用现代科学方法对中医病因病机和西医病理机制再认识,开展宏观辨证和微观辨病相结合的研究,必将是中西医结合理论的重要源泉。宏观辨证主要是指中医四诊收集的信息进行审证求因,辨证施治,不足之处在于证的发展具有一定的阶段性,时间的变化导致辨识的不确定性。另外,对于证的标准化、客观化还有待进一步加强。而微观辨证采用现代科学技术和临床研究手段,从组织结构、细胞分子、蛋白基因等不同层面系统全面地阐明功能结构、病理改变的物质基础,用微观的指标揭示证的实质。

(三)中西医结合临床研究的实践

中西医结合临床研究应在中医和现代医学理论的指导下,发挥中医和西医的优势,寻找中西医诊疗的结合点,进一步探索中西医结合诊疗方案和临床路径,逐步建立以提高临床疗效为目的的中西医结合预防、诊断、治疗、康复体系,助力医疗卫生事业发展,推进健康中国建设。

1. 指导思想与目标

在中医学理论的指导下进行，利用现代科学技术手段，参考现代医学基于循证医学的研究方法，开展 RCT（随机对照试验），RWS（真实世界研究）等临床研究，获得中西医结合临床诊疗的指标和数据，分析作用机制，总结疗效手段与方法，建立临床路径，为中西医结合理论的构建提供临床支持。

2. 研究内容与方法

中西医结合临床研究以提高疗效为核心，围绕临床需求，紧密结合临床工作，坚持科研与临床相结合，坚持理论与实践相结合，发挥中西医各自优势，注重临床研究设计、创新临床研究方法，提升中西医结合在防治重大疑难疾病的协同作用。中西医结合临床研究要结合中医、西医的优势，发挥两者协同增效的作用。

围绕临床常见病、多发病以医院确有疗效的诊疗方法和技术，开展优化临床诊疗方案，提高临床疗效的研究。提炼总结中西医结合优势突出的病种的诊疗规律和模式，形成中西医结合临床诊疗方案和临床路径，研究建立科学合理的疾病疗效评价方法和体系。

围绕重大疑难疾病开展中西医协同防治研究，2018 年 1 月国家中医药管理局牵头部署重大疑难疾病中西医临床协作试点工作，围绕重大疾病、疑难疾病和传染性疾病，由中医医院重点专科联合综合医院相关重点专科和优势学科共同组建中西医临床协作组，按照"整合资源、优势互补，强强联合、协同攻关，中西融合、提高疗效"原则，以解决重大疑难疾病临床治疗难点为核心，利用 3 年时间开展中西医联合攻关，在临床实践基础上形成独具特色的中西医结合诊疗方案或专家共识，探索建立中西医临床协作长效机制，促进诊疗模式改革创新。围绕特色优势的中医治法开展规范化、标准化研究，继承传统中医药精华，重视名家学术经验传承研究，用中西医学理论阐明其防治疾病的病因病机和病理实质，为中西医防治疾病提供科学依据，为中西医结合理论的创新与发展提供支持。

3. 保障措施

（1）加强平台保障。医院要注重中西医结合临床研究平台建设，设置研究所（室）等机构，建立专职或兼职研究人员队伍，提供临床研究所需的科研条件，依托重点专科、重点学科开展日常研究工作，积极申报省部级以上重点研究室和实验室。

（2）加强研究队伍建设。整合医院资源，打破科室壁垒，开展多学科合作，成立病症结合的疾病研究中心，如脑病中心、肝病中心、脾胃病中心等；参与人员应涵括中医专业、西医专业、中西医结合专业、药理学专业、病理学专业等各方面人才，多学科人员的参与有利于学科交叉、知识融合，产生新的思维，促进学科专科的发展。

（3）突出制度保障。健全科研业绩考评制度，建立符合学科特点和医院特色的绩效考核制度，将临床研究与业务发展、绩效分配、职称评聘结合起来，以良性机制促进可持续发展。

总之，中西医结合医院开展临床研究既是自身内涵建设的客观需求，更是新时代中西医结合医学服务人民健康卫生事业的新目标、新使命。

（来源：张伟，何清湖，雷晓明．中西医结合医院开展临床研究的模式探讨．中医药管理杂志，2020年第28卷第2期．）

八、中西医结合临床研究，要以提高疗效为核心

编者按

> 中西医结合作为中国特色社会主义卫生事业的重要组成部分，在我国人民的医疗卫生保健中发挥着重要作用。目前中西医结合临床研究主要有两种形式，一是开展中西医结合临床疗效的研究，二是开展中西医理论互译的研究，这符合现实和医学发展需要。开展中西医结合临床研究需要加强平台、队伍、制度保障。

2018年是我国开创中西医结合研究60周年，随着中医药法的出台与实施，中西医结合作为中国特色社会主义卫生事业的重要组成部分，在我国人民的医疗卫生保健中发挥着重要作用。

中西医结合医院作为中西医结合事业的重要力量，不但要承担中西医结合临床任务，还应围绕临床关键问题加强中西医结合临床及基础研究，在理解什么是中西医结合临床研究，为什么要开展中西医结合临床研究的基础上，才能有针对性地开展中西医结合临床研究。

（一）目前主要有两种形式

临床研究是以疾病的预防诊断、治疗、预后、病因为主要研究内容，以患者为主要研究对象，以医疗服务机构为主要研究基地，由多学科人员共同参与组织实施的科学研究活动。而中西医结合临床研究以提高临床疗效为核心，坚持科研与临床的紧密结合，坚持理论与应用的紧密结合，发挥中西医各

自优势,提升中西医结合科技创新能力。中西医结合临床研究从近代就已经开始了,民国著名医家张锡纯把石膏和阿司匹林合用治疗热病,取得了良好效果,自此中西医学的研究工作不断创新与发展,现阶段主要有以下两种形式:

一是开展中西医结合临床疗效的研究。

依靠临床经验将中医辨证和西医辨病相结合,在疾病治疗中,中西医各自独立发挥优势,两者共同协作,以求取得较好疗效。这种结合主要体现为中西医两法合用。它是把中西医两种理论技术综合运用于同一疾病的治疗,即两种医学思路、两种医疗手段,结合于疾病的诊疗和疗效的提升。

二是开展中西医理论互译的研究。

采用现代科学研究的方法对中医病机特点开展西医病理机制的再认识,实现微观辨病和宏观辨证相结合。宏观辨证主要是指中医四诊收集的信息进行审证求因、辨证施治,其不足之处在于人体内在病变不一定都会在外表显露出来,也就是尚未"形见于外"出现典型的证。"证"的症状有时全部显露,有时会部分表现而不易辨识,有时还潜伏着,要到一定阶段才表现出来。所谓微观辨证,即临床上收集辨证素材的过程中引进现代科学,特别是现代医学的先进技术,发挥其长于在较深入的层次上微观地认识机体的结构、代谢和功能的特点,完整、准确、更本质地阐明证的物质基础,做到"见微知著",即用微观指标认识和辨别证,从而为中西医结合理论构建提供支撑。

(二)符合现实和医学发展需要

1. 中医、西医各自优势及不足的现实要求

中医的整体恒动观、三因制宜的辨证论治临床思维与防治方法更符合现代"生物 - 心理 - 社会 - 环境医学模式",但也存在受传统文化羁绊,学科的现代科学基础薄弱,理论概念较抽象,缺乏当前医学界可以接受的评价方法和技术标准等情况,再加之中医以经验为主导,临床疗效可重复性低,在发展中较难接受现代科技的成果,从而导致技术手段落后,现代科技含量较低,不利于学术创新发展,迫切需要现代化。

西医立论以实验结果为主要依据,理论严谨,概念明确,诊断规范,疗效确切,可重复性强,而且体系开放,与现代自然科学同步发展,其科学形式和思维方法易为现代人接受。但也存在偏重局部研究,过分依赖定量检测,整体认识复杂生命现象不足,从总体上仍然偏重于生物医学,尚未真正完成医学模式的现代转变等情况。当前医源性、药源性疾病也日益增多,医疗费用越来越昂贵,让西医面对临床问题也力有不逮,迫切需要中医协同。

因此在临床实践过程中开展中西医结合临床研究,追求中医、西医诊疗方法上的优势互补、病证结合,发挥中医、西医两种医学的优势,从而达到临床疗效的最大化就是必然选择。

2. "健康中国"战略实施的需要

中医药要充分发挥在治未病中的主导作用,在重大疾病治疗中的协同作用,在疾病康复中的核心作用,找准中医药在健康中国建设中的着力点,积极主动融入深化医改大局,充分发挥中医药临床疗效确切、预防保健作用独特、治疗方式灵活的特色优势,努力为人民群众提供覆盖生命全周期的健康服务。在应对临床众多重大疑难疾病挑战中,不管是西医还是中医,靠单打独斗或"局部战争"很难取得令人满意的效果。因此,强化中西医结合临床,开展重大疑难疾病中西医联合攻关,形成独具特色的中西医结合诊疗方案,提高重大疑难疾病、急危重症的临床疗效,提升中西医结合临床服务能力就显得极为迫切。

3. 中西医结合医学发展的需要

要保障中西医结合医学的可持续发展,必须树立自主创新的意识,大力开展中西医结合理论与临床的自主创新研究。要鼓励利用现代科学的理论、技术和方法,继承发展传统医学的特色和优势,以提高中西医结合学术水平为核心,发挥中西医协同思维,开展中西医结合临床研究,通过多学科的交叉、渗透与融合,深入探索中西医的结合点,进一步完善中西医结合的研究思路与方法,促进中西医结合学术创新,推动中西医结合医学的发展。

(三)加强平台、队伍、制度保障

中西医结合临床研究以继承传统中医药特色,发挥中医、西医两种医学的优势,探索中西医诊疗的最佳结合点,完善中西医结合诊疗方案,逐步形成中西医结合临床诊疗体系,在疾病诊疗和研究方面处于国际或国内领先水平为总体目标。

1. 指导思想与目标

在指导思想方面,不偏废中医学或现代医学的理论指导。中医学理论是一个完整的理论体系,临床处方用药是在中医学理论的指导下进行,不是简单地将某一病证情况下的某一常用方药当成辨证论治。同时,借鉴现代医学强调证据的观点,充分应用现代先进技术手段,如循证医学的方法等,获得中西医结合临床疗效的确切证据,证实其有效机制,从而进一步探索和发展中西医结合临床的理论、方法和手段。

在实践目标方面，要紧紧抓住临床疗效这一终极目标不放松，一切方法手段都以提高临床疗效为目标。医学的目的是为公众的健康服务，并要为社会需求和繁荣做贡献。扬中西医学所长，避中西医学之短，切实提高临床治疗的有效性。在临床有效的前提下综合应用中医及现代医学的治疗手段和方法。一方面抛弃中医对现代医学或现代医学对中医的成见，广泛采用中医、西医的治疗经验、思维理念和方法手段；另一方面也反对治疗措施的不必要堆砌，因病制宜，选择恰当的治疗方案。

2. 研究内容与方法

中西医结合临床研究以提高疗效为核心，围绕临床需求，紧密结合临床工作，坚持科研与临床相结合，坚持理论与实践相结合，发挥中西医各自优势，注重临床研究设计、创新临床研究方法，提升中西医结合在防治重大疑难疾病的协同作用。中西医结合临床研究要发挥中医、西医的优势，探索中西医诊疗的最佳结合点，完善中西医结合诊疗方案，逐步形成中西医结合临床诊疗体系。

围绕临床常见病、多发病，以医院确有疗效的诊疗方法和技术，开展优化临床诊疗方案、提高临床疗效的研究。提炼总结中西医结合优势突出的病种的诊疗规律和模式，形成中西医结合临床诊疗方案和临床路径，研究建立科学合理的疾病疗效评价方法和体系。

围绕重大疑难疾病开展中西医协同防治研究，建设重大疑难疾病中西医临床协作平台，促进服务模式标准化。围绕中西医结合诊疗具有优势的重大疑难疾病、危急重症，由医院重点专科和优势学科共同组建中西医临床协作组，按照"整合资源、优势互补，强强联合、协同攻关，中西融合、提高疗效"原则，建设重大疑难疾病中西医临床协作平台，充分发挥中医、西医各自特色与优势，从临床入手，针对重大疑难疾病发生、发展过程中的某一阶段、关键环节，挖掘整理中医药治疗经验和特色疗法，开展中西医结合临床协作，以提高临床疗效为目的，在临床实践基础上形成业内专家广泛达成共识的中西医结合诊疗方案。

围绕特色优势的中医治法开展规范化、标准化研究，继承传统中医药精华，重视名家学术经验传承研究，揭示中西医结合防治疾病的作用规律和疗效机制，为疾病的防治提供新思路与方法，推动中西医结合理论的创新与突破。

3. 保障措施

一是加强平台保障。 医院要注重中西医结合临床研究平台建设，设置研究所（室）等机构，建立专职或兼职研究人员队伍，提供临床研究所需的科研条件,依托重点专科、重点学科开展日常研究工作,积极申报省部级以上重点研究室和实验室。

二是加强研究队伍建设。在参与人员方面,既有中医专业的人员,也有西医专业的人员,还有药学、病理学等各方面人员,广泛接纳各学科人员的参与。多学科人员的参与打破了单一学科的壁垒,有利于中西医结合临床吸纳新知识、运用新方法、产生创新思维,带动学科突破和发展。

三是突出制度保障。健全科研业绩考评制度,建立符合学科特点和医院特色的绩效考核制度,将临床研究与业务发展、绩效分配、职称评聘结合起来,以良性机制促进可持续发展。

总之,中西医结合医院开展临床研究既是自身内涵建设的客观需求,更是新时代中西医结合医学服务人民健康卫生事业的新目标、新使命。

(来源:何清湖,张伟,雷晓明,王国佐. 中西医结合临床研究,要以提高疗效为核心. 中国中医药报,2018 年 12 月 24 日第 3 版.)

第四章　学科建设

一、为有发展多壮志，一路风雨一路歌

　　2012年8月11日，湖南中医药大学副校长、中国中西医结合学会教育工作委员会副主任委员何清湖教授率领中西医结合学院部分专家赴安徽参加全国中西医结合临床教育研讨会暨中国中西医结合学会教育工作会议，何清湖为大会致开幕词。

　　学院自1997年开展送医、送药、送文化"三下乡"活动以来，曾远赴古丈县、花垣县、奎溪镇、慈利县、蓝山县、桑植县等偏远贫困地区，累计送药价值近300多万元，接诊患者达2万多人次。学院"三下乡"社会实践团队被中宣部、中央文明办、教育部、共青团中央、全国学联联合授予2008年度"全国大中专学生志愿者暑假三下乡社会实践活动优秀团队"荣誉称号，2009—2012年被授予"湖南省优秀服务团"。

　　学院下设办公室、内儿科教研室、外科五官科教研室、妇科教研室、科研设计与统计学教研室、分子病理实验室、基础研究室、学生管理科，现有教职员工39人。另有一批附属医院的兼职临床课教师，共有博士生导师16

人,硕士生导师40人。

凌锡森:"相当长一段时间内,我校是全国为数不多得到省内教育行政部门认可、以中西医结合专业独立进行招生的学校,在全国范围内有力助推了中西医结合高等教育事业发展。"

记者:作为中西医结合教育办学历史最为悠长的中医院校之一,湖南中医药大学在当时为什么要选择开办中西医结合专业呢?

凌锡森:这与我国当时的国情是分不开的。中西医学在历史的长河中,在不同地域、社会环境条件和文化背景下,各自经历了漫长的发展过程,各自具有特点和优势。当两大医学体系在中华沃土上并存,必然会彼此靠近,相互渗透,折中归汇乃至兼容结合。所以,中西医结合是我国医学发展的必然趋势,这一趋势必然要求中西医结合专门人才的培养。20世纪80年代开始,国家明确提出我国"中医、西医、中西医结合三支力量都要大力发展,长期并存",并在此基础上开始注重中西医结合教育问题,国家教委曾经专门组织过大规模调查论证,在全国调研中西医结合教育的必要性、可行性。

20世纪90年代开始,四川、河北、广州、甘肃等中医药高等院校及部分西医院校陆续开设了中西医双学士学位教育及本、专科"中西医结合方向",全国的中西医结合教育自发办学日益增多。我们通过在全省医药卫生系统进行人才需求预测调查,了解到中西医结合人才因具备两种诊治思维与技能优势而有着长期稳定的社会需求,这是我们筹办中西医结合专业的必备要求。考虑了种种因素,学校下决心要办中西医结合专业。

记者:既然下决心要办中西医结合专业,那么学校肯定是经过慎重考虑,肯定是有底气、不打无准备之仗的。学校在筹办该专业方面有什么优势?

凌锡森:讲到优势,就不能不提到1958年开始的"西学中"热潮。1958年10月,毛泽东同志批示卫生部党组《关于组织西医离职学习中医班的总结报告》,全国广泛开展了西学中班,形成了"西医学习中医"的高潮,这其实就是中国最早期的中西医结合教育。后来中西医结合事业的骨干力量和中流砥柱,大部分就是当时的西学中班出来的。我们湖南中医药大学在这一块是走得很早很快的,从1958年到1980年,相继开设了六届西学中班,积累了较丰富的办学经验。1980年,卫生部决定在全国进行中西医结合教育试点,一南一北两个点,一个是当时的辽宁中医学院,一个就是我们学校,我们办了首届正规培养的三年制西学中班,由教务处管理,学员都是湖南省各地抽调出来达到主治医师水平的西医,经省卫生厅组织入学考试,择优录入我们学校,脱产专门学中医。毕业前还要去各中医院跟师实习,旨在理论上、临床上都能比较系统、有效地用中西医两种方法治病。3 年扎实的中医培养教育使学员们提高很快,为日后从事中西医结合工作奠定了坚实基础。之后,学校又陆续办过西学中班和短期西学中教育,积累了人才、师资,更积累了丰富的教学管理经验,打下了较为完备的中西医结合教育基础,办学的各项条件逐步成熟。

1993 年,学校向湖南省教委提出中西医结合专业申办报告。1993 年 5 月,省教委高教处组织专家组论证,得到了湖南省教委和论证专家的一致肯定和大力支持。1993 年下半年,学校以"中西医结合方向"招收首届本科生,1994 年正式以中西医结合临床医学专业招生,本科层次,学制五年。相当长一段时间内,湖南中医学院是全国为数不多得到省内教育行政部门认可、以中西医结合专业独立进行招生的学校,在全国范围内有力助推了中西医结合高等教育事业发展,当时在兄弟院校内影响很大,许多学校纷纷表示认同和赞同,并陆续前来取经。

记者:从无到有,当时筹办中西医结合专业最大的难题在哪里?

凌锡森:其实从 1958 年到 20 世纪 90 年代,经过几十年的积累,已经为该专业的开办筹备了丰富的教学资源和经验。但是,教学内容的载体,也就是教材,是个大问题。当时我们急需一套适合本专业后期教学需要的中西医结合临床系列教材。学校派我到全国各地考察,选购合适的教材,但通过函调和走访,找遍全国也只发现一些相关的大部头综合性临床书籍,不适合分科的临床课教学。这种情况下,学校决定自力更生,马上组织专家、学者自编中西医结合临床课程系列教材。

在自编教材的过程中,我们注重从中西医结合临床工作实际需要构筑本专业人才必备的知识和能力结构,寻找中西医教学内容最佳结合点并合理取舍。教材 1995 年出版,1996 年正式投入教学使用,正好赶上 1993 级中西医结合专业后期临床课教学需要。这套教材影响很大,作为全国首套中西医结合临床医学专业的临床课程教材,填补了国内空白,还满足了其他兄弟院校需要,后来被 1999 年开始的全国中西医结合执业医师考试列为蓝本教材。

记者:在这些基础之上,后来的建系,应该已经是顺理成章的吧?

凌锡森:是的。从 1993 年招收第一届本科生开始,在逐渐发展的过程中,专业的内涵日益丰富,师资队伍稳定了,教育计划、教学大纲、教材都有了,而且当时我们的中西医结合临床医学专业是湖南省公认的热门专业,报考人数多,毕业生市场就业好,急需进一步扩大规模,筹建中西医结合系的任务提上议事日程。1997 年,学校让我从教务处处长岗位转到基础课部担任主任职务并指导中西医结合系的筹建工作。2003年，经学校党委、行政审查同意，中西医结合系成立。2006年，学校升格为大学，中西医结合系也升格为中西医结合学院。

何清湖："虽然一路走得艰难，但是中西医结合终究已渐成气候，从哲学科学的观点和现实而言，它是符合医学发展客观规律的，是具有强大生命力和远大前途的。"

记者：不可否认，一直以来，对于中西医学的碰撞渗透、对于中西医结合，是有着不同声音的。有人认为中西医结合好，是医学发展的必然趋势；有人则认为结合得很尴尬，反而落得不中不西。湖南中医药大学的中西医结合教育在全国是开办得最早也很有影响力的，您能不能结合具体情况和经验谈一谈？

何清湖：我素来坚定地认为，中医好，西医好，中西医结合更好！确实，由于各自隶属的不同医学体系与思维，中西医结合存在本身的问题与难度。这几十年来，这种结合一直在矛盾中发展，在阻碍中前行，不容易。我记得一直到1999年本科目录第四次修订的时候，教育部的目录上都仍没有设置中西医结合临床医学专业。2000年，学校党委决定，中西医临床医学对外暂作为中医学的一个方向，对内则按专业办。2003年，中西医临床医学专业作为目录外专业获教育部批准办学。为办好专业，学校特意成立中西医结合系，由我负责筹建工作。在大家的坚持和努力下，我们的办学规模越来越大，师资力量不断加强，办学经验日益丰富。大势之下，到了去年，教育部第五次修订本科专业目录时，明确把中西医临床医学作为国家教育本科专业。当时，由我负责专业目录介绍的执笔，并参与了审定工作。虽然一路走得艰难，但是中西医结合终究已渐成气候，从哲学科学的观点和现实而言，它是符合医学发展客观规律的，是具有强大生命力和远大前途的。

记者：目前中西医结合教育已经日趋规模化与成熟。请您谈一谈当前中西医结合教育的具体现状？

何清湖：要办好中西医结合专业，我们首先必须厘清现状，对中西医结合学科和教育有全面的了解和把握。我认为，从当前来看，第一，中西医结合已经是一个独立学科，是国家正式承认的一个本科专业，我们有五年制、七年制教育，也有硕士、博士教育，有专业学位、科学学位，我们湖南中医药大学还有中西医结合一级学科博士后流动站，已经构建了比较系统完整的教育体系。第二，毋庸置疑，既然国家承认中西医结合是一个一级学科，那就有其学科建设，应深入开展学科研究和临床实践，大胆构建学科体系。第三，中西医结合学科本身有不平衡之处。它是一个一级学科，它下面的二级学科有临床学科也有基础学科，相对来讲，临床学科发展较快，结合更紧密，大家更认可。而基础学科，由于中医、西医两种学科的思维体系毕竟差异较大，作为成系统的学科结合较难，因此相对发展较慢。同时，临床学科之间也有发展不平衡之处。第四，中西医结合的区域发展是不平衡的，我们应该根据这种不平衡来培养人才。当前，县级医院要搞中西医结合，乡镇卫生院要搞中西医结合，我们省级医院也要搞中西医结合，这就涉及人才需要的层次问题。很多人认为，中西医结合人才的培养就是要搞七年制八年制，但我认为，中西医结合人才的培养应该是多层次的，我们应该合理定位，其中最重要的定位就是社会需求，要根据社会需求的学科、专业、层次、规模等来办学，根据各级医疗系统的要求来办学和培养学生，根据学生对自己不同层次的定位来进行培养。第五，医学教育永远是终身教育，我们不可能通过五年教育、七年教育培养一个优秀医生出来，医学在不断的发展，而且当前社会对医生的要求越来越高，所以学医是活到老学到老。

记者：在中西医结合教育中，您认为应坚持什么样的原则？

何清湖：思维方式决定理论高度，决定技能强度。要办好中西医结合教育，培养好中西医结合人才，关键是要注重思维养成。我认为中西医结合教育应强调12字原则：病证结合，优势互补，求同存异。

第一，中医强调辨证论治，西医的优势在于辨病论治；西医强调的是病，中医更强调得病的人；西医强调局部，中医更强调整体，所以我们要求中医和西医结合过程中，在临床实践中，强调病证结合的思维模式，要把这种思维贯彻到我们的临床实践当中。第二，要善于优势互补，要把中医和西医在诊疗上各自技术和方法的优势互补，以提高临床疗效为根本目的。第三，要求同存异，中医和西医理论思维不一样，理论基础不一样，哲学基础不一样，我们很难用西医的东西来解释中医的问题，也更难用中医的理论来解释西医的问题，所以要善于求同存异，在两种理论现在没有结合好的情况下保持各自理论的相对独立性。正因为如此，在本科五年阶段，我们培养的模式就是"两个基础，一个临床"，两个基础指的中医基础、西医基础，一个临床指的是中西医结合临床，在我们的专业学习过程当中，既要系统把握中医基础理论，又要较系统地把握西医基础理论，在临床方面要实现中医、西医一体化，没有单独的中医临床和西医临床之分。由这样一个培养模式构成了我们的整个教学体系，课程设置上，理论方面相对独立，有中医基础、中医诊断、中药学、方剂学、中医经典，学西医解剖、生理、病理、生物化学、药理学、西医诊断；到临床学什么？中西医结合内科学、中西医结合外科学、中西医结合妇产科学、中西医结合五官科学、中西医结合儿科学等，这些就是我们的专业知识。

记者：优势互补也好，求同存异也好，归结到底，我们是要培养人才，这也是任何一种教育的根本落脚点。那么，我们在专业上具体是要培养什么样的学生呢？

何清湖：这就是我们的培养目标定位了。我们本科培养的定位主要有三个方面：素质、知识、能力。第一，什么素质？我们要有政治素质。热爱党、热爱社会主义，坚持四项基本原则；再更重要的素质是什么呢？我们强调的是医生的基本素质——医德，不论是中医学博大精深的文化要求，还是医生本身的职业要求，都要求我们将讲医德放在首位。此外，我们还要构建良好的人文素质和自然科学素养。第二，哪些知识？我们的学生，必须系统掌握中医基础理论知识、西医基础理论知识，以及中西医结合的临床知识。要在这些基础上善于运用、自觉利用中西医结合的思维方法，就是我刚说的病证结合、优势互补、求同存异的思维方法。第三，什么能力？要具有初步的诊断和治疗能力，能把这些知识和方法运用到我们临床常见病、多发病中，特别是中西医结合治疗有优势的病；对一些危难重症，则应具有简单的处理能力和急救能力。培养的人才到哪里去？到相应的医疗单位，从事预防、医疗、康复、保健等相关工作，本科五年制学生就这么个定位。

记者：中西医结合有中有西，两种医学体系两套诊疗模式，如何才能更好地掌握？

何清湖：要学好中西医结合，必须扎实努力，不能投机取巧。第一，我要借用著名学者胡适先生给他的学生开的三个方，一个是"问题丸"，我们大学强调基础理论、基础知识和基础技能，已经和高中的填鸭式学习不一样了，所以必须化被动学习为主动学习。谈到这里，我个人有个教育理念，有的人说教师是园丁，是蜡烛，强调蜡烛精神，我觉得作为一个老师确实应该是一个辛勤的园丁，应该要有蜡烛精神。但我更认为，作为大学教师、教授，不仅仅要有蜡烛精神，而更应该有点蜡烛的精神。每个学生心中都有一根蜡烛，我们应该去把点亮他，让他们自己去燃烧。所以作为学生，蜡烛就是"问题丸"，始终要带着问题去思考，才能燃烧得更明亮。二是"兴趣散"。对一切来说，只有热爱才是最好的教师，它远远超过责任感。一定要对医学有兴趣，如果没有兴趣，学医很难，学中西医结合更难。三是"信心汤"。信心是成功的第一秘诀。确实，有信心的人，可以化渺小为伟大，化平庸为神奇。如果没有信心，是不可能做好事的。

第二，大学学习要注重三个能力。一是自学能力。众所周知，学医是非常难的，要学好中医或者西医，不论是对学术思想的理解、领悟和把握，还是知识结构所要求的全面性，还是知识转换成能力的难度，都非常不容易，必须培养自学能力，善于独立学习。二是动手能力。医学的最终目标是救死扶伤、治病救人，临床实践能力和疗效是检验一个医生合格与否的最重要标准。所以，在不断的实践和临床中提高动手能力至关重要。三是创新意识和创新能力。大学五年毕业以后，同学们考试成绩差不多，而决定 10 年后、20 年后谁比谁强，谁能成为医学方面的优秀人才，谁会成为医学专家，关键在于创新能力。可以说，自学能力、动手能力、创新能力，决定了大学时期、10 年后、20 年后的竞争力。

邓常清："中西医结合学院将继续实行'两个基础，一个临床'的培养模式，不断完善中西医临床医学专业人才培养体系，切实加强专业内涵建设，继续当好全国中西医临床医学专业的'排头兵'。"

记者：作为现任中西医结合学院院长，您是最熟知当前学院发展状况的，能否请您介绍一下？

邓常清：20 年拼搏进取，20 年收获满仓，我们在各面都取得了令人欣慰的成绩。我们是中国中西医结合学会教育工作委员会主任委员单位，中西医临床医学专业被列为国家级特色专业，中西医结合学科具有博士、硕士、学士三级学位授予权。2000 年增设了中医学（中西医结合方向）七年制本硕连读专业，2007 年中西医结合一级学科被批准为博士后科研流动站。

随着教学的发展，2002 年中西医结合临床学科成为省级重点学科，2011 年中西医结合基础学科成为省级重点学科。两个重点学科已成为集本科教育、研究生培养、科学研究、医疗为一体，中西医结合特色鲜明的优势学科。2008 年成立分子病理实验室，获批为国家中医药管理局科研三级实验室，2012 年获批为湖南省高校重点实验室；2012 年中西医结合防治心脑疾病的相关基础研究团队获批为湖南省高校科技创新团队；2012 年中西医结合心脑疾病防治实验室获批为湖南省重点实验室；2013 年中医药防治心脑血管疾病基础研究列入湖南省自然科学基金第一批创新研究群体。

我们建设了一支学历层次较高、整体结构合理的师资队伍，目前有博士生导师 16 人，硕士生导师 40 人。1998 年以来，承担国家、省、部各级中西医结合科研、教研课题 200 多项。主要临床教学基地、学校附属中西医结合医院及学校附属第二中西医结合医院分别是全国十大重点中西医结合医院之一和首批全国示范中医医院。

20 年来,学院共招收 20 届本科生,已毕业学生 15 届,为社会输送和培养医学人才近 5 000 余人,得到社会及用人单位的高度评价。现在校本科(含五年制、七年制)、研究生(含硕士生、博士生)2 000 多人,形成了多层次、较大规模、颇具影响的中西医结合人才培养基地。

记者:在已有的基础上,中西医结合学院将有着怎样的发展蓝图呢?

邓常清:20 年的艰苦奋斗,让我们收获了学院各项工作的花开灿烂,果满枝头,也更让我们坚定了继续前行的信心和决心。当前,湖南中医药大学进一步明确了以"培养一批社会急需的高素质中西医结合实用性人才"为目标,我们中西医结合学院将继续实行"两个基础,一个临床"的培养模式,不断完善中西医临床医学专业人才培养体系,切实加强专业内涵建设,继续当好全国中西医临床医学专业的"排头兵"。

(来源:杨满,银洁. 为有发展多壮志 一路风雨一路歌——写在湖南中医药大学中西医结合本科教育 20 周年庆前夕. 中国中医药报,2013 年 11 月 1 日第 3 版.)

二、亚健康学的学科属性及其与中西医结合的关系

观点采撷

本文通过对亚健康的定义、亚健康学的学科内容等进行分析的基础上,可以认为亚健康学本质上类属于中西医结合。中西医结合思路与方法的指导对亚健康学发展十分重要,同时亚健康学的发展也完善了中西医结合自身的学科内涵。

近年来,"亚健康"在我国发展迅速,亚健康相关产业蓬勃发展,各地涌现了许多亚健康调理机构,亚健康的概念也深入民心。与此同时亚健康相关学科发展也飞速前进,中国中医药出版社自 2009 年起已出版亚健康专业系列教材十余本,初步完整地构建了中医亚健康学的学科体系。亚健康的类似概念如"第三状态""灰色状态"等均由西方学者提出,但概念提出后并未形成相应学科,也没有较大发展。这种现象的产生主要由于现代医学对疾病和健康概念认知的局限性,长期形成的对人体健康状态一分为二的观点,认为健康与疾病云泥有别,临床研究重点也放在了对疾病的研究。亚健康这一"灰色地带"无法达到任何诊断标准而无法得出确诊结果,从而无对应的精准干预措施。反而是在相应概念引入中国后,与中医的"治未病"等思想结合,迅速形成了独立的学科,有了自身明确的内涵外延、判断标准、调理方法。

笔者对我国亚健康学的产生、发展过程有一定的了解和参与，认为这种现象的形成与亚健康学的本质属性有关。笔者同时从事中西医结合教育多年，通过对亚健康学的定义与范畴、亚健康学的主要学科内容与中西医结合进行比对，认为亚健康学应归入中西医结合。必须强调的一点是亚健康在概念上与疾病处于同一等级。疾病种类多种多样，亚健康的种类也多种多样；医学上不可能用一个具体的明确的概念、标准定义所有种类的疾病，也不可能要求用某一指标、某一方法对所有疾病进行判断和区分。亚健康也是如此。亚健康学科尚在发展的初期阶段，其理论体系、判断标准、检测方法与有数千年历史的中医学、上百年历史的现代医学相比难免模糊、粗糙。这些都需要在学科发展中予以解决。因此需要尽快理清亚健康学的学科性质，这对指导亚健康学发展方向、规划亚健康学发展路径至关重要，对充实完整中西医结合的学科内涵也非常重要。

（一）亚健康学本质类属于中西医结合

1. 亚健康的定义与中西医结合密切相关

亚健康概念的提出与世界卫生组织（WHO）的健康定义密切相关。世界卫生组织（WHO）对健康所定义的标准：健康是指生理、心理及社会适应3个方面全部良好的一种状况，而不仅是指没有生病或者虚弱。中华中医药学会在2006年发布的《亚健康中医临床指南》中定义的亚健康状态：亚健康是指人体处于健康和疾病之间的一种状态。处于亚健康状态者，不能达到健康的标准，表现为一定时间内的活力降低、功能和适应能力减退的症状，但不符合现代医学有关疾病的临床或亚健康诊断标准。中医学中疾病的概念非常宽泛，可认为机体出现不适，偏离了健康状态即可认为发生了疾病，而西医学的疾病概念非常明确，有一定的诊断标准、有明确的疾病名称。因此由亚健康的定义可知，亚健康是中医定义的疾病与西医定义的疾病交集的余集。具体说明见图4-2-1。

由图4-2-1可知，集合B表示同时符合中医和西医疾病定义的人群，如中风患者、冠心病患者等；集合C表示符合中医疾病定义但不符合西医疾病定义的人群，如出现轻微的头昏头痛、胸闷等不适，但达不到西医疾病诊断标准的人群；集合D表示符合西医疾病定义但不符合中医疾病定义的人群，如出现检查结果异常，符合相关疾病诊断标准，但无任何主观不适。通过对亚健康的定义的比较，明显集合C即为亚健康人群。因此，亚健康为中医疾病下与西医疾病交集的补集。亚健康的定义与中西医均密切相关。

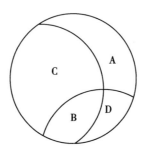

图 4-2-1 中西医疾病定义下的人群划分

注：集合整体表示所有人群，集合 A 表示 WHO 定义的健康人，集合 B+ 集合 C 为中医定义下的疾病人群、集合 B+ 集合 D 为西医定义下的疾病人群。集合 A 与集合 C 的分界线为中医疾病诊断标准，集合 B 与集合 C 的分界线为西医疾病疾病诊断标准。

2. 亚健康学的学科内容主要是中西医结合

亚健康学作为一门医学学科，其学科的主要构成内容是亚健康的形成原因、亚健康的发展转归、亚健康的分类方法、亚健康的检测方法与判断标准、亚健康的调理与预防等。对亚健康学进行分析可知其主要学科内容均与中西医结合有关。

（1）亚健康的判定与检测结合了中西医对健康和疾病认识的标准：由以上论述可知，如机体出现任何不适不属于集合 A 之后，将其归入集合 C（亚健康人群）之前均需要明确其不属于集合 B 和集合 D（集合 B+ 集合 D 为西医疾病人群）。因此对任何亚健康进行判断均需要考虑中西医相关的"疾病"诊断。大致而言，在某一特定症状中，中医与此症状有关的判断标准是其健康程度的上限，西医可表现为此症状的相应疾病的判断标准是其健康程度的下限。因此其判断标准结合了中西医关于同一表现的各自判断标准。亚健康的检测方法也结合了中西医各自判断方法。目前临床常用的亚健康评估方法包括症状评估法、实验室指标评估法、体能测试评价法、量表评价法【包括中医体质量表（在排除了疾病患者之外，中医体质测评中的偏颇体质人群可认为是亚健康人群）、亚健康状态中医证候调查问卷症状自评量表（SLC-90）等】、统计学评估方法等，包括了中医诊断方法与西医诊断方法。另外还有些适用于亚健康的特殊检测评估法，也是在原有西医学检测仪器的基础上结合中医原理进行亚健康的检测，如红外热成像技术，其作为一项功能影像检查手段，通过人体体表特定区域的温度异常，来测知内在脏腑的失衡；而温度异常变化的幅度可作为亚健康诊断的客观指标之一。在进行亚健康检测时不仅要积极运用望闻问切明确中医疾病的病位、病性，同时也要视触叩听，运用理化检查等手段积极排除相关西医学疾病，还要利用相关检测仪器，对亚健康的性质和表现进行评估。对亚健康的发生发展,除运用中医阴阳五行等理论进行解释推断的同时,也要考虑相应状态的西医学的发生发展的可能机制,对亚健康的进一步变化做出预判。

(2)亚健康的分类采用结合了中西医各自特点的分类:目前亚健康没有公认的权威的分类方法。《亚健康中医临床指南》中利用 WHO 的健康的定义将亚健康状态分为躯体亚健康、心理亚健康、道德亚健康三种。这种分法虽然逻辑清晰合理,也易于向亚健康人群进行宣讲。但其分类过于粗放,无法用于临床指导具体的亚健康调理。另有不同学者提出了许多亚健康分类方法。如孙涛、樊新荣等参考功能型健康型态提出亚健康"型态 - 证 - 体质"的"三位一体"分级分类判定标准,将亚健康分为七种型态:"活动 - 休息"型态亚健康、"营养 - 代谢"型态亚健康、"性 - 生殖"型态亚健康、"排泄"型态亚健康、"感知"型态亚健康、"认识 - 应对 - 关系"型态亚健康。这种亚健康分类方法的优点是将亚健康状态按功能系统而非解剖系统进行划分,更符合中医以五脏为核心的传统观念。缺点在与中医证型、体质等结合较为困难,难以直接指导亚健康的临床调理。考虑到亚健康学处于学科发展初期阶段的现状,笔者在中国中医药出版社 2010 年出版的《亚健康临床指南》中提出亚健康的分类应基于中西医结合的思路,多种分类方法共存,如在有明显主要症状时以症状为主进行亚健康分类,如健忘、耳鸣等,再根据中医四诊为主进行辨证调理;没有明显主要症状可以中医证候为主进行分类,如肝气郁结证、肝郁脾虚证等;出现明确指向某疾病的主观不适和客观理化指标等的改变,但又达不到相应疾病的诊断标准时采用以疾病倾向为主进行分类,如前列腺肥大前期、高脂血症前期。另还有可在由相同或不同原因引起的一组经常相伴出现的症状时参考西医综合征模式以相应综合征为主进行分类,如考试综合征、假日综合征。这几种不同的分类方法各有中医或西医的优缺点,在目前亚健康学相关研究不够深入,相关概念有待厘定的情况下,为亚健康的临床调理,科学研究提供一定的思路与方法。

(3)亚健康的预防、调理以中西医结合为主:医学作为实践性质极强的学科,所有的工作最终要落实到促进人体健康。亚健康学亦是如此。只有能够有效地预防、调理亚健康,亚健康学作为一门学科才能生存发展下去。在亚健康的预防、调理过程中,必须采用中西医结合,综合利用中西医各自优势。亚健康以人体的功能改变为主,但未达到器质性病变的程度,由前述可知理论上亚健康人群均属于中医疾病人群,中医对此已有非常丰富的调理方法和经验,如饮食调理、针灸调理、推拿调理、音乐调理、情志调理等。但亚健康毕竟与中医疾病有一定区别，目前需要做的工作是重新研究、调整相关的中医干预方法，使其对相对而言症状更为轻浅的亚健康更有针对性和保证安全性，如调整相应方剂处方中药性猛烈的中药，去除有一定风险的针灸穴位等。同时在临床实际调理过程中，应当重视西医学在大规模流行病学调查、多中心大样本临床研究基础上得出的关于慢性非传染性疾病的一级预防、危险因子监测、风险控制的方法。既利用中医手段改善机体功能状态，又采取西医方法及早发现、消除疾病萌芽状态，达到更有效地预防、调理亚健康。

（二）亚健康学与中西医结合具有互相促进的关系

1. 亚健康学的发展需要中西医结合思想指导

西医学经过数百年的迅猛发展，学科不断细分，已形成了十分精细、复杂的二级、三级学科和许多交叉学科。许多患者到大型的综合医院就诊时往往对如此复杂的专科划分不知所措。对临床医生也是如此，"消化科只能值消化科的班、血液科只能看血液科的患者，一个专科治不了另一个专科的病"，医学分科有明显碎片化的趋势。对中医而言，中医注重以五脏为中心的功能系统，采用的阴阳五行等中医理论、望闻问切的诊断方法也适用于所有人群，甚至有人说好的中医应该是全科医生，因此中医的分科远不如西医的精细复杂。亚健康的提出明确表明人的状态可划分为健康、亚健康、疾病 3 类（此处的疾病为西医定义的疾病），亚健康作为与疾病相对等的一种生命状态，随着研究的日益深入，其分科理论上也可以细化到疾病同等程度。但笔者建议亚健康学的学科体系应以中西医结合的思路为指导，形成不同于现有中医和西医的学科体系。机体出现亚健康多是功能性变化，人苦于自身部分功能出现了减退或不适。亚健康同一系统出现的症状大多类似，同时同一系统症状的中医干预大致相同。因此除中西医均有的以人群进行划分如儿科学、妇科学、老年病科学而相应划分出儿童亚健康学、妇女亚健康学、老年亚健康学外，应以功能系统为重点，如划分出睡眠亚健康学、皮肤亚健康学、情绪亚健康学等。这种分类方法不仅符合临床实际，同时有利于中西医理论从系统的高度对亚健康进行不同角度论述，有利于亚健康从业人员系统地学习。

2. 亚健康学促进中西医结合的发展

中西医结合是我国医学发展的最终方向，将亚健康学归入中西医结合可促进中西医结合的发展。一是可补充完整中西医结合的学科体系。由于中西医的理论来源、思维方法不同，中西医还处于结合的早期阶段，理论融合较为困难。现有中西医结合强调的中医疾病与西医疾病的对应关系（即主要阐述范围为图 4-2-1 中的集合 B），很明显地受西医学的疾病范畴的限制，没有顾及中医对亚健康人群有优势。中西医的研究对象均为人体，中西医只是从不同的侧面对同一生理、病理现象进行阐述。中医学、西医学、中西医结合均应对所有人群的健康加以研究和关注。如果将亚健康学纳入中西医结合学科体系，中西医结合的学科体系将更为完整，视野也更为开阔。二是促进中西医结合学科重心战略前移，更符合未来医学发展需要。目前慢性非传染性疾病已经成为威胁人类健康的主要疾病，以往的偏重疾病治疗的医学模式造成了庞大的卫生开支，政府和民众不堪重负。基于此我国提出卫生事业发展战略是将卫生事业工作的重点前移，真正做到预防为主。其实质是要求防止健康人群进入亚健康状态，防止亚健康人群进入疾病状态，要做到这两点都需要以亚健康人群为研究重点，对亚健康的发生、发展等规律进行研究。前已述及中西医结合学科重心也是西医诊断标准下的疾病人群，中西医结合学科发展要符合未来医学的发展方向，就要将学科重心适当前移，关注疾病人群的同时关注亚健康人群。因此亚健康学符合中西医结合学科的未来发展方向，促进其学科中心的战略前移。

（三）小结

亚健康学能在我国落地生根苗壮成长是因为我国有适合其发展的中西医结合的学科土壤。充分利用已经过多年摸索相对成熟的中西医结合的发展规律，指导亚健康学的学科建设，让亚健康学的发展更为健康和迅速，也可以完善中西医结合自身的学科内涵，让中西医结合为人类健康作出更大的贡献。

（来源：曹淼，何清湖，孙贵香，张冀东. 亚健康学的学科属性及其与中西医结合的关系. 中华中医药杂志，2018 年第 33 卷第 6 期.）

三、"中医 +"思维促进中医亚健康学发展

观点采撷

目前，中医亚健康学的发展存在一些问题。一是亚健康的研究失之于粗，失之于泛。亚健康学只初具雏形，许多领域的研究还刚刚起步。二是中医亚健康学还没有得到全行业、全社会的公认，现代医学仍习惯用线性思维看待健康与疾病，在健康与疾病的区分上，采用简单的二分法。要解决这些问题，笔者认为要运用"中医 +"思维在三个不同层次予以解决。

（一）中医亚健康 + 中医各科

在把握中医亚健康学总体特点的前提下，与中医儿科学、中医妇科学、中医老年病学、中医男科学，中医药膳学、针灸推拿学等"相加"。一方面研究不同对象的亚健康发生特点、机制，另一方面总结和发展中医调理亚健康的手段，特别是要发挥中医"天人合一"的思想，充分利用已有的各种自然疗法、非药物疗法，形成有鲜明中医特色的一整套有理论、有实践、易操作的中医亚健康学体系。

（二）中医亚健康 + 现代医学

中医亚健康学要快速发展，得到广泛认可，必须与现代医学"相加"。中医亚健康学与现代医学的结合应是多层次的：①要与现代医学的基础研究手段相结合，如分子生物学、基因组学、表观遗传学等，从微观角度用现代医学的理论阐释亚健康的发生发展机制；②要与现代医学的流行病学调查手段结合，通过流行病学调查等现代医学的调研方法，分析总结亚健康在不同人群的分布规律、危险因素、保护因素、发生特点等，对干预亚健康做出相应的指导；③要与现代医学的治疗、预防、康复手段结合，积极利用已有的现代医学研究成果，如各慢性疾病的三级预防研究、运动疗法研究等。中医亚健康学与现代医学的有机结合，要充分运用中医的整体观念、"治未病"等思想，还应遵循循证研究方法，加强亚健康研究的可信度。如此不仅能够促进中医亚健康学的发展，成为中西医结合的一条新路子，对现代医学本身也是极有益的补充。

（三）中医亚健康 + 各学科、各产业

形成亚健康的原因多种多样，亚健康的研究、调治也应多种多样。与各学科、各产业"相加"，不仅可以丰富中医亚健康学本身，同时可以带动相关产业发展，在维护健康的同时促进就业。如与文化产业"相加"，开发相关文化产品，在丰富群众精神生活的同时，对群众进行亚健康的健康教育，使群众更深刻的认识亚健康，理解亚健康；与食品产业"相加"，开发亚健康调理食品，如各种药糕、药茶、药饮等；与旅游业"相加"，促进中医药健康旅游产业发展；与 IT 产业"相加"，开发亚健康监测设备，如在中医药理论指导下开发可穿戴设备，不间断地监测身体指标，开发中医药健康管理 App，方便拥有智能手机的用户进行自我健康管理。

运用"中医+"思维发展中医亚健康学，可以在不同层次产生积极效果，在实现其自身发展的同时，紧密结合国家政策，带动相关产业发展，为人民群众健康和经济社会发展做出贡献。

（来源：何清湖，曹淼."中医+"思维促进中医亚健康学发展.中国中医药报，2016年1月14日第3版.）

四、突出中医特色，科学构建亚健康学科体系

观点采撷

随着社会的发展，虽然先进的药物和诊疗仪器不断出现，人类的寿命不断延长，病死率不断下降，但人群中有不适感觉的"病人"却越来越多。亚健康研究就是在这种形势下应运而生的。但是，正如王永炎院士所讲"亚健康是一个新问题，目前国内还少有同类书出版。国外一些保健类的实用书和其他书，以及国内一些医学书涉及了部分亚健康问题，但不尽全面、系统"。基于此，本文特就突出中医特色，科学构建亚健康学科体系做一阐述。

（一）科学构建亚健康学科体系的必要性

1. 医学模式的转变与健康概念的新认识需要

随着社会的发展和科学技术的进步，人们完全突破了原来的思维模式。世界医学模式也发生了转变，从原来的"纯生物模式"转变为"社会-心理-生物医学模式"，使得西医学从传统的"治疗型模式"转变为"预防、保健、群体和主动参与模式"；另外，世界卫生组织对健康提出了全面而明确的定义："健康不仅是没有疾病和虚弱，而且是身体上、心理上和社会适应能力上三方面的完美状态。"从而使对健康的评价不仅基于医学和生物学的范畴，而且扩大到心理和社会学的领域。

由此可见，一个人只有在身体和心理上保持健康的状态，并具有良好的社会适应能力，才算得上是真正的健康。而随着人们观念进一步更新，"亚健康"这个名词已经越来越流行，你有时感觉心慌、气短、浑身乏力，但心电图却显示正常；不时头痛、头晕，可血压和脑电图没有什么问题，这时你很可能已经处于"亚健康"状态。所以，"亚健康"是指人体介于健康与疾病之间的边缘状态。值此，不单是孤立追求身体健康，而是追求"顺应自然-身心健康-适

应社会"这样一种整体和谐状态模式的中医学日益受到重视。中医学发展的模式涵盖了健康、亚健康、疾病状态下的各个过程，它反映了人类对完美人生的追求。因此，抓住契机，与时俱进，突出中医特色，科学构建亚健康学科体系为当务之急。

2. 社会发展与疾病谱变化需要

目前由于社会发展，人们生活水平的提高，寿命不断延长，老龄化问题日益突出，老年人常见疾病如高血压、冠心病、糖尿病及高脂血症等倾向症状表现日益突出；随着竞争的日趋激烈，人们用心、用脑过度，身体的主要器官长期处于入不敷出的非正常负荷状态，一是引发急、慢性应激直接损害心血管系统和胃肠系统，二是引发脑应激疲劳和认知功能下降，三是破坏生物钟，影响睡眠质量，四是免疫功能下降，导致恶性肿瘤和感染机会增加；还有如水源和空气污染、噪声、微波、电磁波及其他化学、物理因素污染对人体的心血管和神经系统、消化系统等都会产生不良影响，这些是防不胜防的健康隐性杀手与新疾病谱的不同源泉；城市里高层建筑众多、交通拥挤、住房紧张、房间封闭、办公场所过于狭小等，均可使空气中负氧离子浓度降低，长期处于这种环境，人体血液中氧浓度和组织细胞对氧的利用率都会降低，进而影响组织细胞的正常生理功能，从而使人感到心情郁闷、烦躁不安等。概言之，随着社会发展和国人疾病谱的转变，生活方式病和慢性病日趋占主导地位，迫切需要有效地对亚健康进行深入研究与指导，但现状是缺乏适合国情、被国民普遍接受的亚健康全面而系统的知识。故此，突出中医特色，科学构建亚健康学科体系为利国利民之举。

3. 国家宏观卫生政策的转变需要

党和国家提出提高健康素质、人人均享有医疗和保健的总方针，并提出医疗保健工作的战略前移和重心下移。战略前移：就是抓预防、治未病，真正贯彻"预防为主"的方针。以一、二级预防为重点，以疾病发生的"上游"入手，增进健康意识，改变不良生活方式与行为。加强健康的监测、预测、管理与促进，预防重大疾病的发生。重心下移：主要是将卫生防病保健工作的重点放在社区、农村、社团和家庭。加强基层卫生机构建设，健全医疗卫生服务保障体系，提高医疗保障的覆盖面。随着国家宏观卫生政策的调整和民众健康意识的提高，以及伴随着国家卫生事业的发展和进步，亚健康事业的机遇和挑战日渐凸现，压力和困惑也应运而生。这也要求我们卫生工作者应从国情出发，站在历史责任感的高度，积极响应党和国家号召，有计划、有组织、有系统地努力突出中医特色，科学构建亚健康学科体系。

4. 中国亚健康状态的流行现状需要

据王月云等撰文中国国际亚健康学术成果研讨会公布的数据：我国人口15%属于健康，15%属于非健康，70%属于亚健康，亚健康人数超过9亿。中国保健科技学会国际传统医药保健研究会对全国16个省、直辖市辖区内各百万人口以上的城市调查发现，平均亚健康率是64.00%，其中北京是75.31%，上海是73.49%，广东是73.41%，经济发达地区的亚健康率明显高于其他地区。张梅珍介绍我国原卫生部对10个城市上班族调查，处于亚健康的人占48%以上，沿海城市高于内地，脑力劳动高于体力劳动。2005年4月8日在北京举办的"21世纪中国亚健康市场学术成果研讨会"提供的有关统计资料显示，在我国，约有15%的人是健康的，15%的人非健康，70%的人呈亚健康状态，且处于亚健康状态者年龄多在20～45岁，亚健康状态也是很多疾病的前期征兆，如肝炎、心脑血管疾病、代谢性疾病等。随着社会经济的发展、生活环境的变化，今后还将呈上升趋势，并将严重影响人们的生活质量和工作效率。因此，突出中医特色，科学构建亚健康学科体系，积极干预和调治亚健康状态，对于预防疾病的发生、提高人们身心健康水平与生活质量均具有重要意义。

5. 中医特色有利于科学构建亚健康学科体系

面对亚健康状态，一般西医的建议都是以改善生活或工作环境为主，如合理膳食、均衡营养以达到缓解症状目的，但是需要的时间比较长，且依赖个人的自律。而中医的特色在于可以不依赖西方医学的检测，只根据症状来治疗。它的理念是"整体观念，辨证论治"，随着被治疗者的年龄、性别、症状等的不同，治疗的方法也各不相同。更强调把人当作一个整体，而不是"头痛医头，脚痛医脚"。因为亚健康状态本身就是一种整体功能失调的表现，所以中医治疗有独到之处。中医理论认为，健康的状态就是"阴平阳秘，精神乃治"，早在《黄帝内经》中就有"不治已病治未病"的论述，因此调整阴阳平衡为让人摆脱亚健康状态的总体大法。从健康到亚健康再到疾病是个连续的渐进的过程，亚健康状态的预防包括两层含义：从亚健康到健康的扭转和从亚健康到疾病的预防。在这方面，中医强调"治未病"的思想，正如《素问·四气调神大论》所说："是故圣人不治已病治未病，不治已乱治未乱，此之谓也。夫病已成而后药之，乱已成而后治之，譬犹渴而穿井、斗而铸锥，不亦晚乎？"其次中医认为健康的生活、行为、工作方式是提高生命质量，预防"亚健康"和疾病的根本方法。其主张的饮食有节、起居有常、调畅情志、劳逸适度等养生之术即是对其高度的概括。如《素问·上古天真论》云："虚邪贼风，避之有时；恬淡虚无，真气从之；精神内守，病安从来？"告知人们养生之道应注意生活起居，保持良好的生活态度，则可预防疾病、保健身体。

总之，社会需求是任何学科和产业发展的第一推动力，因此，近几年来亚健康研究机构和相关服务机构应运而生，蓬勃发展。但由于亚健康学科总体发展水平还处于起步阶段，所以目前的客观现状是亚健康服务水平整体低下，亚健康服务手段普遍粗糙，亚健康服务管理总体混乱，亚健康专业人才严重匮乏。尤其是亚健康专业人才的数量匮乏和质量低下，已成为制约亚健康事业发展的瓶颈。而这些问题的存在，其根源皆在于没有科学地构建出亚健康学科体系。笔者认为，科学的学科体系是一个学科发展的一切前提。而亚健康学科体系的构建，是一个全新的课题，没有任何经验可以借鉴。因此，突出中医特色，科学构建亚健康学科体系是对亚健康事业与研究的一种开拓性探索。

（二）亚健康学概述

1. 亚健康学的概念

亚健康状态是一种人体生命活力和功能的异常状态，不仅表现在生理功能或代谢功能的异常，也包含了心理状态的不适应和社会适应能力的异常，其最大的特点就是尚无确切的病变的客观指征，但却有明显的临床症状。这种处于健康和疾病之间的状态，自 20 世纪 80 年代被苏联学者称为"第三状态"这个新概念以来，得到国内越来越多学者的认同与重视，并将其称之为"亚健康状态"。临床上常出现以疲乏无力、精力不够、肌肉关节疼痛、心悸胸闷、头晕头痛、记忆力下降、学习困难、睡眠异常、情绪低落、烦躁不安、人际关系紧张、社会交往困难等种种躯体或心理不适为主诉来就诊的人群，通过运用现代的仪器或方法检测却未发现阳性指标，或者虽有部分指标的改变，但尚未达到西医学疾病的诊断标准。亚健康是指人在身体、心理和社会适应能力方面出现各种不健康的问题，有可能向疾病发展的一种过渡状态，主要表现在三个方面，即身体亚健康、心理亚健康和社会适应能力亚健康。亚健康是一个新概念，"亚健康"不等于"未病"，其是随着医学模式与健康概念的转变而产生的。而"未病"的概念是与"已病"的概念相对而言，即非已具有明显症状或体征的疾病，亦非无病，而是指机体的阴阳气血、脏腑功能失调所导致的疾病前态或征兆。因此未病学主要讨论的是疾病的潜伏期、前驱期及疾病的转变或转归期等的机体变化。其宗旨可概括为"未病先防、既病防变"，从这一点上看可以说中医"未病"的内涵应当是包括了亚健康状态在内的所有机体阴阳失调但尚未致病的状态。总体上讲,亚健康学是运用中医学及现代医学与其他学科的理论知识与技能研究亚健康领域的理论知识、人群状态表现、保健预防及干预技术的一门以自然科学属性为主,涉及心理学、社会学、哲学、人文科学等多个领域的综合学科。

2. 亚健康学的研究对象

处于亚健康状态的人群。

3. 亚健康学的研究思路

亚健康状态不仅仅是一个医学问题,它还涉及了心理学、社会学、哲学、人文科学等多个知识领域。因此,在亚健康诊疗中突出中医特色的同时,必须采取综合、开放的态度,把社会医学、医学心理学、行为科学、医学伦理学、预防医学、营养学、现代检测技术等一切有利于亚健康研究的知识融入进来,以拓宽对亚健康的诊断方法、技术、干预原则、干预种类、干预途径等应用,以有利于亚健康状态的早期诊断、早期干预。另外,建立健康的生活方式和行为习惯,也是防治亚健康状态的关键所在之一;开展全民健康教育活动,更新健康理念,挑战不良生活行为,也是突破亚健康、实现真健康的重要举措。目前大力倡导"健康四大基石",即做到平衡心理、合理膳食、适量运动、戒烟限酒,主要还是从健康生活方式做起,发现存在的主要卫生问题和健康危险因素,及早采取预防措施干预亚健康状态。

4. 亚健康学的归类

亚健康学不仅仅是一个医学问题,它是以自然科学属性为主,兼有人文科学特性和自然科学属性的交叉产物。涉及心理学、社会学、哲学、人文科学等多个领域的一门综合学科。

(三)亚健康学科特点

1. 突出中医特色

亚健康者大多以个人感受为主,处在亚健康状态的人体检无阳性体征,各种实验室检查多为阴性,在诊断上有一定难度,而中医学对人体的认识论、方法论区别于现代医学的最显著特点,就是注重研究人体的功能反映状态。现代医学所着眼的重点是治"病",而中医所着眼的重点却是不同的个体生理特征(体质)与病理反应状态(证型)。中医既重视疾病的共性,也重视人的个体差异,既治"病",更治处于自然和社会中的"人"。它通过望闻问切对就诊者所有的有异于健康状态的外在反应和表现如症状、体征、舌苔、脉象等进行归纳、分析，运用自己独特的理论体系判断"阴阳、气血、脏腑所偏"，并应用相应的治疗手段和药物进行纠偏以使其回归"阴平阳秘，脏腑气血调和"的健康状态。尤其治疗方法的多样化，更能灵活体现对亚健康状态的综合治疗理念：亚健康状态的临床表现形形色色，复杂多变，也因社会环境、文化差异、家庭背景、教育、年龄、性别等不同因素而有所不同。对于亚健康状态的调治，中医学针对不同情况有着极其丰富的调治方法，面对亚健康状态预防及治疗上的广谱需求可谓游刃有余。中医学在长期的临床实践中，总结了调摄情志、适度劳逸、合理饮食、谨慎起居等养生调摄之术，形成了食疗、针灸、推拿、气功、导引、心理、音乐、内服与外用药物治疗等多种调治方法，正所谓"杂合以治，各得其所宜"（《素问·异法方宜论》）。对于心理情感、生活交往异常者，则可以"告之以其败，语之以其善，导之以其所便，开之以其所苦，虽无道之人，恶有不听者乎"（《灵枢·师传》）。对于不同的躯体症状可以"补其不足，损其有余"（《灵枢·邪客》），采用食疗、针灸、推拿、药物干预等方法使其所"偏"归于"平"、归于"和"。因此，在亚健康学科体系建设中中医特色必须突出。

2. 突出"三结合"

首先，基础与临床相结合。在亚健康学科建设中，我们应以突出中医特色为基石，撷取中西医之长，注重基础与临床相结合，系统地阐述亚健康的病因病理、临床表现、诊断方法，干预方法等，力求内容全面充实，叙述严谨准确，力争反映最新理论和最有效的干预方法，使之具有较强的科学性和实用性；其次，理论与技能相结合。理论一般是概括的、抽象的，甚至是难以理解的。所以亚健康学科建设时，必须结合实际技能对抽象的理论加以说明，则可达到深入浅出的效果；第三，传统与现代相结合。中医不能厚古薄今，现代医学也不能厚今薄古，要相互渗透，相互借鉴，取其所长，补己之短。科学方法与技术无国界之分，亚健康学科体系建设中也不应强囿于中医与现代医学之别。

（四）亚健康学科建设具体结构

本学科建设所涉内容应适用于亚健康人群、普通读者与一般医务工作者。具体结构涵盖以下十门类：

《亚健康学基础》，为亚健康学科体系的主干内容之一。系统介绍健康与亚健康的概念、亚健康概念的形成和发展、亚健康的范畴、亚健康的流行病学调查、未病学与亚健康、亚健康的中医辨证、中医保健养生的基本知识、亚健康的检测与评估、健康管理与亚健康、亚健康的综合干预、亚健康的研究展望等亚健康相关基础理论。

《亚健康临床指南》，为亚健康学科体系的主干内容之一。针对亚健康人群常见症状、各种证候群和某些疾病倾向，介绍相对完善的干预方案，包括中药调理、饮食调理、针灸调理、推拿按摩、运动调理、心理调理、音乐调理等。

《亚健康诊疗技能》，为亚健康学科体系的主干内容之一。介绍临床实用的亚健康诊疗技能，如各种中医常见诊断方法、常用心理咨询的一般理论与方法技巧、各种检测仪器与干预设备、针灸、火罐、水疗、推拿按摩、刮痧、整脊疗法、气功等。

《亚健康中医基础理论》，为亚健康学科体系的辅修内容之一。系统介绍中医的阴阳学说、五行学说、气血津液学说、藏象学说、病因病机学说、体质学说、经络学说、治则与治法、预防和养生学说、诊法辨证等中医基础理论。

《亚健康方药学》，为亚健康学科体系的辅修内容之一。着重介绍与亚健康干预关系密切的常用中药和常用方剂的功效、主治、适应证及注意事项等。

《亚健康药膳与食疗》，为亚健康学科体系的辅修内容之一。以《中医药膳学》为基础，重点介绍常见亚健康状态人群宜用的药膳或食疗方法及禁忌事项。

《保健品与亚健康》，为亚健康学科体系的辅修内容之一。介绍亚健康保健品的研发思路及目前市场常用的与亚健康相关的保健品。

《足疗与亚健康》，为亚健康学科体系的辅修内容之一。着重介绍亚健康足疗的基本概念、机理、穴位、操作手法及适应的亚健康状况。

《亚健康产品营销》，为亚健康学科体系的辅修内容之一。介绍一般的营销学原理、方法与语言沟通技巧，在此基础上详细介绍亚健康产品营销技巧。

《亚健康管理》，为亚健康学科体系的辅修内容之一。包括国家的政策法规，亚健康服务机构的行政管理，亚健康服务的健康档案管理等。

总之，突出中医特色，科学构建亚健康学科体系有利于亚健康事业又快又好地发展，将对亚健康研究起到核心推动力作用。没有科学的学科体系作基础、作灵魂，其他培训与机构建设等不可能持续健康发展。

（来源：何清湖，樊新荣，刘朝圣.突出中医特色，科学构建亚健康学科体系.全国中西医结合管理学术会议论文集，2008年5月9日.）

五、中医亚健康学发展现状与思考

 观点采撷

> 中医亚健康学是近年来中医学与亚健康学科相互交叉形成的一门新兴学科。本文对近年来中医亚健康学学科发展的现状进行了分析,对目前学科建设面临的问题进行了讨论,以期对中医亚健康学日后的发展方向提出可参考的建议。

随着中国国民生活水平的不断提高,由于不良生活方式而产生的亚健康状态成为威胁人民健康的头号杀手。中医学独特的"整体观念""辨证论治"和"治未病"的重要思想在国家医疗卫生政策战略前移的背景下充分显示其无可替代的优势。在此背景下,中医学与亚健康学科相互融合渗透形成了新的学科——中医亚健康学。中医亚健康学的产生,是中医发展的新方向,也是中医学在当今时代发展的必然。

(一)中医亚健康学的学科发展现状

1. 学科建设背景

根据中国国际亚健康学术成果研讨会公布的数据:我国人口 15% 属于健康状态,15% 属于非健康状态,70% 属于亚健康状态。为了满足广大人民对健康的迫切需求,近几年来亚健康研究机构和相关服务机构应运而生,蓬勃发展。但由于亚健康学科总体水平还处于起步阶段,目前的客观现状还是亚健康服务水平整体低下,亚健康服务手段缺乏规范,亚健康服务管理总体混乱,亚健康专业人才严重匮乏。尤其是亚健康专业人才的数量匮乏和质量低下已成为制约亚健康事业发展的瓶颈。因此,系统构建亚健康学科体系,加强亚健康专业人才的培养,是促进亚健康事业发展的重要内容之一。

2. 中医亚健康学的建立

(1)中医亚健康学教材的编写:在亚健康事业蓬勃发展与专业人才供应严重不足的背景下,2008 年国家中医药管理局进行专题立项,中华中医药学会亚健康分会和湖南中医药大学合作,在中和亚健康服务中心和中国中医药出版社的大力支持下,组织百名余专家、学者致力于中医亚健康学学科体系的构建研究,以中医学理论为基础,着手编写中医亚健康专业教材。

教材编写以亚健康的主题为主体内容,以中医学为基础理论,结合现代亚健康及参测技术和干预手段设置课程,以构建亚健康师所必备的基础知识与能力为主要目的,重在提升亚健康师的服务水平,侧重培训教材的基础性、实用性与全面性。读者对象主要为亚健康技师学员和教师,从事公共健康的专业咨询管理人员,健康诊所经营管理人员,从事医疗、护理及保健工作人员,从事保健产品的生产及销售工作人员,从事公共健康教学、食品教学的研究与宣教人员,大专院校学生及相关人员,有志于亚健康事业的相关人员。

中医亚健康专业系列教材第一批出版了 10 本,包括理论基础类:《亚健康学基础》《中医学基础》《中医方药学》;桥梁课程:《亚健康临床指南》《亚健康诊疗技能》;应用课程类:《中医药膳与食疗》《保健品与亚健康》《足疗与亚健康》《亚健康产品营销》《亚健康管理》。在第一批教材的编写完成基础上,编委会又逐渐丰富了应用课程的内容:《亚健康刮痧调理》《亚健康经络调理》《亚健康芳香调理》《亚健康音乐调理》《少儿亚健康推拿调理》《亚健康整脊调理》《亚健康中医体质辨识与调理》。随着亚健康事业的不断发展,中医亚健康学的教材也会不断跟随产业的不断推进而不断更新,以适应人才培养的需求。

(2)中医亚健康科研平台的构建:中和亚健康服务中心(以下简称中心)是经民政部批准,并在国家中医药管理局的业务指导和监督管理下,具有独立法人资格的社会组织。中心是国家批准的唯一的从事亚健康研究、服务、管理,并构建亚健康服务体系,培养亚健康专业人才的一级专业组织。

2014 年,中心成立北京市中和亚健康科学研究院(以下简称研究院),业务主管单位为北京市中医管理局。研究院的主要任务为从事干预亚健康状态的技术、产品、设备以及测评设备的研发;申报和承担国家和行业主管部门委托的科研课题;开展亚健康科研课题的设计和咨询工作;开展相关专业人员的培训;开展学术交流、科学普及活动;承担企业等相关单位委托的亚健康科研课题和开展亚健康干预效果测评服务。

目前在各类科研基金支持下,研究院已确立了"红外热成像技术在中医临床和亚健康干预的应用""中美共建睡眠健康工程""国家儿童健康工程"和"CPC- 测评技术在中医临床和亚健康干预上的应用"四大科研专项研究。随着科研工作的不断进展,将会就更多的亚健康相关科研项目展开合作。

(3)中医亚健康学人才培养体系的建设:2012 年湖南中医药大学获得教育部批准,把中医亚健康学设置为中医学下的二级学科,并获得中医亚健康学硕士与博士学位授予资格,于 2013 年正式向全国招生。湖南中医药大学是目前国内唯一一所具有中医亚健康学硕士与博士学位授予权的高校。以何清湖教授为学科带头人的学科团队成为培养中医亚健康学高层次人才的主要力量,目前已培养中医亚健康学方向博士后 2 名,博士 7 名,硕士研究生若干名。中医亚健康学的学科梯队初步形成。

为了系统构建中医亚健康学人才培养体系,2012 年湖南中医药大学将中医亚健康学系列教材作为大学本科的选修课程,旨在培养中医药院校大学生的亚健康相关基础知识,培养他们在亚健康方向的兴趣,对中医亚健康方向的人才导向起到了一定的积极作用。

2014 年 3 月 29 日,"全国亚健康产业大学生就业创业工程"项目在安徽中医药高等专科学校正式启动,标志着亚健康专业技术型人才以中医药专科学历层次为主的培养模式正式启动。专科学历层次的人才培养弥补了非医疗亚健康专业调理机构实用型人才的严重匮乏问题。

(4)中医亚健康学学科基地建设:2009 年,中和亚健康服务中心联合湖南农业大学、中华中医药学会亚健康分会及湖南中医药大学,以湖南农业大学中药资源与开发系为基础,以作物种质创新与资源利用国家科技部重点实验室、分析测试中心、湖南省天然产物工程技术研究中心和湖南省亚健康诊断与干预工程技术研究中心为研究平台,成立了"国家中医药管理局亚健康干预技术实验室"。在国家中医药管理局指导下,依托中医药学术团体和机构的资源,从事健康、亚健康的教学、研究、管理、服务。推广亚健康知识,培养中医药亚健康专业服务人才,致力于服务全民健康,推进亚健康产业发展。"亚健康实验室"的建立,通过亚健康理论研究、生物工程、生命科学、亚健康诊断治疗、中医诊断治疗亚健康研究等;有助于更好地推广亚健康概念,创新健康理论,倡导健康生活,推行亚健康的检测、预防、治疗、管理、评估理论。形成专业技术体系,开发相应系列健康产品,推进亚健康产业发展迅猛发展。

中医亚健康学学术型高层次人才的培养应放开思路,理论结合实际,真正将中医亚健康的学术理论应用于亚健康产业的发展。因此,以湖南中医药大学为代表,其临床实践基地落地于附属医院的治未病中心;2014 年 9 月湖南中医药大学与北京市中和亚健康科学研究院合作成立"研究生教育培养创新基地",旨在培养中医亚健康专业的研究生的理论联系实际的能力,充分参与亚健康产业的实践活动。在实践中不断发现新的问题,推动学科与产业的相互发展。

(5)中医亚健康学学术环境建设

学科建设的高层次要求应该是良好的学术环境和学术氛围的建设。从 2006 年以来,由中华中医药学会亚健康分会、世界中医药学会联合会亚健康专业委员会和中和亚健康服务中心共同主办,每年举行了"国学国医岳麓论坛""中华中医药学会亚健康分会年会""世界中医药学会联合会亚健康专业委员会年会""治未病及亚健康防治论坛""中医药与亚健康国际学术大会""中医药与亚健康产业创新发展年会"等相关活动,带动了亚健康大检查及亚健康学术交流及科普宣传活动。

(二)中医亚健康学学科建设存在的问题

1. 学科建设仍然处于初期阶段

中医亚健康学是中医学与亚健康学科交叉产生的新的学科。2006 年中华中医药学会发布《亚健康中医临床指南》,标志着亚健康领域的第一个相关标准的发布,也充分肯定了中医学在亚健康领域举足轻重的地位。2007 年由孙涛教授主编的《亚健康学》出版,在对亚健康概念进行全面科学定义的基础上,初步构建了亚健康的理论体系。在此基础上,亚健康系列教材的出版和湖南中医药大学中医亚健康学作为独立专业的成立,正式标志着中医亚健康学学科的建立。

中医亚健康学学科建立到现在不过几年的时间,仍处在初期阶段。学科体系框架的构建基本成型,但具体到各方向的具体规划和建设还远远不够,各方面还有待不断丰富和完善。

2. 学科发展速度无法满足产业发展的需求

"亚健康"这个词汇从 20 世纪 90 年代中期被提出之后,已成为近年来的热门词汇之一。尤其是进入 21 世纪后,人们对于健康水平的追求不仅仅停留在"无病"状态,占据总人群 70% 左右的亚健康人群开始寻求专业的干预手段和方法。亚健康产业开始迅速发展起来,各种养生保健机构及相关产品技术也迅速增多。但由于亚健康学科总体发展水平还处于起步阶段,尤其是亚健康专业人才的数量匮乏和质量低下已成为制约亚健康产业发展的瓶颈。虽近年来高校开始培养亚健康专业的各个层次的专业人才,但远远无法满足迅速迅速发展的亚健康市场对人才的需求。

中医亚健康学是中医学下的二级学科,中医亚健康学理论是建立在中医学理论基础上的。亚健康应用学科分支也以中医学理论为主要支撑,主要以经络调理、体质调理、整脊、刮痧、药膳、足疗等中医传统干预技术为主。随着现代科技的发展及不同学科的相互交叉与融合,亚健康产业的发展需要吸纳更多高新技术开发的产品与技术,而不再仅仅局限于中医传统干预技术与方法。

3. 应用学科体系的建设仍然较为薄弱

目前，中医亚健康学的应用学科体系建设在主干学科体系的基础上逐步完善和扩大。2009年开始，由中国中医药出版社出版的亚健康专业系列教材主要包括《中医药膳与食疗》《保健品与亚健康》《足疗与亚健康》《亚健康产品营销》《亚健康管理》《亚健康刮痧调理》《亚健康经络调理》《亚健康芳香调理》《亚健康音乐调理》《少儿亚健康推拿调理》《亚健康整脊调理》《亚健康中医体质辨识与调理》等内容。

随着新的干预调理技术的不断发掘，将会有更多亚健康应用体系系列教材出版，以丰富不断增长的亚健康产业市场的需求。不断扩大的亚健康产业市场的需求促使新的亚健康调理技术与方法产生，但目前现有的技术与方法仍然无法与快速增长的市场相匹配，学科的发展速度远远落后于亚健康产业的快速增长。由于没有相应的理论指导和技术规范，容易导致养生保健行业出现一些乱象，如养生保健机构从业人员未接受系统的专业技术培训，导致市场秩序混乱；由于缺乏养生保健行业的相关标准，在行业准入和机构、人员、技术、质量等方面标准也存在空白，亚健康市场在管理上容易出现混乱。而以上的问题都是由于中医亚健康学的应用学科体系有待进一步完善。

（三）讨论与总结

自2008年亚健康专业系列教材组织编写以来，中医亚健康学的发展虽然只有短短的7年时间，但已经初步完整地构建了中医亚健康学的学科体系构架。在充分肯定以往所做的工作成绩的同时，也要认清制约中医亚健康学学科发展目前面临的几个重要问题。

市场需求是任何学科和产业发展的第一推动力，社会需求对中医亚健康学科的发展具有重要的导向作用。以亚健康产业拉动学术，学术与产业两者以跷跷板式互动性发展，是中医亚健康学学科体系发展的正确道路。学科发展紧跟市场发展的脚步，加快不同层次人才的培养，以满足快速增长的市场对各种人才的需求。同时，中医亚健康学科的发展要紧紧把握"一个突出""三个结合"，即中医特色要突出，基础与临床相结合、理论与技能相结合、传统与现代相结合。中医亚健康学在发展的过程中，要以中医理论为落脚点，同时探寻与不同学科的交叉点，拓宽思路，不断创新，以求学科建设更加完善。

（来源：张冀东，何清湖，孙贵香，孙涛. 中医亚健康学发展现状与思考. 中国中医基础医学杂志，2016年第22卷第10期.）

六、中医骨亚健康学理论体系的构建

观点采撷

现阶段,中医骨亚健康理论的学术发展相对薄弱和滞后,构建中医骨亚健康学理论体系有着深刻的社会背景和广阔的现实需求。本文立足于中医骨亚健康学理论体系的构建背景,回溯中医骨亚健康学的形成渊源,梳理中医骨亚健康学理论体系的构建内容,初步构建中医骨亚健康学理论体系。

理论体系的构建是促进学术发展的引擎和规范临床行为的基础。目前,"亚健康"理论及其相关产业在我国发展迅速,中医亚健康学的学科体系已初步构建,但中医骨亚健康理论的学术发展却显得薄弱和滞后,构建中医骨亚健康理论体系有着深刻的社会背景和广阔的现实需求。笔者从以下几个方面探讨其理论体系的构建。

(一)中医骨亚健康学理论体系的构建背景

首先,随着健康中国战略的实施,"努力全方位、全周期保障人民健康,从预防开始"已成为新时期卫生工作的新导向,《"健康中国2030"规划纲要》中提出"建立中医养生保健治未病理论技术体系",这为中医骨亚健康理论体系的构建提供了契机。

其次,经济的发展和社会进步所带来的快节奏生活模式改变了人们传统的生活方式,由于不良的生活方式所产生的——颈椎病、腰椎病、肩周炎、骨关节炎等常见筋骨系统疾病越来越多,并且呈年轻化趋势,给人们生活和工作带来巨大困扰,骨亚健康防治形势严峻。

最后,现代"生物 - 心理 - 社会"医学模式的确立,使人们对健康的认识不断深化,对健康的追求程度越来越高,中医"未病先防""欲病救萌"的观念深入人心,中国社会现阶段对于骨亚健康的防治有着巨大的需求力,但是,骨亚健康理论构建尚不完善,骨亚健康服务水平整体低下,干预方法尚不规范,中医骨亚健康学科发展水平还处于起步阶段。

(二)中医骨亚健康学的形成渊源

1. 远古祖先改造大自然的过程是中医骨亚健康学形成的萌芽

远古时代,生活在中国大地上的中华民族祖先,在与大自然的搏斗中,恶劣的生活环境和艰辛的劳动易造成身体的创伤,在不断地尝试各种方法减轻创伤、治疗创伤的过程中,他们发现,选择隐蔽居处、建筑巢穴可以避风寒雨雪及野兽,无形之中可以预防或减少风寒湿痹证的发生。火的使用可以驱散寒冷,温暖人体的肢体关节、胸腹、腰背,还可以加热食物,并发现吃熟食可以缩短对食物的消化过程,获得更多的营养,也阻止了一些肠道传染病的发生;同时,他们还懂得了用火治病的简单医疗方法,如灸芮、温熨等,用以治病除疾,养生防病。这个时期我们的祖先懂得了居处环境的好坏,对于人类生存和发展至关重要。掌握一些简单的养护方法可以强壮身体,增长寿命。说明这一时期一些朴素的骨亚健康防护思想的萌芽已经形成。

2. 防微杜渐的防患意识是中医骨亚健康学形成的哲学渊源

防微杜渐的防患意识包含着未雨绸缪、防患于未然的预见感、危机感和责任感,是中华民族的生存智慧。《周易》云"几者,动之微,吉之先见者也,君子见几而作,不俟终日",指出要善于发现事物微小的征兆,"见几而作"。细微之处也许是祸患之基。老子曰"其安也,易持也;其未兆也,易谋也;其脆也,易泮也;其微也,易散也。为之于其无有也,治之于其未乱。合抱之木,生于毫末;九层之台,作于累土;百仞之高,始于足下",指出事物在未有征兆、力量脆弱、问题细微时容易加以解决,任何细小的事物持续积累都会由弱变强,难以图谋,故而倡导"见微知著",以便及早采取措施。这与中医骨亚健康学遵循的"未病先防、欲病救萌"理念高度一致。

防微杜渐的防患意识还体现着量变与质变的哲学道理。根据量变与质变关系的辩证关系,任何事物的某些性质如果发展到极端,就一定会转变为他们的反面,人体的健康亦是如此。由于生活节奏加快、社会竞争激烈以及环境恶化等原因,很多上班族久坐、久站、长期使身体保持某一姿势,不注重细节、不注重养护,长此以往,导致颈椎病、腰椎病、骨关节病等骨科疾病的产生。在骨亚健康的防护过程中,树立防微杜渐的防患意识,通过养成良好的生活习惯、注重生活起居,消除有害健康的不利因素,形成科学、合理、生态的起居观念,则筋骨康健,可保长久。正如《史记·扁鹊传》曰:"使圣人预知微,能使良医得早从事,则疾可已,身可活也。"从细小入手,见微知著、防微杜渐,防患于未然。正是这种防微杜渐的防患意识,促进了中医骨亚健康学的发展,构成了中医骨亚健康学产生的哲学渊源。

3. "和文化"是中医骨亚健康学形成的文化渊源

"和"是中国传统文化的灵魂,在此基础上形成的"和文化"深刻影响着我们的思维方式、行为态度、人文法则乃至医学理念。《中庸》云"喜、怒、哀、乐之未发,谓之中;发而皆中节,谓之和。中也者,天下之大本也;和也者,天下之达道也。致中和,天地位焉,万物育焉",认为天下若能达到致中和的境界,世间万物均能各得其所,孕育化生,繁荣昌盛。

中医学把"和"的思想贯穿于治疗疾病的始终,"和"既是其出发点也是其目的与归宿。认为中医的生理观为"和",病理观为"不和",诊断观为"察其不和",治疗观为"调其不和",养生观则是"顺应自然,因人而异;动态平衡,维持和谐"。《灵枢•本脏》云:"是故血和则经脉流行,营复阴阳,筋骨劲强,关节清利矣。卫气和则分肉解利,皮肤调柔,腠理致密矣。志意和则精神专直,魂魄不散,悔怒不起,五脏不受邪矣。寒温和则六腑化谷,风痹不作,经脉通利,肢节得安矣,此人之常平也。"这说明机体健康在于气血和、志意和、寒温和。经脉通,人体康健,则筋骨劲强,关节清利,分肉解利,经脉通利,肢节得安。

骨亚健康调理的目的就是采用调节、调和为主的方法,保持筋骨系统功能状态的和谐平衡,使人体自身达到中和的境界。"和文化"从文化角度为中医骨亚健康学的产生提供了文化涵养。

(三)中医骨亚健康学理论体系的构建内容

1. 中医骨亚健康学的概念内涵

(1)骨亚健康:亚健康是指机体在无器质性病变情况下发生一些功能性改变,作为一种中间状态,既是一种动态过程,又是一个独立的阶段。主要表现为一定时间内的活力降低,功能和适应能力减退,虽有症状或体征,但又未达到疾病的诊断标准。笔者认为,骨亚健康是一种筋骨系统的亚健康状态,包含了狭义、广义两种内涵。狭义的骨亚健康仅指骨的亚健康,是指骨健康和骨质疏松症之间的状态,即骨量丢失、骨密度下降,但尚不能诊断为骨质疏松症的状态;广义的骨亚健康状态是指人体筋骨系统处于疾病与健康之间的一种低质状态,无临床症状或症状感觉轻微,但已有潜在病理信息,如筋骨已呈失衡状态,但影像表现或实验室指标未达到临床诊断为某一疾病的状态;虽未患病,但已有程度不同的各种患病的危险因素,如出现了筋骨系统的疲劳不适、酸困不舒、疼痛不耐等功能性为主的表现,具有发生筋骨系统某种疾病的高危倾向,包括了骨关节疾病的前期。

(2)中医骨亚健康学:中医骨亚健康学,是在中医基础理论指导下,根据人体筋骨系统的生理特点和发展规律,综合运用相关诊断方法,判定、识别骨亚健康状态,采用相关方法、技术,养筋护骨,预防疾病;调偏救弊,复衡守常,促进骨亚健康状态向健康状态转化的一门实用学科。

2. 中医骨亚健康学构建的学科基础

（1）中医基础理论是中医骨亚健康学的理论基础：骨亚健康理论中的未病先防理念与中医学保精养气理论密切相关。正虚邪侵是疾病发生的关键因素，《素问·刺法论》："正气存内，邪不可干"。强调人体正气是预防疾病的重要力量，在骨亚健康调理过程中，一方面要顺应四时变化，科学起居，生活规律，保持情志调畅等保养正气；另一方面要注意防御不正之气及外来疾病因素，做到"虚邪贼风，避之有时"，才能实现人体筋骨康健、运动自如的目的。

中医学的体质学说为亚健康状态的调理提供依据。《灵枢·寿夭刚柔》言"人之生也，有弱有强，有刚有柔，有长有短，有阴有阳"，"形有缓急，气有盛衰，骨有大小，肉有坚脆，皮有厚薄，其以立寿夭"，这是对人之生来体质即有差别的原则论述。在骨亚健康状态的调理过程中，根据人体质的差异，选择应用合适的调理方法，调整机体的阴阳偏颇，防止疾病的发生。

《黄帝内经》中对人体不同性别、不同年龄段的生长发育规律做了精妙的观察和科学的概括，这对当前运用中医方法辨证论治调理骨亚健康提供了理论基础。运动养形是骨亚健康重要的调理方法，华佗创五禽戏健身法以养生保健，通过运动锻炼养生防病，对预防骨关节疾病的发生具有积极意义。饮食是骨骼营养的来源，是维持人体骨骼健康的物质基础，《灵枢·九针论》云"病在筋，无食酸；病在气，无食辛；病在骨，无食咸；病在血，无食苦；病在肉，无食甘"，认为饮食性味可以影响筋骨的状态，为合理膳食调理筋骨亚健康奠定了基础。

（2）"治未病"思想对中医骨亚健康学具有重要指导作用：亚健康属于中医"治未病"的范畴。中医"治未病"思想及其理论体系可指导亚健康的临床辨识及干预。亚健康的预防思想源于《黄帝内经》的"治未病"理论。《黄帝内经》云"以之治身，可以消患于未兆"，认为医学的目的首先是"消患于未兆""济赢劣以获安"，其次才是治病。这里的"未兆"和"赢劣"就是所说的亚健康状态。《灵枢·官能》谓："是故上工之取气，乃救其萌芽。""萌芽"即是亚健康阶段。就是说，人体尚未发生疾病，但是人体阴阳平衡已出现偏差，病属初期，"救其萌芽"才是高明的医生所为。这与中医骨亚健康学强调的"调偏救弊"实质是一样的。

亚健康的概念相当于"未病"中的潜病未病态和欲病未病态范畴。亚健康作为未病四态的重要组成部分，在临床干预过程中，可借助中医辨证思维阐述其病因病机，并以治未病的原则进行辨证论治。中医治未病重视体质、情志、环境、生活习惯等因素在疾病发生、发展、预后方面所起的作用，重视对机体整体功能状态的调理。因此,"治未病"思想能够对亚健康的防治起到很好的指导作用。

（3）平乐正骨为中医骨亚健康学的构建提供重要支撑

1）平衡理论深化了对中医骨亚健康的认识：平乐正骨作为我国著名的中医骨伤学术流派,长期致力于人体筋骨系统疾病的预防、治疗、康复和养护,形成了科学的理论体系。平乐正骨平衡理论认为,人体是一个内外平衡的有机体,"衡则泰、失衡则疾"。平衡是人体生命健康的标志,健康之法本于平衡而守于平衡,治伤之要着眼于平衡而求于平衡。在平衡理论指导下,平乐正骨把人体筋骨整体状态分为健康状态、亚健康状态、疾病状态3种层次。筋骨亚健康状态、疾病状态是人体内外失衡的结果,这丰富了中医骨亚健康学的概念内涵。平乐正骨把"失其度、离其常、积微甚"作为筋骨亚健康状态、疾病状态发生的主要发生模式,发展了中医骨亚健康学的发病学说。

2）平乐正骨规范了骨亚健康调理原则和方法：平乐正骨把"注重人体气血平衡、维持人体五脏平衡,坚持筋骨互用平衡,保持起居平衡"作为骨亚健康调理的重要目标和手段,在长期的临床实践中形成了系统的养骨原则及具体可行的操作方法,养骨原则包括法天顺地、形神共养、动静结合、协调平衡、保养精气5个方面；养骨方法包括体质养骨法、情志养骨法、起居养骨法、膳食养骨法、运动养骨法、药膳养骨法、四时养骨法、调气养骨法、手法养骨法、音乐养骨法、器械养骨法等11种方法。平乐正骨养骨的理论、原则、方法,特点鲜明,自成体系,具有重要的理论意义和实践价值,为中医骨亚健康学的构建提供有益借鉴。

3. 中医骨亚健康的判定与评估

骨亚健康的科学判定与评估是实现临床精准干预和调理的前提。在中医传统诊断方法的基础上,采用多学科方法,从宏、中、微观3个层次分析骨亚健康状态的构成要素,运用现代科学技术,开展骨亚健康状态评估方法研究,制订主观和客观互参、定性和定量兼容的骨亚健康状态辨识指标体系,为制订个体化干预方案提供可靠依据。红外热成像技术作为中医学领域的研究热点,在筋骨系统定位诊疗方面具有明显优势。肌骨超声除了可以提供筋骨系统相关组织清晰的解剖图像外,还能动态观察其在运动状态下的图像变化,同时还可以实施超声引导下的实时治疗。这些技术为骨亚健康的判定及评估、调理提供了量化、客观化的方法。

（四）结语

随着大健康时代的到来,中医骨亚健康学所倡导的"健康至上""防重于治"的理念与健康时代要求相吻合。任何学科的发展都经历了从无到有、从小到大的过程,中医骨亚健康学理论体系的构建还处在初级阶段,由于学科的发展与理论的突破与新方法和新技术的引入和应用密切相关。因此,在中医骨亚健康学理论体系的构建过程中,在继承、发展传统理论的同时,还要坚持理论创新,充分结合现代科学技术手段,注重新方法和新技术的总结吸收,不断丰富、发展中医骨亚健康学相关理论,促进中医骨亚健康学术的不断进步。

（来源：李峰,何清湖,郭艳幸,郭珈宜,易亚乔,孙贵香,范仪铭.中医骨亚健康学理论体系的构建.中华中医药杂志,2019年第34卷第5期.）

第五章　专业建设

一、中西医结合高等本科教育的思考

编者按

中西医结合高等本科教育自 1991 年广州中医药大学在七年制中医学专业中开设中西医结合临床医学方向起步，至今已有 15 年历程。在这个发展历程中，中西医结合高等本科教育事业在困难中前进，取得了有目共睹的成就。但是目前中西医结合本科教育的发展还远远滞后于社会需要。为此，我们必须清楚现状，把握机遇，勇于挑战，促进中西医结合教育事业及整个中西医结合事业长足发展。

（一）中西医结合应纳入高等本科教育体系

1991 年广州中医药大学在七年制中医学专业中开设中西医结合临床医学方向，标志着中西医结合高等本科教育的起步；1992 年泸州医学院率先在五年制中医学专业中开设中西医结合方向；1993 年湖南中医学院在湖南省教育厅的批准下正式开设五年制中西医结合临床医学专业；1995 年湖南中医学院编写出版了我国第 1 版自编中西医结合五年制临床系列教材；2000 年教育部回复人大代表、政协委员暂不作为专业，可在七年制中医学专业试办中西医结合临床医学方向，各校可自主成立中西医结合系（学院），中西医结合高等教育事业得到国家政策支持；2001 年湖南中医学院出版了我国第 1 版自编中西医结合七年制临床系列教材；2002 年教育部批准泸州医学院、河北医科大学、湖南中医学院等部分院校在专业目录外设置中西医临床医学专业；2003 年中西医结合规划教材建设委员会主张专业名为"中西医结合临床医学"；2005 年凝聚了全国 40 多所医药院校 200 余名中西医结合专家心血的我国第 1 版中西医结合规划教材（第一批 16 本）正式编写出版，这是中西医结合高等本科教育事业发展过程中具有"里程碑"式意义的事件,标志着中西医结合教育由零散走向规范。

中西医结合高等本科教育从无到有,从小到大,从零散走向规范,不断发展,成绩斐然,但是仍然面临一些问题。一是教育部本科专业目录中无中西医结合专业;二是现有的专业名称为"中西医临床医学",没有"结合"二字;三是仍有许多院校仅作为中医学专业的一个方向。也就是说,中西医结合还未被国家正式纳入高等本科教育体系。

我们认为,从中西医结合教育发展现状及社会对中西医结合人才需要的现实出发,中西医结合应纳入高等本科教育体系,其原因在于:①一个学科人才的培养应以本科教育为基础,否则会出现"高位截瘫",人才的培养规格狭窄,其规模难以满足社会的需求,必将影响中西医结合学科的发展。②我国卫生政策中强调中医、西医、中西医结合三支力量齐头并进,共同发展。中西医结合是我国卫生服务体系具有特色的一支重要力量,如缺乏适当规模的高等本科教育,将出现后继乏人,国家的卫生政策将无法得到贯彻执行。③中西医结合学科和学术发展取得很大进展,国务院学位委员会和教育部已将中西医结合学科列为一级学科,下设中西医结合临床和中西医结合基础两个二级学科,随着学科的进一步分化,中西医结合学科将与临床医学、中医学等其他学科一样,列入主要学科建设,进行博士和硕士研究生培养,并设有博士后流动站。④ 15 年的中西医结合高等本科教育已为社会培养了一批中西医结合人才,促进了中西医结合学科的发展,缓解了社会对中西医结合人才需求的矛盾,这些已充分说明,中西医结合纳入正式高等本科教育体系是十分必要的。

(二)中西医结合高等教育的办学层次

考虑中西医结合发展现状,我们主张,目前应构建多层次的中西医结合高等教育办学体系。包括三年制中西医结合临床医学专业的专科教育,五年制中西医结合临床医学专业的本科教育,七年制(本硕连读)中西医结合临床医学专业的本科教育、中西医结合(含临床与基础)硕士研究生教育、中西医结合(含临床与基础)博士研究生教育和中西医结合(含临床与基础)博士后工作流动站。其理由在于:①我国各地的经济、文化发展不平衡,城乡差别较大,特别是城乡之间医疗卫生发展水平与要求差异较大。为此,应根据各地的具体情况,培养与其相适应的中西医结合人才,满足不同层次对中西医结合卫生服务的需求;②中西医结合作为独立的一级学科本身也存在阶段性和一定的不成熟性,有初级的结合,也有高级的结合,有中西医医术之间的相互弥补,也有理论上的相互结合等,否认初级的结合也就谈不上高级的结合。

(三)中西医结合本科教育的培养模式

在探讨中西医结合高等本科教育培养模式问题上,不同的专家有不同的主张,综合起来,主要有"两个基础,两个临床""一个基础,一个临床"和"两个基础,一个临床"这三种教育培养模式。不同的教育模式具有各自的特点。

1. "两个基础,两个临床"培养模式的优点在于能够保证中、西医两个医学体系从基础到临床的系统教育,能够让学生在学习和实践中去把握和探索中西医结合。其缺点在于部分临床课程重复教学,特别是中西医临床结合的新进展、新成果未反映于教学,缺乏中西医结合的特点、特色与优势。

2. "一个基础,一个临床"培养模式的优点在于能够体现中西医结合学科的特点和特色,充分展示该学科发展所取得的新成就。其缺点在于过于超前,由于中西医结合基础各分化学科尚不成熟,公认度较差,"一个基础"会使中、西医基础理论的学习缺乏系统性,难以支撑中西医结合临床的进一步学习。

3. "两个基础,一个临床"培养模式的优点在于"一个临床"能充分反映中西医结合临床学科发展的现状,使中医和西医的"病证结合,优势互补"融入教学之中,体现中西医临床结合的特色与优势;"两个基础"能使中、西医的基础理论得到系统学习,为中西医结合临床课程学习打好基础。其缺点在于中西医结合基础研究的新进展、新成果难以在教学中得到充分反映。

我们认为,"一个基础,一个临床"的培养模式是中西医结合教育的理想模式,但是鉴于中西医结合教育事业目前尚处于起步阶段,其学科发展处于初级阶段,因此,能充分反映中西医结合临床学科发展现状的"两个基础,一个临床"的培养模式和课程体系设置是目前较为理想的培养模式,已得到普遍认同。

(四)中西医结合本科教育的教材建设

1. 必要性与可行性

规划教材建设是中西医结合高等本科教育发展的一个重要内容,是中西医结合本科教育教学的需要,是中西医结合临床医疗规范的需要,是中西医结合执业医师、中高级技术资格考试的需要,也是中西医结合学科发展的需要——学科体系标志性成果。目前,进行中西医结合专业规划教材建设具备一定的可行性:即"两个基础,一个临床"的培养模式与其相配套的课程体系已经形成；湖南中医学院、贵阳中医学院、广州中医药大学、成都中医药大学等院校先后自编了中西医结合系列教材，为中西医结合教育教材建设奠定学术基础；中西医结合临床与中西医结合教育的广泛开展，造就了一批中西医结合临床与教学专家为中西医结合的专业设置提供了人才保证；相关的国家行政、学术机构、高等院校、出版社的支持为中西医结合本科教育提供了组织保证。

2. 规划教材建设的整体思路

根据中西医结合科学发展的现状与特色——先临床后基础；教材建设既满足本专业教学的需要，也能为本专业临床学科的医政管理服务；先行出版的16本教材，包括引导性课程、中西医结合临床专业设置课程和中西医结合临床学科建设备选教材为教材建设奠定了良好的基础。

3. 规划教材的特点

中西医结合规划教材在编著过程中应当遵循以下特点：病证结合的主体思维；中、西医求同存异，相互比较，优势互补；充分反映中西医结合所取得的"有机结合"成果。

4. 基础课程教材建设的设想

在中西医结合临床规划教材出版之后，下一步需要完善的是基础课程教材建设。基础课程教材建设的总体思路是：基础课程教材的建设应与培养模式一致；尊重学科发展的现状，突出教材的系统性、科学性、先进性、适用性和启发性；体现中西医结合的特点和特色。具体课程设置可分三大块：中医学基础（中医基础理论、中医诊断学、中药学、方剂学、针灸推拿学、中医经典选读、中医各家学说）、西医学基础（正常人体解剖学、组织学与胚胎学、生理学、生物化学、病原与免疫学、病理学、病理生理学、医用生物学、药理学、西医诊断学、局部解剖学）和改革教材——中西医结合基础（中西医结合生理学、中西医结合病理学、中西医结合免疫学、中西医结合诊断学、中药临床药理学、中西医结合思路与方法等）。

（五）与中医学专业人才培养的异同

中西医结合事业的发展，教育是基础，人才是关键。中西医结合专业人才培养要突出自身特色。既要吸取中医学专业办学的经验，强化中医学基本理论的系统学习，更要加强西医基础理论的系统学习；要使中、西医临床相互结合，实行一体化；要重视强化学生中西医结合的创新能力、诊疗思维、实践能力和自学能力的学习；进一步加强学生综合素质的教育。

（六）中西医结合的临床课程和实践教学

中西医结合临床课程和实践教学是中西医结合本科教育最能体现特色之处，应该大胆创新，勇于探索，创建有中西医结合特色的临床实践教学体系。要不断构建和完善中西医结合临床实践教学体系，包括：临床课程学习和实习计划与大纲；临床实习指南；临床实习考核大纲；探索多种形式实习的方法，以异途同归而达到中西医结合的目的。要构建中西医结合临床实践教学基地，花大力气建设附属中西医结合医院；充分利用中医医院、西医医院的教学资源为中西医结合教育服务；走出去，拓宽学生实习渠道，以开阔视野，并有利于学生就业。要强化学生中西医结合临床诊疗技能和诊疗思维能力的培养；提倡案例式教学，编写出可供使用的案例式教学范本和部分音像制品与多媒体课件，通过案例式教学，解剖麻雀，举一反三；提倡临床课程床边教学，让学生真正做到早临床、多临床与反复临床，提高本专业学生的临床实践能力。

（来源：何清湖，刘朝圣，雷晓明. 中西医结合高等本科教育的思考. 中国中医药现代远程教育，2005 年第 3 卷第 12 期.）

二、构建中西医结合教育模式，培养创新性人才

> **观点采撷**
>
> - 构建"一体两翼"培养模式，强调一体化的教学方法，蕴育创新环境。
> - 开设创新课程，全面提升学生创新素质。
> - 利用科研成果转化为教学内容，在实践中培养科研创新能力。
> - 拓开教学时空，开辟第二课堂，培养观察、实践、创新能力。

创新是人类文明的源泉。江泽民同志说："创新是一个民族进步的灵魂，是一个国家兴旺发达的不竭动力。"培养具有创新意识、创新能力和创业精神的人才，是知识经济时代高等学校培养高层次人才的重要内涵。培养创新性中医药人才同样也是高等中医药院校的重要任务。中西医结合高等本科教育从 20 世纪 90 年代初期开设中西医结合临床医学专业开始，至今已有 13 年历程，为我国卫生事业培养了一批人才。但中西医结合人才如何培养，一直存在争议。湖南中医药大学作为最早开办中西医结合高等本科教育的院校之一，较早提出"两个基础，一个临床"的培养模式，在教学过程中强调创新能力的培养。经过 10 余年的探索与实践，在构建中西医结合教育模式，培养创新

性人才方面,积累了一定的经验,现总结如下:

(一)构建"一体两翼"培养模式,强调一体化的教学方法,蕴育创新环境

由于中西医结合高等本科教育是新生事物,无经验可循,在探讨中西医结合高等本科教育培养模式问题上,不同的专家有不同的主张,一直存在争议。我们在教学实践过程中,在全国较早提出"两个基础,一个临床"的培养模式和课程体系设置,即中医基础和西医基础课程分别由中医、西医讲,临床课程中、西医结合在一起讲,要求临床课程教师用"一张嘴"说话。为适应这一培养模式,湖南中医学院还先后于1995年、2001年编写出版了中西医结合临床系列教材,在全国产生较大影响,先后作为中西医结合执业医师资格考试和中西医结合类中级技术资格考试蓝本教材。"两个基础,一个临床"的培养模式的优点在于"一个临床"能充分反映中西医结合临床学科发展的现状,使中、西医的"病证结合,优势互补"融入教学之中,体现中西医临床结合的特色与优势;"两个基础"能使中、西医的基础理论得到系统学习,为进一步的中西医结合临床课程学习打好基础。"两个基础,一个临床"的一体两翼的培养模式更适合目前中西医结合发展的现状和水平,现已得到全国同行的认可。

中西医结合事业本身就是一个不断探索的过程,特别需要改革意识和创新精神。实行"两个基础,一个临床"的培养模式,对从事该专业教学教师尤其是临床课程教学教师的理论素养和知识结构提出了许多新的要求和挑战。"一个临床"的教学模式要求从事中西医结合临床课教学的教师,既要懂中医,又要懂西医,还要掌握所讲授课程中医、西医、中西医结合研究的最新进展及动态,将其吸收入教学中。这就要求临床教学教师除了要有较扎实的中、西医学知识之外,还要有创新意识,要勇于创新教学方法,改革教学模式。湖南中医药大学高度重视中西医结合临床师资的选拔和培训,目前中西医结合学院的30余位临床专职教师队伍中,大部分具有博士学历,理论素养较高,而且形成了浓厚的科研和创新氛围,教研和科研成果卓著。教师自身具有较好的创新意识和科研素质,自然而然地在其教学过程中会向学生灌输创新思想,培育创新的沃土。湖南中医药大学中西医结合专业学生的特点之一就是思维活跃,勤于思考,勇于开拓,已形成良好的创新学习环境。

(二)开设创新课程,全面提升学生创新素质

课程的改革与创新是我国当今改革教育培养创新性人才的基础和核心。

为了提升学生的创新素质，我们在教学过程中，除了完善优化必修课程的设置外，还开设了《中医科研设计与统计方法》以及《中西医结合思路与方法》等创新性课程。《中医科研设计与统计方法》由湖南中医药大学中西医结合学院王净净教授主讲，使用教材《中医科研设计与统计方法》（由湖南科学技术出版社出版）为王净净教授所主编，旨在通过对中医药科研设计基本方法的介绍，让学生从本科阶段起就掌握科研创新的基本原则和方法，充实其科研创新的基本素质，激发其创新灵感。课程自设置以来，选修率一直达98%左右。《中医科研设计与统计方法》于1998年获湖南省科学技术进步奖一等奖，湖南省科学技术进步奖三等奖。《中西医结合思路与方法》自1996年开始在中西医结合本科班开设，先后由凌锡森、何清湖教授主讲，现使用教材《中西医结合思路与方法》（由人民军医出版社出版）为何清湖教授与凌锡森教授主编，作为一门指导性课程，旨在通过对中西医学模式方法和中西医结合的内涵和外延、中西医结合研究与实践的指导性原则和基本方法的介绍，让学生掌握中西医结合的思维方法和技术方法，增强其专业兴趣和专业意识。《中西医结合思路与方法》课程的开设及教学获湖南中医药大学2006年教学成果奖一等奖。这些专业特色浓厚的创新课程的设置，为学生创新素质的培养提供了时空条件和知识、技能、方法的准备。

（三）利用科研成果转化为教学内容，在实践中培养科研创新能力

湖南中医药大学中西医结合学院师资力量相对雄厚，科研创新能力较强，近10年来，中西医结合学院先后获国家自然科学基金资助科研项目11项，国家科技攻关项目2项，省部级科研项目60余项，获省部级科研奖项29项，其他科研、教研奖项21项，科研创新氛围浓厚。这些科研成果是创新教学的丰富资源。在教学过程中，我们主张专职教师将自己的科研思路和体会转化为教学内容，就自己的研究领域在课堂教学时适当向纵深拓展，让学生了解中医药研究领域的新进展、新发现，以及今后研究探索的方向。另外，根据学生个性，选拔一些基本功较扎实的高年资本科学生，让他们较早参与科研过程，在实践中掌握创新方法，培养创新思维。

（四）拓开教学时空，开辟第二课堂，培养观察、实践、创新能力

在培养高素质创新性人才的思想指导下，中西医结合学院积极拓开教学时空，充分开辟第二课堂，发展和完善"课堂教学 - 校园文化和科技活动 - 多种社会实践"三位一体的培养途径，给学生创造一种全方位培养创新能力的氛

围、环境和机会。具体措施包括：

1. 开办"岐黄论坛"校园学术网站，通过网上教学、网上辩论等方式，拓展教学时空。

2. 开展具有中西特色的"中西论坛"学术文化交流活动。通过"中西论坛"这个学生组织的学术交流平台，定期邀请知名专家教授进行学术讲座，以拓宽学生视野，激发学习兴趣。先后登临"中西论坛"的专家有：中国中西医结合学会秘书长陈士奎教授，教育部长江学者计划长沙首席科学家、留美博士、湖南师范大学张健教授，以及本校知名教授尤昭玲、蔡光先、吴子明、田道法、何清湖、何泽云、王若光等。

3. 积极组织学生开展社区医疗和暑期"三下乡"活动，通过下乡实践，了解社会对医药的现实需求，激发学习的动力和兴趣，让同学们更多地在实践中获得真知，增强"面向"和"服务"意识。历年来，中西医结合学院组织的"三下乡"活动都因表现突出被评为学校的优秀团队，2003 年还获得了湖南省团委的优秀表彰。自 2003 年起，我们还开展了暑期"三个一"工程，要求学生暑假期间都必须完成一篇科技论文、一份社会调查、一项小发明，"逼"学生开动脑筋，主动去发现问题，解决问题。

4. 鼓励学生参加校、省、国家各级创新赛事活动，成立专项基金予以奖励和资助，并配备专业教师予以指导。正是由于有浓厚的科研创新氛围，加上学校重视，我中西医结合学院的学生在各类级别的创新赛事活动中取得很好的成绩。其中，2003 年由何清湖教授指导的姚小磊同学论文"论房水循环与五轮的关系及其应用于治疗五风的内障"获全国大学生科技竞赛"挑战杯"科技论文奖三等奖；由湖南中医药大学中西医结合学院雷磊教授指导 2001 级 7年制林志宏同学的论文"中草药在电话机消毒杀菌方面的应用研究"获湖南省中医药院校科研论文大赛二等奖，雷磊教授指导 2001 级 7 年制刘杰同学的论文"试述脐疗防治慢性疲劳综合征"在《中医药导报》上发表；在湖南中医药大学举办的多次校级创新赛事活动中，中西医结合学院学生几乎包揽所有的奖项。

5. 划拨专项经费鼓励学生独立开发科研项目，从选题、立项到科研都以自主完成为主，配备专家教授予以指导、咨询。完善奖励激励机制，制定学院关于学生科技创新的奖励规定，鼓励学生参加科技创新活动，发表创新论文，研发创新成果。让学生的创新活动得到坚实的物质保障。

通过构建"一体两翼"的培养模式，完善课程体系设置，开设创新课程，将科研成果转化为教学内容，积极开设第二课堂这些方式，培养了一批具有创新意识的中西医结合人才，并促进了学科的建设和发展。

（来源：何清湖，刘朝圣. 构建中西医结合教育模式　培养创新性人才. 中国中医药现代远程教育，2007 年第 5 卷第 4 期.）

三、《普通高等学校本科专业目录　中西医临床医学专业》解读

> 2012 年，教育部颁布了新的《普通高等学校本科专业目录》，笔者是其中《中西医临床医学专业》的起草者，本文对该专业的专业名称、培养目标、人才培养质量、实践实验教学等内容进行解读，认为新版专业目录的颁布实施，将对中西医临床医学专业的办学起到积极引导作用，对提高人才培养质量具有重要意义。

2012 年，教育部颁布了新的《普通高等学校本科专业目录》（以下简称《专业目录》），2013 年开始执行实施。对比 1998 年版，新《专业目录》仍然按照学科门类、专业类和专业三个层次进行划分，学科门类由 11 个增加到 12 个，增加了艺术学门类，专业类由 73 个增加到 92 个，专业由 635 种调减到 506 种。其中医学门类下设专业类 11 个，44 种专业，中西医结合类（目录代码：1006）下只有中西医临床医学（目录代码：100601K）一个专业。众所周知，《普通高等学校本科专业目录》是高等教育工作的基本指导性文件之一，它规定专业划分、名称及所属门类，是设置和调整专业、实施人才培养、安排招生、授予学位、指导就业、进行教育统计和人才需求预测等工作的重要依据。

笔者参与了《专业目录》中《中西医临床医学专业》的起草和审稿工作，兹就该专业目录内容谈谈个人体会与认识，并就教于同行。

（一）关于专业名称

《专业目录》中本专业名称为"中西医临床医学"，属"中西医结合类"，而非"中西医结合临床医学"。这说明本学科专业目前仍处于中西医结合的初级阶段，还未能真正的"结合"。我们很多中医药院校教师甚至从事中西医临床医学教育的教师对这一规范专业名称并不是很了解，一些院校在招生目录、专业设置、专业介绍中习惯用"中西医结合临床医学"或"中西医结合医学"，这是不规范的。教育部《普通高等学校本科专业设置管理规定》强调，高校在设置办学专业时，专业名称必须与《专业目录》中的专业名称一致，否则不予承认。

（二）关于培养目标

对中西医临床医学专业培养目标,《专业目录》中明确指出：本专业培养具备良好的人文、科学和职业素养,较为系统的中、西医学基本理论、基本知识、基本技能和对常见病、多发病进行中西医结合临床诊疗的能力,能在医疗卫生领域从事医疗、预防、保健、康复等方面工作的中西医临床医学应用型人才。专业培养目标是专业目录的核心内容。"中西医临床医学"专业培养目标有几个特点值得关注。

1. 将人才培养目标定位为"应用型人才"

笔者认为,中西医临床五年制本科教育这一目标定位是比较合理的。既往的专业目标定位中,有些院校描述为"医学高级人才",有些描述为"医学复合型人才",都定位过高。短短五年本科教育,学生既要掌握中医药基本知识,又要掌握西医学基本知识,我们不可能培养出"复合型人才"或"高级人才",我们培养的应该是应用型的"准中西医结合执业医师"。合理的目标定位,将对教学过程起到指导性作用。

2. 强调人文、科学和职业素养的培养

医学是科学学科,必须强调求真务实的科学素养。医学服务的对象是人和人的生命,因此必须强调救死扶伤、生命至上、医德为先的职业素养。而随着医学模式向生物 - 心理 - 社会医学模式的转变,还需特别重视医学生人文素养的培养。医学关注的不仅仅是疾病本身,医疗活动背后还具有文化、政治、经济、伦理等各种社会因素;疾病也不仅仅是身体的疾病,而是致病因子使人的生理和心理活动交互作用的结果,是社会和环境因素参与的结果。因而,这就要求临床医护工作者不仅要具备扎实的专业知识和临床技能,还提出了更高的人文素质要求。人文素质是人文知识和人文精神的外在表现,涉及如何处理人与自然、人与社会、人与他人的关系以及人自身的理念、情感、意志等社会属性方面的问题,是通过观念意识、品德情操、心理性格、价值取向和文化修养的外现而展示出的个人特征。医学生只有拥有了浓厚的人文素质底蕴,具备关注人类生存价值与精神关爱的能力,才能成长为合格的医学工作者,才有为患者提供更人性化的医疗服务。

3. 强调中、西医学三基知识和对常见病、多发病的中西医结合诊疗能力

本专业的目标定位应该是应用型"准中西医结合执业医师",因此应构建适应执业医师资格考试制度的教学体系和内容,在专业知识培养中强调学生掌握较为系统的中、西医学基本理论、基本知识、基本技能和对常见病、多发病进行中西医结合临床诊疗的能力。

4. 专业就业领域宽泛

《专业目录》指出本专业学生能够从事"医疗卫生领域"有关"医疗、预防、保健、康复"等方面的工作。中、西医医疗卫生领域工作包括临床、科研、教学、预防、保健、康复、文化、产业等宽泛领域，不仅仅指临床工作，我们在教学和指导学生就业过程中，一定要树立大医疗的概念，鼓励学生从事不同领域的工作。

（三）关于专业知识和能力要求

对本专业毕业生应获得的知识和能力，《专业目录》列举了13条基本要求：①掌握中医学、西医学和中西医结合临床的基本理论和基本知识；②掌握中西医结合临床的思维方法和临床诊疗技术；③掌握全科医学思想、全科医生的工作任务、方式和必要的预防医学知识以及常见传染病防治原则；④熟悉国家医疗卫生相关的方针、政策和法规；⑤熟悉伦理学、心理学等相关人文社会科学和自然科学的基本知识；⑥了解中西医结合的发展动态和行业需求；⑦具有正确的价值观、良好的职业道德和团队协作的能力；⑧具有运用中西医结合方法对常见病、多发病进行临床诊疗和危急重症进行初步诊断和急救处理的能力；⑨具有与患者及其家属有效沟通及对患者和公众进行健康教育的能力；⑩具有阅读中医古典医籍和医学相关文献以及利用现代技术获取信息的能力；⑪具有初步的中西医结合科学研究能力和实际工作能力，具有一定的批判性思维能力和创新精神；⑫具有自我完善、不断追求卓越的意识和自主学习、终身学习的能力；⑬具有依法行医和在执业活动中保护患者以及自身合法权益的意识与能力。

人才质量标准是教师教学和学生学习的指南，是制订教学计划的基础，是学校、上级教育主管部门和社会检查毕业生质量的依据，对教学过程和环节具有杠杆调节作用。可以看出，新版《专业目录》对中西医临床专业毕业生的知识和能力要求是比较全面的，体现了几个特点：①以完成本科教育目标，突出学生综合素质教育为基本目标；②强调以能力培养为核心，促进学生知识、技术、职业素质全面发展；③突出中西医结合教育特点，强调实践、创新与中西医临床思维能力培养。④注重自主学习、终身学习能力的培养。开设中西医临床专业的高等院校，在教学实施过程中，只有认真把握人才质量标准要求，认真实施特色教学，严把质量关，才能培养一批具有中西医结合特色的合格人才。

（四）从主干学科和核心课程看培养模式

《专业目录》中本专业主干学科包括：中医学、基础医学、中西医结合。主干课程10门，包括中医基础理论、中医诊断学、中药学、方剂学、正常人体解剖学、生理学、病理学、诊断学基础、中西医结合内科学、中西医结合外科学。

从主干学科定位和核心课程设置来看，体现了"两个基础，一个临床"的"一体两翼"培养模式，即中医学基础、西医学基础和临床课程中西一体化。这一培养模式也是目前全国开设中西医临床专业院校普遍采用的培养模式。笔者认为"两个基础，一个临床"的培养模式符合当前中西医结合学科发展现状，适合五年制本科专业培养需求，但在具体实施过程中，应该思考如何强化中西医临床专业学生中医药学的基础，尤其是经典理论的基础，另外，加强中西医结合临床一体化教学师资培养也是亟待解决的问题。

（五）关于实践、实验教学环节

《专业目录》指出，本专业主要实践性教学环节有：基础医学实验、临床技能训练、临床见习、临床实习、科学创新活动、社会实践等。主要专业实验包括：生理学实验、生物化学实验、病理学实验、药理学实验、中医基本技能训练、诊断学技能训练、中西医结合内科技能训练、中西医结合外科技能训练等。

现行的中西医结合专业的教育模式仍然沿用"授-受"的模式，采用的仍然是以班级授课和集体教学为主的模式，忽视了临床操作能力和临床工作素质的培养，拉宽了教学与临床实际应用之间的距离。《专业目录》重视实践和实验教学，是很大的一个亮点。我们在教学过程中，要积极进行教学探索和教学改革，合理设置理论教学和实践教学的教学时数比例，规范实践教学和技能训练，培养学生的创新意识、创新能力、实际动手能力、科研学术素养和综合素质。

总之，新版《普通高等学校本科专业目录》的颁布实施，是贯彻落实教育规划纲要、落实和扩大高校办学自主权的重要举措，对提高本科人才培养质量具有十分重要的意义。广大中西医结合教育工作者应该认真学习《中西医临床医学专业目录》内容，深入思考中西医临床医学专业的培养模式和教学方法，积极开展教学改革，从而促进中西医结合教育事业的健康发展。

（来源：何清湖，刘朝圣.《普通高等学校本科专业目录——中西医临床医学专业》解读. 中医教育，2014年第33卷第1期.）

四、"本科教学工程"建设视角下中西医结合本科教育的审视与思考

编者按

当前,进一步提高本科教学质量是高等学校建设的一项中心工作,为此,教育部、财政部决定在"十二五"期间继续实施"高等学校本科教学质量与教学改革工程",中西医结合高等本科教育起步较晚,取得了较大的成绩,但也面临发展过程中的问题,要借"本科教学工程"的契机,开展新形势下人才培养模式、课程体系、师资队伍建设、课程教材、教学方法、质量评价体系等影响本专业教育教学质量关键环节的研究,进行中西医结合本科教学综合改革。

(一)"本科教学工程"建设背景

2011年4月24日,胡锦涛同志在庆祝清华大学建校100周年大会上的重要讲话中强调,不断提高质量,是高等教育的生命线,必须始终贯穿高等学校人才培养、科学研究、社会服务、文化传承创新各项工作之中。为了贯彻落实胡锦涛同志的讲话精神和教育规划纲要,进一步深化本科教育教学改革,提高本科教育教学质量,大力提升人才培养水平,教育部、财政部决定在"十二五"期间继续实施"高等学校本科教学质量与教学改革工程"(简称"本科教学工程")。教育部、财政部关于"十二五"期间实施"本科教学工程"的意见中明确指出:提高质量是高等教育发展的核心任务,是建设高等教育强国的基本要求,是实现建设人力资源强国和创新型国家战略目标的关键。当前,进一步提高本科教学质量是高等学校建设的一项中心工作。

(二)高等中西医结合教育的历史回顾

高等中西医结合教育自中华人民共和国成立以来,发展历经了三个阶段:①西学中阶段:中华人民共和国成立以后,人民政府十分重视医药卫生事业的发展。在1950年召开的第一届全国卫生工作会议上,毛泽东主席为会议题词:"团结新老中西医各部分医药卫生工作人员,组成巩固的统一战线,为开展伟大的人民卫生工作而奋斗。"这一批示无疑为中西医团结一致共同发展定下了基调。之后在1954年全国高等医学教育会议上及1956年同音乐工作者

谈话中，中央多次提到"西医学习中医"问题。以1958年中央批示卫生部党组关于"组织西医离职学习中医班的总结报告"为标志，一个西学中热潮很快兴起，全国各地广泛地开办了"西学中"班，培养了很多人才。由于20世纪50年代中期到60年代早期的不懈努力，我国初步形成了一支中西医结合队伍，为中西医结合理论研究和临床实践奠定了基础。②研究生教育阶段：1978年以来，原国家教委设置了中西医结合学位（硕士、博士）及双学位教育。国家计委、教委、计生委、国家自然科学基金会、卫生部和中医药管理局在科研编目中建立了中西医结合课题编号，确定了中西医结合为独立的一级学科，一些高等医药院校和研究单位相继开展了硕士、博士研究生的高层次中西医结合高等教育。20世纪90年代，博士后流动站首先在中国中医研究院西苑医院（现中国中医科学院西苑医院）和天津市中西医结合急腹症研究所启动，全国无论是高等院校还是研究院所都取得了一大批中西医结合科研成果。③本科教育阶段：1991年，广州中医药大学在七年制中医学专业中开设中西医结合临床医学方向，标志着中西医结合高等本科教育的起步；1992年，泸州医学院率先在五年制中医学专业中开设中西医结合方向；1993年，湖南中医学院在湖南省教育厅的批准下正式开设五年制中西医结合临床医学专业；1995年，湖南中医学院编写出版了我国第1版中西医结合五年制临床系列教材；2000年，教育部回复人大代表、政协委员暂不作为专业，可在七年制中医学专业试办中西医结合临床医学方向，各校可自主成立中西医结合系（学院），中西医结合高等教育事业得到国家政策支持；2001年，湖南中医学院编写出版了我国第1版中西医结合七年制临床系列教材；2002年，教育部批准泸州医学院、河北医科大学、湖南中医学院等部分院校在专业目录外设置中西医临床医学专业；2003年，中西医结合规划教材建设委员会主张专业名为"中西医结合临床医学"；2005年，凝聚了全国40多所医药院校200余名中西医结合专家心血的我国第1版中西医结合规划教材（第一批16本）正式出版，这是中西医结合高等本科教育事业发展过程中具有"里程碑"式意义的事件，标志着中西医结合教育由零散走向规范。目前，各中医院校、西医院校、部分综合院校已广泛开办高等中西医结合教育，据初步统计开办五年制中西医结合临床医学专业的院校达20余所，开展中医学专业下中西医结合方向本科（含七年制）的院校30余所，开办三年制中西医结合专业的院校50余所，各层次在校学生人数达6万余人。每年参加中西医结合执业医师、执业助理医师考试的人数大幅上升，为中西医结合队伍输送了大量人才，为中西医结合事业的可持续发展奠定了基础。

（三）高等中西医结合本科教育存在的问题

然而，在取得成绩的同时，高等中西医结合教育特别是本科教育，也存在着以下的主要不足之处：①各院校培养目标不统一，对本科培养目标不够明确，期望过高，脱离教学实际。②课程设置想当然，脱离培养目标。中西医结合专业课程设置和中医专业区别不大，目前大多数院校中西医结合专业课程还是由中医课程和西医课程组成，这样机械结合且缺少有机衔接的课程设置，是难以培养出合格的中西医结合人才的，充其量等于培养出有两个中专水平和一张本科文凭的医学生。③教学手段单一，教学方法陈旧。大多仍是传授式的教学方式，学生的系统训练受限制，创新思想被扼杀。④中西医结合临床一体化教学师资力量薄弱。中西医结合临床强调中西医相互结合诊治病患。教授中西医结合临床课程对于师资力量提出了较高的要求，教师既要对中医、西医知识有较好的把握，还要对中西医学差异和中西医结合思想有较深刻的理解，在教学中有良好的中西医结合思维。而目前中西医结合教师往往缺少此方面的知识储备和思考。⑤教学过程管理几乎空白。对教学实施过程缺少管理，尤其是缺乏过程管理的长效机制和制度，放任自由。⑥教学质量评价体系不够完备。对中西医结合本科生的培养要求，缺乏科学研究。要求学生具备哪些知识和能力，如何评价，往往照搬中医本科培养的评价体系，没有针对性。⑦合格的后期教学基地严重匮乏。目前大部分院校缺少专门的中西医结合临床实践教学基地，没有完备的中西医结合临床实践教学体系，包括临床课程学习和实习计划与大纲、临床实习指南、临床实习考核大纲都没有完善的制度和管理措施，对于中西医结合医学生的后期临床教学要不偏向中医，也不偏向西医，难以做到具有中西医结合特色的后期临床教学。⑧培养对象临床能力不足。西医基础不够扎实，中医临床辨证思维能力严重不足，中西医结合诊疗理念不强，导致"不中不西"。

（四）从"本科教学工程"要求出发，探索中西医结合本科教育综合改革的必要性

综上可见，中西医结合本科教育已经由"规模发展"阶段进入到"质量提高"的新发展阶段，原有的中西医结合本科教育培养模式和体系，已不能完全适应培养具有较强的中、西医学知识和技能及中西医结合诊疗理念的临床应用型中西医结合人才的需要。要培养高质量的中西医结合临床人才，实现由量到质的突破，必须重新审视原有培养体系，解放思想，锐意创新，综合改革，

着力创新培养模式,优化课程体系,强化临床技能的培养,加强质量评价体系建设,优化专业结构,以提高学生的实践技能和创新能力,从而提升中西医结合本科人才的培养质量。

为此,湖南中医药大学中西医结合学院于2012年向湖南省教育厅申报了重点教研课题,拟在高等教育"本科教学工程"建设背景下,以提高中西医临床医学专业本科教学质量为根本,开展新形势下人才培养模式、课程体系、师资队伍建设、课程教材、教学方法、质量评价体系等影响本专业教育教学质量的关键环节的研究,进行中西医结合教学改革试点,从而探索出一个能够真正提升本专业学生培养质量,培养具有较强的中、西医学知识和技能及中西医结合思想的临床应用型中西医结合人才的培养模式和方法,形成规范的培养模式、课程体系及质量评价标准,对我国中西医结合本科教育发挥示范作用。

(五)中西医结合本科教育(中西医临床医学专业培养体系)综合改革大体思路

为提升中西医结合本科教育质量,尤其是探索新形势下中西医临床医学专业培养体系的构建,我们拟在以下几个方面开展研究工作。

1. 调研

充分调查全国开办中西医临床医学专业的各医学院校的培养模式和课程体系,制订问卷调查表,分别向本校和外校一线教师、专家、高年级学生、已毕业学生进行调查,分析问卷调查结果,形成构建中西医临床医学专业本科教育培养体系的初步思路。

2. 培养模式和课程体系的修订完善

在调研的基础上,根据师生建议和社会需求,进一步补充完善"两个基础,一个临床"的培养模式,构建合理的课程体系,制订各门课程特别是中西医结合临床课程的教学大纲和实践教学大纲,加强中医基础知识和中医临床诊疗技能、中西医结合思维能力的培养,形成科学合理的适合本专业人才培养的培养模式和课程体系。

3. 师资培训

选择条件较好的教学医院和师资,进行中西医结合临床一体化思路和方法的培养、临床技能训练,提高其中西医结合临床教学水平。

4. 综合教学改革对比研究

在大学四年级临床课程教学中,随机抽取两个班级,采用新的培养模式

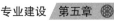

和课程体系进行临床教学，在理论课教学中加强中医学知识、中西医诊疗技能和中西医结合技能的培养。在实践教学中，积极探索临床课实践教学的方法，采用多种现代教学方法，使学生做到早临床、多临床和反复临床，以提高学生的实践技能。

5. 评价

将上述两个试点班分别与相同专业和不同专业进行比较。横向比较，取本校同届的中医学和临床医学两个不同专业，分别比较中医学专业与中西医结合专业学生的中医学知识的差异，中西医结合专业与临床医学专业学生西医学知识的差异。纵向比较，将本校试点班学生与外校同专业同届学生进行比较，分析两者之间在中西医学知识、中西医结合思维能力和临床技能方面的差异。通过比较，找出教学中存在的问题，进一步修改完善培养方案和课程体系。

6. 制定教学质量评价体系和标准

根据培养目标的要求，制订中西医临床医学专业培养质量评价体系和标准。

7. 综合考核

对实行教学改革的试点班学生，在临床实习后，按照质量评价体系和标准进行考核，重点考核学生的中、西医学能力、中西医结合能力和临床实际技能，从而综合评价学生的培养质量。

（来源：刘朝圣，邓常清，何清湖，邓奕辉，王国佐."本科教学工程"建设视角下中西医结合本科教育的审视与思考. 中国中医药现代远程教育，2013年第11卷第20期.）

五、中医亚健康学人才培养模式的思考

编者按

中医亚健康学是近年来随着健康服务业发展而产生的一门新学科。总结近几年的人才培养经验，结合社会需求和学科发展的规律，形成较为成熟的中医亚健康学人才培养体系，是一项十分重要的任务。从学科人才的理论背景及人才培养的原则、方法对本问题进行探讨，并提出学科发展要紧随社会需求方向的改变而不断更新，以保持学科的活力，培养出真正符合社会发展需求的不同层次的高素质人才。

自2008年中医亚健康学学科体系构建以来，本学科的人才培养模式也在一路探索中逐步成熟起来。2012年，经教育部批准，湖南中医药大学率先获得了中医亚健康学的硕士与博士学位授予权，并开始研究生的培养。总结这些年人才培养的工作实践，如何培养合格的中医亚健康学人才，是值得深入思考的一个问题。

（一）中医亚健康学科人才培养的理论背景

1. 亚健康是中医"治未病"的主要关注点

中医"治未病"的思想是中医学的重要特点之一，其"未病先防、欲病救萌、已病防变、瘥后防复"的丰富内涵充分体现了中医学预防为主的理念。为认真贯彻党的十七大提出的提高全民健康水平的战略部署，充分发挥中医治未病的特色和优势，2008 年开始，国家中医药管理局在全国实施治未病健康工程，全国中医院开始设立治未病中心。

从目前全国中医院治未病中心建设的情况来看，治未病思想落实到专科内涵建设并非易事，多数存在科室定位不明晰、服务项目较少、文化内涵较空虚的问题。如何落实中医治未病的思想，使古老的中医学文化焕发新生，亚健康的概念是最佳的关注点。从亚健康的概念来看，它是随着人们对健康与疾病认识的不断提升，而剥离出来的一个新概念，也表明了大众对于从健康到疾病的过渡阶段的重视，充分体现了中医治未病思想中预防为主的精髓，这是对治未病思想的最佳诠释。亚健康使中医治未病中心的服务对象定位于欲病人群，其工作内容为及时运用中医有效的干预手段，预防疾病的发生。

2. 亚健康与中医学的交叉融合是必然

20 世纪 80 年代中期，苏联学者布赫曼提出在健康与疾病之外的"第三状态"；20 世纪 90 年代中期由我国的学者王育学教授提出"亚健康"的概念。多年来，亚健康这一概念在国外并未得到快速大规模的发展，而与中医学的交叉融合却产生了一门新的交叉学科，这与中医学的优势密不可分。

中医学理论中的整体观不仅强调了人体各脏腑之间的相互关联，也强调了人与外界自然环境和社会环境之间的和谐一致。中医学辨证论治原则体现了中医学诊疗的落脚点是"证"而非"病"，对于不满足疾病诊断标准的亚健康状态来说，仍可以"证"作为明确的诊疗依据；同时辨证论治体现了以人为本、个性化的诊疗模式。此外，中医治未病的思想是亚健康与中医学的交叉点，为中医亚健康学科的建立提供了理论基础。

中医推拿、拔罐、刮痧、药浴、传统体育、五行音乐等趋于自然的干预手段迎合了现代提倡回归大自然、崇尚自然疗法的风潮，其简、便、廉、验的特点正是健康服务业市场中适宜普及推广的技术所需要的。此外，中医传统文化来源于中华民族的文明史，深植于我国大众群体的思想中，为中医亚健康学科的产生提供了优渥的土壤。

3. 中医亚健康学科是与时俱进的产物

随着科技的发展及人民生活水平的提高，人们对于健康的要求也逐步提升；威胁人类健康的主要疾病也已经由传染性疾病转向慢性非传染性疾病，传统的生物医学模式已转变为"生物 - 心理 - 社会"医学模式。中医亚健康学科的建立，不仅是中医学创新发展的体现，也是时代发展的需要。

近些年来，健康服务业发展迅速，中医预防保健服务作为其中的重要组成部分，是促进国民经济快速增长不可忽视的力量。因此，国家政策对于相关人才的培养也提出了一系列的要求。《国务院关于促进健康服务业发展的若干意见》（国发[2013]40号）中明确提出，支持高等院校和中等职业学校开设健康服务业相关学科专业，引导有关高校合理确定相关专业人才培养规模。《中医药健康服务发展规划（2015—2020年）》（国办发[2015]32号）指出，推动高校设立健康管理等中医药健康服务相关专业，着力培养中医养生保健等中医药技术技能人才。

中医亚健康学人才的培养是社会发展的需要，是健康服务业发展对专业人才的迫切需求。产业带动学科发展，学术与产业相互促进，共同提高。得益于创新的学科发展思路，中医亚健康学从建立到现在短短的时间内已具备较为完整的学科发展框架和人才培养体系。紧跟时代发展的步伐，与时俱进，是中医亚健康学科快速发展的根本原因。

（二）中医亚健康学科人才培养的原则

1. 人才培养首先应满足社会的需求

社会需求是学科发展和人才培养的第一推动力。当前，中国经济发展从低端走向中高端，不仅仅产品结构向中高端迈进，消费水平也不断提高，这里与大健康有直接相关的就是内需的拉动。

在2015年的《政府工作报告》中，李克强总理明确指出："健康是群众的基本需求，要不断提高医疗卫生水平，打造健康中国。"大健康行业整体来说面临一个新的、非常好的发展机遇，健康服务业市场在国家政策的引导下迅速扩张，潜力巨大。然而，市场的需求与人才的匮乏成为一对尖锐的矛盾，专业人才的数量匮乏和质量低下成为制约行业发展的瓶颈。中医亚健康学人才的培养是解决这一矛盾的有效办法。

近年来，中医药院校招生的规模不断扩大，而中医药院校毕业生就业率却呈缓慢下降的趋势。特别是医师规范化培训及专科化培训政策的出台，对部分中医药毕业生的择业、就业产生了影响。充分了解市场潜力和发展需求，正确引导毕业生择业、就业，中医药院校亟须做好就业与职业规划教育。随着健康服务业的兴起，中医药院校毕业生的就业范围不应仅仅局限于医疗机构，投身于健康服务市场也是值得推荐的就业方向。

2. 人才培养是学科发展的需要

人才培养的规模和数量是衡量学科发展成果的重要指标之一，同时也是支撑学科体系建设、构建完整的学科人才梯队的基础。自2013年湖南中医药大学率先设立中医亚健康学专业以来，以研究生层次培养为主，已初步培养了数名硕士与博士，为学科发展的进一步研究工作提供了一定的基础。2014年，安徽中医药高等专科学校率先启动"全国亚健康产业大学生就业创业工程项目"，以专业技能型层次为培养目标，有力地解决了目前亚健康服务行业专业技能人才数量严重匮乏、质量低下的问题。随着学科发展与产业市场的相互促进，中医亚健康专业人才的培养规模也在逐步扩大。

本科教育作为高等教育的主体，其培养规模是最主要的。目前，全国各地中医药院校还未设置中医亚健康学本科专业或专业方向。2015年7月29日，国家职业分类大典修订工作委员会审议并颁布2015版《中华人民共和国职业分类大典》，"中医亚健康医师"作为新职业之一列入新的职业分类大典。以新职业为推动点，有望在不久的将来在全国中医药院校中设置中医亚健康本科专业，从而成规模地培养中医亚健康学的人才队伍。

3. 人才培养要遵循教育的规律

教育主要有两大基本规律：教育与社会发展相互制约的规律，教育与人的发展相互制约的规律。要认识教育与社会发展的规律，必须从教育与社会生产力、社会政治经济制度以及其他社会意识形态的相互关系方面进行探讨；教育与人的发展之间存在着必然的联系，教育在符合人的身心发展规律的同时，在人的发展中发挥着主导作用。

中医亚健康学科不同层次的人才培养是当前社会发展的需要，是我国未来几年内保持国民经济快速稳定发展的需要。从教育的基本规律分析，这是社会生产力与社会政治经济制度催生的产物，是学科发展与人才培养为了满足时代需求应运而生的。中医亚健康学人才的培养针对市场的不同需求因材施教，对不同层次的人才培养计划及要求不同，是符合学生群体身心发展规律的；同时，中医亚健康学专业也在很大程度上影响了本专业学生的职业发展规划，决定了其知识结构和能力的培养方向。

4. 人才培养要有独特的办学基础和特色

中医亚健康学科专业的人才培养除了有孕育学科产生的时代背景,还要有独特的办学基础和特色。湖南中医药大学作为率先开设中医亚健康学专业的高校,其具有开设本专业的优势。

2008年国家中医药管理局进行专题立项,由中华中医药学会亚健康分会和湖南中医药大学合作,在中和亚健康服务中心和中国中医药出版社的大力支持下,以湖南中医药大学何清湖教授为首的专家、学者致力于中医亚健康学学科体系的构建研究,以中医学理论为基础,编写了中医亚健康专业教材,标志着中医亚健康学科体系的初步构建。在此基础上,围绕本学科的发展组建了一支结构合理、素质高、富有创新精神的优秀团队,这为本学科人才的培养奠定了坚实的基础。

2012年,湖南中医药大学获得教育部批准,把中医亚健康学设置为中医学下的二级学科,并获得中医亚健康学硕士与博士学位授予资格。成为目前全国唯一一所具有中医亚健康学硕士与博士学位授予权的高校。同年,湖南中医药大学把中医亚健康学纳入本科选修课程之一。2014年,湖南中医药大学与北京市中和亚健康科学研究院共同建立"研究生教育培养创新基地",旨在培养亚健康学科高级人才的综合素质,使亚健康理论与实践更好地结合,学术与产业相互促进、共同发展。

(三)如何培养中医亚健康学科人才

1. 不同层次人才培养的定位

中医亚健康学科人才的培养分为研究生、本科、专科及继续教育4个培养层次,不同层次人才的定位不同。研究生层次主要定位于本学科师资、科研人员的储备人才,以及产业实践顶层设计人才。本科层次是本学科人才的主体层次,主要定位于复合型人才,重视"三基"的培养,他们是研究生层次培养的贮备群体,而专科层次人才提高基本理论、基本知识、基本技能也是以本科层次的培养为目标。专科层次人才主要定位于专业技能型人才,强调亚健康专业的操作技能和实际动手能力的培养。专科层次人才也是目前健康服务业市场亟需的主要人才类型。继续教育主要针对当前从事美容、养生、保健的社会人员向亚健康服务领域的转型群体,以规范和提高其理论基础和操作技能为目标。这是目前规范亚健康服务市场,短期内解决专业技能型人才缺乏的最有效的培养模式。此外,继续教育也承担了各层次人才知识更新、补充、拓展和能力提高的任务。

2. 人才培养的配套教学资源设置

针对不同层次人才的定位及要求，师资、教材、教学内容及方法也应有不同设计。目前中医亚健康专业高层次人才培养的规模有限，且需一定的周期，因此师资的培养需要从针灸推拿、康复、药膳、养生等相关专业选调教师进行继续教育培训，在其自身原有的知识结构基础上进行亚健康理论体系的补充和融合。

目前，亚健康专业系列教材是中医亚健康学专业主要的教材。本系列教材以亚健康相关内容为主体，以中医学为基础理论，结合现代亚健康及参测技术、干预手段，侧重教材的基础性、实用性与全面性。针对不同层次的人才定位，教学内容设计要有所侧重，因此在教材的选择上也要有所取舍，突出重点。针对专科层次，在教学内容的设置及教材的选择上要侧重实践操作能力的培养，因此其理论知识的深度与广度比例要相对缩小。本科层次的培养要注重"三基"（基本理论、基本知识、基本技能），在教学内容的设置及教材的选择上要注意这3方面能力的培养。研究生层次的培养重点在于思维模式及自主能力，教学内容的设置更加灵活，不拘泥于现有的教材内容；此外还要培养研究生自主学习的能力，及时掌握亚健康相关领域的最新讯息。而继续教育的教学内容设置更加灵活，主要针对培训人员的实际需要有针对性地设置教学计划。

3. 培养模式与职业资格考试的衔接

中医亚健康学专业是中医学的二级学科，而该专业的毕业生在注册执业医师方向时却无对应的选项，目前中医院的治未病中心也无中医亚健康学专科医师工作。2015年"中医亚健康医师"新职业的产生有望解决这一突出问题。同中医其他专科医师一样，中医亚健康医师的培养也是在中医基础理论之上，侧重本专业的知识结构特点。因此，中医亚健康学科各层次人才的培养计划也要结合中医亚健康医师的考试大纲要求，以便与本职业资格考试顺利衔接。

除此之外，中医亚健康学科专业人才除了在医疗行业工作，非医疗健康服务行业也是重要的就业方向。因此，在培养医学"三基"能力的同时，还需适当拓展其市场营销、经济管理等方面的课程作为选修内容，以适应健康服务业发展的需要。

（四）结语

人才培养的规模和质量是衡量一个学科发展成果的重要内容。中医亚健康学科作为一门新的学科，是新时代背景下中医学向前发展的一个新方向。总结近几年来的人才培养经验，结合社会需求和学科发展的规律，形成较为成熟的中医亚健康学人才培养体系，是一项十分重要的任务。随着学科本身的不断发展和社会需求方向的改变，中医亚健康学科人才培养的模式也要紧跟步伐，及时作出调整，以便培养出真正适应社会发展的高素质人才。

（来源：何清湖，张冀东，孙贵香，刘伟. 中医亚健康学人才培养模式的思考. 中医教育，2016 年第 35 卷第 4 期.）

六、中西医临床医学专业本科毕业生质量标准探析

编者按

人才质量标准对教学过程和环节具有杠杆调节作用，是确定教学内容和进行课程设计的出发点。湖南中医药大学开办中西医结合本科教育18 年来，根据专业培养目标，遵循完成本科教育目标，突出学生综合素质教育，以能力培养为核心，促进学生知识、技术、职业素质全面发展，突出中西医教育特点，强调实践、传承与中西医临床思维能力培养的主要原则，制定并实践中西医结合专业本科毕业生质量标准，取得良好教学效果。

湖南中医学院自 1993 年开办中西医结合本科教育以来，在 18 年的办学实践与探索过程中，一直十分重视毕业生质量标准的制定及其对教学环节的杠杆调节作用，制定出了具有专业特色的中西医临床医学专业本科毕业生质量标准，现从以下几个方面对此质量标准进行探讨与分析。

（一）制定毕业生质量标准的意义

质量标准对于企业来讲是衡量产品好坏的指标，毕业生的质量关系到学校的生存和发展，所以制定不同层次、不同专业的毕业生质量标准是每个院校亟待解决的问题。

教育质量是指教育水平高低和效果优劣的程度，最终体现在培养对象的质量上。教育质量标准就是用什么标准来评价学生的质量和教育的效果。潘懋元先生指出："高等教育大众化的发展前提是多样化，多样化的高等教育应有各自的培养目标和规格，从而也应当有多样化的教育质量标准。"因此，不同类型的高校应有不同的质量标准。教育质量标准可以分为两个层次：一个

是一般的基本质量要求，另一个是具体的人才合格标准。对高等教育来说，前者所指的是一切高等教育都要依据我国教育目的和高等教育一般培养目标，培养德、智、体、美全面发展，人文素质和科学素质结合，具有创新精神和实践能力的专门人才；后者所指的是依据各级各类高等教育的具体培养目标所规定的质量要求，是衡量所培养的人才是否合格的质量规格。

人才质量标准对教学过程和环节具有杠杆调节作用。质量标准是确定教学内容和进行课程设计的出发点。质量标准是制定教学计划的基础，教学计划是根据一定的教学目的和培养目标制订的教育工作的指导性文件。它规定课程设置、顺序、时数、各教学环节的衔接以及教学进程等。这里的"目的"，就是使教学计划中所安排的一切能够达到人才培养规格的要求。教学计划中的课程设置、顺序、时数、各教学环节的衔接以及教学进程等，都要根据人才培养目标和人才规格的要求去设计、规划。因此，应该是先有毕业生质量标准，后有教学计划。即毕业生质量标准，是制订教学计划的基础。质量标准是教师教学和学生学习的指南，是学校、上级教育主管部门和社会检查毕业生质量的依据。

（二）中西医临床医学专业的人才培养目标与原则

专业培养目标是制定毕业生质量标准的标杆，只有先明确培养目标，才能较好制定质量标准。我们对中西医临床医学专业本科生的培养定位是：培养适应社会主义现代化建设和中西医结合事业发展需要的，德、智、体、美全面发展，系统掌握中医药及西医基础理论、基本知识和基本技能，掌握一定的人文社会科学、自然科学和中国传统文化知识，能从事中西医结合临床、教学、科研等方面工作，具有良好的医学职业道德，具有较强实践能力和较大发展潜力，富有创新意识的中西医结合专门人才。

根据培养目标，我们对毕业生提出了专业培养要求，五年制本科中西医临床医学专业学生在完成学业时，专业水平应达到以下要求：掌握系统的中医和西医基础理论、基本知识与基本技能；掌握中西医结合临床知识和实践技能，能对临床常见病、多发病进行中西医结合诊疗，能对常见急、难、重症进行救治和处理；掌握中西医结合的思维方法，具备一定的中西医结合科学研究能力；熟悉国家卫生和中医药（含中西医结合）工作方针、政策和法规；掌握医古文的基本知识，具备阅读中医古典医籍的能力；具备一定的人文社会科学、自然科学和中国传统文化知识；掌握一门外语，能查阅本专业外文资料；熟练运用计算机，掌握文献检索、资料查询的基本方法；了解中西医结合学科及其相关学科的学术发展动态。

我们在制定中西医临床医学专业毕业生质量标准时主要遵循以下几点原则：①完成本科教育目标，突出学生综合素质教育；②以能力培养为核心，促进学生知识、技术、职业素质全面发展；③突出中西医结合教育特点，强调实践、创新与中西医临床思维能力培养。

（三）中西医临床医学专业毕业生质量标准的主要内容

1. 基本素质

（1）政治思想素质：具备马克思主义、毛泽东思想、邓小平理论和"三个代表"的基本知识，坚持党的基本路线不动摇且秉持建设有中国特色社会主义的信念。热爱社会主义祖国，坚持四项基本原则，拥护党的路线、方针、政策，有改革开放和开拓创新意识，能积极参加社会实践。坚持实事求是，正确开展批评与自我批评。作风正派，品行端正，待人处事诚实可信。

（2）道德行为素质：热爱中西医结合工作，有较强的事业心和乐于奉献精神；工作认真负责，谦虚好学，治学严谨；遵循职业道德规范和医疗原则，救死扶伤，忠于职守；医德医风良好，不以医谋私，文明行医，礼貌服务；遵守国家政策法令和社会公德，遵守医疗卫生法规和职业纪律，执行各项医疗工作制度，能以规章制度规范自己的医疗行为。

（3）文化素质：有良好的语言文字、文学、艺术、文化礼仪修养。了解中国传统文化对中医药学产生与发展的影响及两者之间的关系；具有现代文化涵养，能涉猎各类中外文化知识，阅读中外文学名著。

（4）身体素质：身体健康，达到国家教育部颁布的《大学生体育合格标准》。掌握太极拳、太极剑等中医传统体育技能。

（5）心理素质：具有较强的意志和毅力，情绪稳定、心理健康，有较好的自制能力，能承担挫折。有较强的社会适应性，能进行正常的社会交往，团结协作，人际关系和谐。进取心强，勤奋刻苦，具有切实的理想和奋斗目标。

2. 基本理论与技能

（1）中医学基本理论与技能：系统掌握阴阳五行、藏象、气血津液、经络、病因病机、疾病防治原则等基础理论知识，能运用整体观念、辨证思维方法指导临床实践。掌握中医诊察疾病的基本知识，熟悉四诊技能，能运用八纲、气血津液、脏腑、病因、六经、卫气营血等辨证方法，对临床常见疾病进行正确的辨证分析和诊断。掌握中药学的基本理论及各类中药的基本功效和适应病证；掌握 300 味常用中药的基本性能、功效、主治、用量、用法，具备识别常用中药饮片的一般知识。掌握方剂学的基本理论及各类方剂的基本功效、适应范围和配伍方法，掌握150首常用方剂的组成、功效、主治、配伍特点、使用方法以及常用中成药的功效、主治和用法。掌握《黄帝内经》《伤寒论》《金匮要略》《温病学》的学术思想、理论体系及其基本内容，熟记重要原文，能运用经典理论指导临床实践；了解中医主要流派和历代著名医家的学术特点，并能在临床初步应用其理论和经验。掌握150个常用腧穴的定位、取穴和针灸治疗原则，熟悉常见病证的针灸辨证施治；掌握中医常用诊疗技术，熟练运用针法、灸法、推拿、拔罐、外治、敷贴、熏洗、清创止血、理筋手法等操作技术。

（2）西医学基本知识与技能：掌握人体体表标志定位，熟悉各脏器的位置、正常形态及毗邻关系；熟悉人体器官各系统的功能活动规律和调节机制；熟悉常见症状发生的机制及疾病发生、发展的基本病理过程和病理特点；正确掌握视、触、叩、听的基本方法，熟练地进行体格检查；正确选用常规实验室检查项目，熟悉其正常值与异常变化的临床意义；能正确运用心电图、超声、X线、CT、磁共振等检查资料；掌握常用西药的药理学基本知识，并熟练地运用于临床；熟悉西医学常用的急救技术和一般诊疗技术操作及其急、重、危症的基本诊疗知识。

（3）中西医结合临床知识与技能：掌握内科疾病的中西医结合基本知识和诊治技能；掌握内科常见病（含传染病）的病因病理、诊断和中西医结合治疗；了解内科疑难疾病诊断与处理的基本原则和方法。掌握外科、妇科、儿科、骨伤科和五官科常见疾病的病因病理、诊断要点、治疗法则，以及常用的中西医结合治疗方法。掌握中西医结合以内、外科为重点的常见急、重、危症的基本诊疗知识；能在上级医师指导下，运用中西医结合救护的基本技能，做出应急处理。正确地采集病史、观察病情和运用中、西医学术语，熟悉病历书写，能根据病情书写医嘱和理化检查申请单、会诊单等。

（4）相关学科知识与技能：熟悉医学心理学的基本理论、基本知识；了解心理咨询、心理治疗的基本方法。熟悉常用医学统计学方法，对临床研究资料能选择正确的统计方法进行统计学处理。熟悉古代汉语基础知识，能阅读古医籍。掌握一门外语，熟悉基本语法规则，以英文为例，掌握3 000个以上常用单词和词组，以及500个左右专业词汇，能初步阅读本专业外文书刊，听、说、读、写方面达到国家规定的大学英语四级标准。熟悉计算机操作系统的功能和文字处理系统，掌握常用操作方法；熟悉数据库的有关知识和常用操作，能编辑简单程序；了解网络基本知识，能利用计算机情报检索网络进行情报检索。

3. 科研能力与自学能力

（1）科研能力：了解中西医结合科研设计的选题原则，熟悉临床科研设计的基本知识，能在教师或上级医师指导下进行课题设计，并能撰写有关中西医结合研究的文献综述。了解实验室工作规程和常用基础实验步骤、方法的基本知识；了解临床研究、病例抽样、观察以及资料收集、整理方法的基本知识。

（2）自学能力：掌握科学的阅读方法，具有快速阅读能力，能将所获得的新知识组合成为自己综合知识系统中的组成部分。具有主动寻求专业知识信息的意识，掌握查找文献资料的途径和方法；能根据自学和工作的需要，确定文献检索的线索和范围，熟练地查找并取得有关参考资料。熟悉中、西医学有关的基本检索工具、参考工具及其使用方法。

（3）表达能力：能准确地表达自己的思想。能书写工作计划，总结工作经验和撰写学术论文。

综上所述，较为详尽的毕业生质量标准是湖南中医药大学创立的"一体两翼"，即"两个基础，一个临床"中西医结合人才培养模式的基本框架。按照上述标准，湖南中医药大学健全和完善中西医临床医学专业的教学计划，构建适应培养模式的专业课程体系，首编主体课程《中西医结合思路与方法》和中西医结合临床课程系列教材，改革教学方法，加强师资队伍建设、教材建设及教学基地建设，系统构建了中西医结合高等本科教育体系。通过18年教学实践，取得了较大的成果，目前湖南中医药大学五年制中西医临床医学专业现有毕业生13届，近2 000名，毕业生质量较高，毕业学生去向以全国各省、地（州）、市、县中医、中西医结合医院为主体，部分学生分配至医学专门学校和科研机构，或考取为公务员，或走向医药公司，深受用人单位的欢迎。为社会培养了一批中西医结合临床、科研、教学和管理的专业后备人才和生力军，也缓解了我省中西医结合人才青黄不接的矛盾。中西医临床医学专业连续5年成为湖南省的"热门专业"，并被教育部列为国家级特色专业建设。

中西医结合本科教育历史不长，经验和规律的总结还需更长时间的实践与探索，随着高等教育改革的不断深化，以及中西医结合事业的不断推进，中西医结合本科毕业生质量标准也应不断修正，以满足社会对中西医结合人才的需求。我们将继续不懈努力，以质量标准为核心，不断改革创新，不断完善中西医结合高等本科教育体系，促进中西医结合教育事业的发展。

（来源：何清湖，雷晓明，刘朝圣. 中西医临床医学专业本科毕业生质量标准探析. 中医教育，2011年第30卷第4期.）

七、回归本科教育，强化质量保障——关于实施中西医临床医学本科专业认证的思考

编者按

中西医结合医学是新生事物，其本科专业由于起步晚、规模不大、无统一办学标准、无任何经验可循等导致各校人才培养质量参差不齐，不能很好地适应社会需要。在当前回归本科教育的时代背景下，通过开展专业认证来规范中西医临床医学本科专业办学行为、提高人才培养质量，就成为当务之急。

专业认证起源于 20 世纪初，现已在国际上被广泛采纳。近年来，国内高等教育领域也积极引入本科专业认证，很多医学高等院校已经开展相关工作。面对高等医学教育国际化趋势，中西医临床医学作为一门新兴专业，在当前回归本科教育的时代背景下，如何通过认证进一步规范本科专业办学行为、提高人才培养质量就成为中西医临床医学专业建设的当务之急。

（一）实施中西医临床医学本科专业认证是提高专业建设水平必然趋势

1. 新时代全面振兴高等学校本科教育明确要求开展专业认证

根据《教育部关于加快建设高水平本科教育全面提高人才培养能力的意见》（教高〔2018〕2 号）文件，以及教育部党组书记、部长陈宝生《坚持以本为本推进四个回归建设中国特色、世界水平的一流本科教育》——在新时代全国高等学校本科教育工作会议上的讲话、《全面把握新时代要求全面振兴本科教育》——在 2018—2022 年教育部高等学校教学指导委员会成立会议上的讲话等文件中明确指出："规范本科教学工作审核评估和合格评估，开展本科专业评估；推进高等学校本科专业认证工作，开展保合格、上水平、追卓越的三级专业认证，加强国家专业质量认证体系建设，形成专业质量认证的制度框架。通过督导评估，引导高等学校合理定位、办出水平、办出特色，推进教学改革，提高人才培养质量。"因此，中西医临床医学开展本科专业认证势在必行。

2. 开展专业认证是规范中西医临床本科专业建设的内在要求

中西医临床医学本科教育始于 20 世纪 90 年代初。2002 年，教育部批准泸州医学院、河北医科大学、湖南中医药大学等部分院校在专业目录外设置

中西医临床医学专业；2003 年，中西医临床医学专业正式作为目录外专业招生办学；2012 年教育部第四次修订本科专业目录时，明确把"中西医临床医学"纳入国家本科教育专业。截至 2018 年，全国开办中西医临床医学本科专业的高等院校达 44 所，年招生有 8 500 人。虽然起步晚，但中西医临床医学本科专业发展速度很快，现已初具规模，培养体系也初具雏形。由于中西医结合高等本科教育是新生事物，无任何经验可循，各学校都是在实践中不断探索如何培养中西医临床医学本科人才，因此研制中西医临床本科教育标准并在此基础上开展专业认证成为规范中西医临床本科专业建设，提高中西医结合人才培养质量，进一步完善中西医结合高等教育体系的内在要求。2018 年教育部高等学校中西医结合类专业教学指导委员会正式公布了《中西医结合类教学质量国家标准》。该标准涵盖了 45 项保证标准和 20 项发展标准，不仅为中医西临床医学本科专业教育的发展指明了方向，为专业教育教学改革找准了突破口，也为中西医临床医学本科专业认证提供了依据。

3. 社会对高质量人才的需求推动中西医临床开展本科专业认证

随着社会经济的快速发展、生活条件的改善，人民群众对自身健康的关注度也越来越高。党的十九大明确提出："实施健康中国战略，要完善国民健康政策，为人民群众提供全方位全周期健康服务。"要满足人民群众的健康需求，足够的高水平医疗人才储备是关键。因此，对承担培养医学人才任务的高等院校来说，提供高质量的医学本科教育从而为社会输出高质量的医学人才就成为重点。我国中西医临床医学本科教育虽已初具规模，但由于没有统一的标准，办学定位、办学目标及办学特色各不相同，对课程、知识结构和人才培养质量的标准认识不一等，导致各校培养的人才质量参差不齐，不能很好地满足社会的需求。因而急需通过开展专业认证工作来规范中西医临床医学本科专业建设，提高人才培养质量从而达到为社会提供高水平医疗人才的目的。

4. 其他医学专业认证经验为中西医临床医学本科专业认证工作提供了借鉴

随着国际医学教育快速发展和标准化趋势，我国也紧跟国际步伐，积极开展中国本科医学教育标准化建设，在吸收引进国际先进的高等教育理念和医学教育标准的基础上，陆续研制并出台了《中国本科医学教育标准》《中医学本科教育标准》，在此基础上推动专业认证工作。截至 2018 年，国内已经进行临床医学本科专业认证的学校达到 80 余所，已经进行中医学本科专业认证的学校达到 30 余所。通过认证，不仅加强了相关专业建设，还统一了人才培养质量标准,促进了医学教育理念更新,深化了医学教育改革,规范了医学教育管理,健全了医学教育质量保障体系等,最终有效保证了医学本科人才的培养质量和水平。这些临床医学、中医学本科专业认证的成功经验,为中西医临床医学本科专业认证工作的开展提供了良好的借鉴。

(二)实施中西医临床医学本科专业认证的指导思想

开展中西医临床医学本科专业认证要坚持以习近平新时代中国特色社会主义思想为指导,习近平总书记在全国教育大会上明确强调:"在党的坚强领导下,全面贯彻党的教育方针,坚持马克思主义指导地位,坚持中国特色社会主义教育发展道路,坚持社会主义办学方向,立足基本国情,遵循教育规律,坚持改革创新,以凝聚人心、完善人格、开发人力、培育人才、造福人民为工作目标,培养德智体美劳全面发展的社会主义建设者和接班人,加快推进教育现代化、建设教育强国、办好人民满意的教育。"

在当前高等教育领域坚持"以本为本、推进四个回归,加快建设中国特色、世界水平的一流本科教育"背景下,中西医临床本科专业认证要坚持"以评促建、以评促改、以评促管、评建结合、重在建设"的方针,注重问题导向,强化内涵建设,突出特色发展,进一步确保人才培养的中心地位,加强质量保障体制机制建设,不断提高专业人才培养能力和人才培养质量,为健康中国战略的实施提供强有力的人才资源支撑。(教育部《关于开展普通高等学校本科教学工作审核评估的通知》教高[2013]10号)

(三)中西医临床医学本科专业认证评估指标体系的构建

1. 基本原则

考虑到评估指标体系是开展专业认证工作的基础和依据,对各校的专业建设与改革具有很强的针对性,因而在构建中西医临床医学本科专业认证评估指标体系时,应遵循以下基本原则:

(1)导向性:通过专业认证,推动各校中西医临床医学专业教育理念、教育目标、课程计划和人才培养模式改革,统一行业内部对中西医临床医学人才培养质量的认识,进而推动中西医临床教育标准化进程。同时,引导学校牢固确立本科人才培养的中心地位,坚持"以本为本、推进四个回归",不断加强中西医临床专业内涵建设,努力办出特色,提高人才培养质量。

(2)科学性:认证指标体系要以经济社会发展需求为导向,遵循高等教育教学规律,充分考虑中西医临床专业与学科特色以及医学人才培养体系自身固有的特点，在充分论证的基础上，科学设计认证指标体系、选择认证评估方式，真正做到高起点、高标准、高水平开展本科专业认证，推动建立起自律、自查、自纠的中西医临床教育质量评价体系。

（3）客观性：中西医临床专业认证注重以客观事实为依据，本着建议与发展的精神，在若干个反映专业办学状态的指标中，选取具有代表性且可重复验证的指标，设计科学合理的指标体系和评价函数，保证客观反映专业改革和建设的真实状态。

（4）定量与定性相结合：专业认证采取定量与定性相结合的方法，定量分析注重对中西医临床专业现时状态的客观评价，如师资力量、教育资源、教育结果等；定性判断突出对学校办学理念、专业定位、教育管理、发展规划等因素的主观评价。只有将定量分析与定性判断有机结合，才能保证评价结果的客观公正性。

2. 构建评估指标体系

在构建评估指标体系时，以 2018 年教育部出台的《中西医结合类教学质量国家标准——中西医临床医学》为主，同时参考《普通高等学校本科教学工作审核评估指标》《中医学专业认证标准指标体系》《临床医学专业认证指标体系》，在分析总结中西医临床教育特点基础上，构建了《中西医临床医学本科专业认证评估指标体系》。该体系有本科毕业生应达到的基本要求和办学标准两部分。第一部分本科毕业生应达到的基本要求包括思想道德与职业素质、知识目标、技能目标 3 个领域 30 项指标；第二部分办学标准包括宗旨和目标、教育计划、学生成绩评定、学生、教师、教育资源、教育评价、科学研究、管理和行政、改革与发展 10 项一级指标、37 项二级指标、60 项三级指标。

3. 认证指标体系的特色

每个专业都有各自的特殊性，中西医临床医学专业不是简单的中医学专业＋临床医学专业，也有自身的特点。在当前普遍"以质量求生存""以特色求发展"的高等教育领域中，《中西医临床医学本科专业认证评估指标体系》主要具有以下特色：

（1）坚持中西医并重，突出中西医结合特色。认证评估时强调不仅要考查学生中医学基础、西医学基础、中医学临床、西医学临床课程情况，还要鼓励各校开设中西医结合桥梁课程、促进中西医融合的整合课程，突出中西医结合特色。重点培养学生的中西医结合临床思维方式，继承中医宏观、整体的思维优势，能够运用现代科学理论、方法和技术开展中西医结合临床相关工作，解决临床医学的常见诊疗问题。

（2）强调临床一体化，突出病证结合、优势互补、求同存异的中西医结合思维方式。为更好地培养中医西临床医学应用型人才，评估要求临床课程一体化，即"一个临床"，要求从事中西医结合临床课程教学的教师，既要懂中医、还要懂西医。突出强调临床课程建设应遵循病证结合、优势互补、求同存异的主体思维，力求培养学生具备较强的中西医结合思维与临床实践能力。

（3）强调"三基"，即基础理论、基本知识、基本技能，注重与执业医师资格考试相衔接。根据人才培养目标"重基础"原则，强调课程内容要让学生掌握系统的中医学和西医学基础理论、基本知识，以及中西医结合基本临床技能，同时还要考虑行业准入标准问题，注重与国家执业医师资格考试相衔接。

（4）强调创新思维，注重学科交叉、培养有创新意识的中西医结合人才。中西医结合本身就是创新事业，需要创新思维。只有注重学科交叉，而且在课程设置、教学内容、教学方法、师资培养、教育管理等方面不断创新思路和方法，才能真正培养具有创新意识和能力的中西医结合人才。

（四）认证工作基本思路

参考临床医学、中医学本科专业认证工作实践经验，中西医临床医学本科专业认证也将采取学校自评与专家进校考察相结合的评估方式，其基本程序为：申请→自我评估并提交自评报告→认证小组现场考察→认证小组提交认证报告和结论建议→认证机构审核、确定认证结论并公布→认证有效期内学校改进并提交进展报告→回访。由于《中西医临床医学本科专业认证评估指标体系》系首次制订，其内容可操作性等还需要接受实践的检验。因而该指标体系在以后的实践中也会根据实际状况不断修订和完善，以适应中西医临床教育不断发展的需要。

（五）结语

中西医临床医学本科教育经过 20 余年的发展，已经成为我国高等医学教育体系的重要组成部分，为社会培养了大批中西医结合专门人才。在我国新时代全面振兴高等学校本科教育的背景下，在"以学生为中心""以产出为导向""持续改进"三大教育理念指导下积极推动本科专业认证工作，对进一步规范中西医临床办学行为，彰显中西医结合办学特色、促进中医西临床医学专业可持续发展和世界医学的进步具有重要意义。

（来源：卓海燕，陈楚淘，胡以仁，邓奕辉，何清湖. 回归本科教育　强化质量保障——关于实施中西医临床医学本科专业认证的思考. 中医教育，2019 年第 38 卷第 6 期.）

八、中西医结合外科学中西医一体化教学初探

观点采撷

● 讲好中西医结合优势病种，是中西医一体化教学的突破点。

● 中医能讲清，西医能讲新，是实现中西医一体化教学的基本前提。

● 中西医结合氛围的培养，是中西医一体化教学的关键因素。

● 案例式教学，启发式教育，是中西医一体化教学的有效手段。

● 临床见习是中西医结合外科学的一个重要教学环节，是学生接触临床的开始。

在探讨中西医结合高等本科教育培养模式问题上，中医教育界一直存在争议。湖南中医药大学作为全国最早开办中西医结合本科专业教育的院校之一，在教学实践过程中，率先提出"两个基础，一个临床"的培养模式和课程体系设置，即中医基础和西医基础课程分别由中医、西医讲，临床课程中、西医结合在一起讲。中西医结合外科学是中西医结合本科专业临床主干课程之一，我们在教学实践过程中，针对如何实施中西医一体化教学模式，进行了初步探索，取得了一定的教学效果，现总结如下。

（一）抓住结合点，中西医一体化

讲好中西医结合优势病种，是中西医一体化教学的突破点。中西医结合的生命力在于临床疗效，中西医结合外科学领域同样如此。中西医结合外科在几十年的发展过程中，经过临床实践的检验，在外科急腹症、针刺麻醉、烧烫伤、外科感染、周围血管病、皮肤病、肛肠病、男性病、外科危急重症方面取得了长足的进展，不管在基础理论上，还是在临床实践方面，都结合得比较好。这些病种是中西医结合外科学教学的重点所在，在教学过程中，一定要将这些中西医结合优势病种讲好、讲透。为此，要求教师对这些优势病种在知识把握上要广而深，达到一定高度。要广泛了解这些优势病种的中西医结合研究进展，真正把握中、西医在临床诊疗上各自的优势与不足，课堂讲授时深入剖析中西医结合的优势所在，然后结合临床实际详细分析具体的中西医结合临床诊疗思路与方法。比如外科急腹症的诊治，首先要阐明外科手术的优势在于疗效确切，但外科手术对患者的创伤和"第二次打击"是其不足，而单纯的中医药对外科休克、重症感染等急性阶段的处理显然不如西医的手术

和输液疗法，但中医的通里攻下、清热解毒法对外科急腹症的疗效是肯定的。中西医结合方法治疗就充分吸取了中西医两法之长，有利于临床正确、合理地选择手术与非手术疗法，大大提高了临床疗效。在学生了解了中、西医在外科急腹症方面的优势与不足之后，再具体讲授临床上外科急腹症的诊疗思路和方法，这样，就能将中医的病因病机、西医病因病理、中西医的诊断思路以及治疗方法有机结合，真正实现中西医内容一体化。也只有把优势病种讲清、讲透、讲好，才能让学生对中西医结合的方法产生兴趣，培养信心。

（二）中医要讲清，西医要讲新

中医能讲清，西医能讲新，是实现中西医一体化教学的基本前提。中西医结合临床内容一体化，教师在讲台上既要讲中医，又要讲西医，要通过"一张嘴"把中西医结合临床课程讲好，对临床教师的要求是比较高的。要讲好中西医结合临床课程，除了上面提到的把优势病种中西医结合点讲深、讲透之外，笔者的另外一个体会是中医内容要讲清、西医内容要讲新。

要讲清中医的理法方药，要求教师自身有较高的中医素养，否则就只能"照本宣科"了。如果中西医结合临床教师自身的中医意识和素养不深，不能高屋建瓴、化繁为简，学生在学习过程中就会一头雾水，稀里糊涂。而中医意识和素养的薄弱，是目前中医药院校中青年骨干教师的"通病"。因此，中西医结合临床教师要想讲好临床课程，就一定要不断学习、勤于实践，有意识地提升自身中医素养。

相对而言，西医的有关知识点容易讲清楚，但在临床教学过程中要注意把外科领域最新内容介绍给学生。随着网络的普及，当代大学教师的角色已经由知识的绝对拥有者转换成知识的引导者，学生的知识结构是比较新的，而且也喜欢通过网络接触一些最新的知识。如果教师对外科领域的一些热点问题和最新方法一无所知，不能有机地融入教学中，学生就有可能对教师产生不信任感，教学效果就会打折扣。因此，这也要求中西医结合临床教师要及时更新知识结构，经常学习。

（三）思路和方法，时时要灌输

中西医结合氛围的培养，是中西医一体化教学的关键因素。中西医结合外科临床教学要实现中西医一体化，除了在具体临床病种的讲授上，教师能够把中、西医内容有机地结合，关键还在于通过临床病种的讲授，举一反三，培养学生的中西医结合思维，即所谓"授人以鱼，不如授人以渔"。湖南中医药大学对中西医结合专业的学生，普遍开设了中西医结合思路与方法课程，从方法学角度培养学生从基础到临床的中西医结合思维。但是，临床中西医结合思维模式的培养，更关键的还在于临床教学过程中，教师要结合具体病种，经常灌输病证结合、宏观与微观相结合、中西医多种方法结合、疗效是中西医结合临床的生命力等观点，使学生进入临床后，能够运用中西医结合的思维与方法，灵活处理临床中碰到的一些案例，提高临床疗效。笔者在教学过程中，特别重视每一章节概论的学习，在概论中对本系统疾病中西医结合研究的进展与展望要作重点阐述，同时灌输中西医结合的思维与方法。比如泌尿男性生殖系统疾病，要重点阐述泌尿系结石、前列腺相关疾病、男性不育等疾病的中西医结合研究进展，今后可能取得的突破，以及如何运用中西医结合思维与方法处理实际问题。

（四）案例式教学，启发式教育

案例式教学，启发式教育，是中西医一体化教学的有效手段。案例式教学现已成为医学临床课程教学方法改革的重要课题。在中西医结合外科学教学过程中，我们注重案例式教学方法的运用，有效地调动了中西医结合临床医学专业学生的学习主动性、积极性，提高了他们运用中西医结合的临床思维方法分析问题与解决问题的能力，并有利于培养他们的创新意识，提高创新能力。比如外科感染章节的痈疽疔疖，是外科临床中的常见病、多发病。在教学过程中，我们精选了一些古代医案，在课堂上一起讨论其治疗思路和理法方药，并结合西医的相关知识阐述现代临床中西医结合诊疗思维，深受学生欢迎。有鉴于此，2006年我们向湖南省教育厅申报了省级教改研究项目"中西医结合案例式教学方法的研究"，并获批准立项。在此基础上，2007年湖南中医药大学中西医结合学院临床教师编写了《中西医结合临床案例教程》一书，即将由湖南科学技术出版社出版。

（五）床边教学中，中西医融会贯通

临床见习是中西医结合外科学的一个重要教学环节，是学生接触临床的开始。为了能让学生在课堂上接受的中西医结合思路在临床中得到印证，同时通过临床见习加深学生对中西医结合的认识，湖南中医药大学附属中西医结合医院（湖南省中医研究院附属医院）创办全国重点中西医结合医院的契机，对外科临床带教医生进行相关培训，要求带教老师在带教过程中一定要突出中西医结合的特色，贯彻中西医结合的临床思路，实现床边教学中西医

一体化。湖南中医药大学附属中西医结合医院对临床教学十分重视，每次临床见习，一般在分组见习后，由科室主任进行总结讲课，通过大量鲜活的临床案例，让学生看到中西医结合的临床生命力。所以，每多一次临床见习，学生对中西医结合的认识和信心就增加一分。临床教学，中西融通，是中西一体化教学的重要环节。

总之，"两个基础，一个临床"培养模式的优点之一在于"一个临床"能充分反映中西医结合临床学科发展的现状，使中、西医的"病证结合，优势互补"融入教学之中，体现中西医临床结合的特色与优势，符合中西医结合临床的现实需要。实行"两个基础，一个临床"的培养模式，对从事该专业教学的教师尤其是临床课教师的理论素养和知识结构提出了更高的要求和挑战。"一个临床"的教学模式要求从事中西医结合临床课教学的教师，既要懂中医，又要懂西医，还要掌握中医、西医、中西医结合研究的最新进展及动态，并将其融会到教学中。这就要求临床教学教师除了要有较扎实的中、西医学知识之外，还要有创新意识，要勇于创新教学方法，改革教学模式，不断摸索总结教学经验，才能较好地实施中西医一体化教学。

（来源：刘朝圣，何清湖. 中西医结合外科学中西医一体化教学初探. 中医教育，2008年第27卷第5期.）

第六章 教材建设

一、中西医结合高等教育及教材建设

 观点采撷

- 教材事关学生培养的正确方向和专业教育质量,要抓好教材编写和使用。中西医结合专业的教材建设问题是当今中西医结合教育事业所面临的重要问题。
- 了解中西医结合高等教育的历史与发展,如中西医结合教育的起源及中华人民共和国成立后中西医结合教育发展概况等,对于建设中西医结合专业教材十分必要。
- 中西医结合事业发展的关键在于人才培养,人才培养的关键又在于高等本科教育。中西医结合高等本科教育发展的瓶颈之一就是教材建设,回顾中西医结合高等本科教材建设历程,思考进一步加强中西医结合专业教材建设方法,促进中西医结合人才培养。

(一)中西医结合高等教育的历史与发展

1. 中西医结合教育的起源

西医传入我国最早可追溯到明朝万历年间,但试图汇通中西医的时刻应在清初。如果从药地和尚"中经西纬"手法和"物理小识"作为近代中西医汇通发端的话,伴随着鸦片战争的隆隆炮声,中西医汇通便开始了在中国医学史上极其艰难的旅程。这个时期具有影响的代表人物有王宏翰、朱沛、唐宗海、张锡纯、恽树珏、陆彭年等人。他们开始注意中西医的不同,思考中西医的关系,进而试图中西医交流汇通,并作了一些中西医教育、临床实践方面的尝试,创办了多所国医学校,倡导中西医结合教育新风,逐渐形成了中国医学发展史上特有的医学流派——中西医汇通派。

2. 中华人民共和国成立后中西医结合教育发展概况

中华人民共和国成立以后，人民政府十分重视医药卫生事业的发展，中西医结合教育发展历经如下几个阶段：

（1）"西学中"阶段（20世纪50年代）：中华人民共和国成立以后，人民政府十分重视医药卫生事业的发展。在1950年召开的第一届全国卫生工作会议上，毛泽东主席为会议题词："团结新老中西医各部分医药卫生工作人员，组成巩固的统一战线，为开展伟大的人民卫生工作而奋斗。"这一批示无疑为中西医团结一致共同发展定下了基调。以后在1954年全国高等医学教育会议上及1956年同音乐工作者谈话中，中央多次提到"西医学习中医"问题。以1958年中央批示卫生部党组关于"组织西医离职学习中医班的总结报告"为标志，一个西学中热潮很快兴起，全国各地广泛地开办了"西学中"班，培养了很多人才。由于20世纪50年代中期到60年代早期的不懈努力，我国初步形成了一支中西医结合队伍，为中西医结合理论研究和临床实践奠定了基础。

（2）研究生教育阶段（1978年始）：1978年以来，原国家教委设置了中西医结合学位（硕士、博士）及双学位教育。国家计划委员会、国家教育委员会、国家计划生育委员会、国家自然科学基金委员会、卫生部和中医药管理局在科研编目中建立了中西医结合课题编号，学科专业委员会确定了中西医结合为独立的一级学科，一些高等医药院校和研究单位相继开展了硕士、博士研究生的高层次中西医结合高等教育。20世纪90年代，博士后流动站首先在中国中医研究院西苑医院（现中国中医科学院西苑医院）和天津市中西医结合急腹症研究所启动，全国无论是高等院校还是研究院所都取得了一大批中西医结合科研成果。

（3）高等本科教育阶段（1992年始）：1992年，泸州医学院率先在五年制中医学专业中开设中西医结合方向；1993年，湖南中医学院在湖南省教育厅的批准下正式开设五年制中西医结合临床医学专业；1998年，广州中医药大学整合广东省中医院资源优势，与南方医科大学联合开办七年制中西医结合专业方向；1999年，河北医科大学招收七年制临床专业（中西医结合方向）学生，主要培养研究型或应用型的高级中西医结合人才；2000年，教育部回复中西医结合暂不作为专业，可在七年制中医学专业试办中西医结合临床医学方向，各校可自主成立中西医结合系（学院），中西医结合高等教育事业得到国家政策支持；2002年，教育部批准泸州医学院、河北医科大学、湖南中医学院等部分院校在专业目录外设置中西医临床医学专业；2003年，中西医结合规划教材建设委员会主张专业名为"中西医结合临床医学"。

目前，各中医院校、西医院校、部分综合院校已广泛开办高等中西医结合教育,据初步统计开办五年制中西医结合临床医学专业的院校达 20 余所,开展中医学专业下中西医结合方向本科(含七年制)的院校 30 余所,开办三年制中西医结合专业的院校 50 余所,各层次在校学生人数达 6 万余人。每年参加中西医结合执业医师、执业助理医师考试的人数大幅度上升,为中西医结合队伍输送了大量人才,为中西医结合事业的可持续发展奠定了基础。

(二)中西医结合人才培养的关键在于高等本科教育

1. 中西医结合的地位与作用

(1)中西医结合是在我国既有中医又有西医的历史条件下产生的,是中国特色社会主义卫生事业的重要组成部分,在我国人民的医疗卫生保健中发挥着重要作用。

(2)中西医结合是我国特有的一门医学学科。

(3)中西医结合是继承发展中医药学、实现中医药现代化的重要途径。

2. 中西医结合事业的发展关键在于人才培养,人才培养的关键又在于高等本科教育

(1)中西医结合是我国卫生服务体系具有特色的一支重要力量,在我国人民的医疗卫生保健中发挥着重要作用,如 2006—2007 年中西医结合医学学科发展报告公布的调查结果表明社会公众对中西医结合广泛认同:2004 年全国性社会问卷调查,涉及全国 56 个中西医结合医院和 12 个中西医结合科研机构的医疗、科研工作者和患者,人数 1 万余人,结果有 91.21% 的中医及 93.52% 的中西医医学工作者认为要实行中西医结合,有 68.85% 的患者最喜欢中西医结合医学,65.45% 的患者最喜欢中西医结合医院,71.2% 的患者喜欢中西医结合治疗方法,提示中西医结合是患者的社会需求,也是医务人员的愿望。广泛的社会需求需要大量的中西医结合人才,如缺乏适当规模的中西医结合高等本科教育,中西医结合医疗队伍将会后继乏人,中西医结合医学学科发展受到阻碍,人民的医疗卫生保健需求也将受到影响。

(2)中西医结合作为独立的一级学科本身也存在阶段性和一定的不成熟性,有初级的结合,也有高级的结合,中、西医医术之间的相互弥补,理论上的相互结合等,均是中西医结合中高级的结合。基于学科处于初级发展阶段,目前我国存在多层次的中西医结合高等教育办学体系,包括三年制中西医结合临床医学专业的专科教育、五年制中西医结合临床医学专业的本科教育、七年制本硕连读中西医结合临床医学专业的本科教育,以及中西医结合(含临床与基础)硕士研究生教育、中西医结合(含临床与基础)博士研究生教育、中西医结合（含临床与基础）博士后工作流动站。这是一个人才培养的金字塔结构。基础应该为本科教育，如果一味发展中西医结合硕博士研究生培养，忽略本科教育，就会出现"高位截瘫"，人才的培养规模难以满足社会对中西医结合人才的需求，也将影响中西医结合医学学科的发展。

（三）中西医结合高等本科教育发展的瓶颈之一——教材建设

1. 中西医结合本科教育的专业培养模式

中西医结合本科教育的专业培养模式目前存在三种模式："两个基础，两个临床"；"一个基础，一个临床"；"两个基础，一个临床"。

"两个基础，一个临床"培养模式的优点在于"一个临床"能充分反映中西医结合临床学科发展的现状，使中、西医的"病证结合，优势互补"融入教学之中，体现中西医临床结合的特色与优势；"两个基础"能使中、西医的基础理论得到系统学习，为进一步的中西医结合临床课程学习打好基础。"两个基础，一个临床"的一体两翼的培养模式更适合目前中西医结合发展的现状和水平，现已得到全国同行的认可。

2. 适应"两个基础，一个临床"培养模式的教材建设

培养模式需要与其相配套的课程体系及教材体系，如中西医结合临床医学专业教材体系分为以下四个方面：①中医基础课：中外医学史、中医基础理论、中医诊断学、中药学、方剂学等。②西医基础课：正常人体解剖学、组织学与胚胎学、生理学、生物化学、病原与免疫学、病理学、病理生理学、药理学等。③临床基础课：针灸推拿学、中西医结合方法学、西医诊断学（含 X 线）、局部解剖学、医学统计学、科研基本功等。④专业课：中西医结合内科学、中西医结合外科学、中西医结合妇科学、中西医结合儿科学、中西医结合五官科学、中西医结合骨伤科学、中西医结合传染病学等。

3. 中西医结合高等本科教材建设的回顾

中西医结合教育特别是高等本科教育的广泛开展，促使中西医结合教材建设得到重视，20 世纪 90 年代起，部分院校开始探索具有中西医结合特色的教材编写。

1995 年，由湖南中医学院主持编写出版了我国第 1 版自编中西医结合五年制临床系列教材，包括《内科学》《外科学》《妇产科学》《儿科学》《五官科学》共 5 册，适用于中医药院校中西医结合专业的临床教学。1996 年，河北医科大学组织全国 182 名著名中西医结合专家编写了包括《中西医结合诊断学》《中西医结合内科学》《中西医结合针灸推拿学》等共 11 门学科的《中国中西医结合临床全书》（上、下册），内容较丰富。

2001年，由湖南中医学院主持编写出版了我国第1套自编中西医结合七年制临床系列教材，包括《中西医结合内科学》《中西医结合外科学》《中西医结合传染病学》等共9册，主要是满足五年制和七年制中西医结合临床医学专业的教学需要。

2001年，由尤昭玲、何清湖教授为主组织全国10余所高等中医药专科学校编写，中国中医药出版社出版了我国第1套三年制大专层次中西医结合专业系列教材，分为《中西医结合内科学》《中西医结合外科学》《临床常见急症处理》等共7册。

2003年，由贵阳中医学院主持编写出版的"新世纪高等中医药院校中西医结合大专系列教材"共19册陆续面世。

2004年，广州中医药大学组织编写了一套中西医结合专业七年制系列教材，其中《中西医结合生理学》《中西医结合病理生理学》等有较大创新。

4. 中西医结合专业规划教材的编写

教材建设是中西医结合高等本科教育研究的一个重要内容，它的意义在于：①是中西医结合本科教育教学的需要；②是中西医结合临床医疗规范的需要；③是中西医结合执业医师、中高级技术资格考试的需要；④也是中西医结合学科发展的需要——学科体系标志性成果。

2005年，由教育部、国家中医药管理局宏观指导，中国中西医结合学会、全国高等中医药院校教材建设委员会主办，集中全国40多所医药院校的中西医结合专家共同编写出版了我国第1版的高等医药院校中西医结合专业国家规划教材（第一批16本），包括《中外医学史》《中西医结合医学导论》《中西医结合内科学》《中西医结合外科学》《中西医结合妇产科学》《中西医结合儿科学》《中西医结合骨伤科学》《中西医结合眼科学》《中西医结合耳鼻咽喉科学》《中西医结合传染病学》《中西医结合口腔科学》《中西医结合皮肤性病学》《中西医结合危急重症医学》《中西医结合肛肠病学》《中西医结合精神病学》《中西医结合肿瘤病学》。这是中西医结合高等本科教育事业中具有"里程碑"式意义的事件，标志着中西医结合教育逐渐走向规范。

2005—2007年，中西医结合基础规划教材的编写出版工作也正式启动，具体课程设置分三大块：中医学基础（中医基础理论、中医诊断学、中药学、方剂学、针灸推拿学、中医经典选读），西医学基础（正常人体解剖学、组织学与胚胎学、生理学、生物化学、病原与免疫学、病理学、病理生理学、医用生物学、药理学、西医诊断学、局部解剖学）和改革教材——中西医结合基础（中西医结合生理学、中西医结合病理学、中西医结合免疫学、中西医结合诊断学、中药临床药理学、中西医结合思路与方法等)。

中西医结合高等本科教育教材建设逐步从单个院校自发的行为发展为由国家政府相关部门及学会牵头,多个院校联合编写的全国性规划教材,进一步促进了中西医结合高等本科教育的发展。

(四)关于中西医结合教材建设的思考

1. 继续加强中西医结合专业规划教材建设,在全国范围内推广应用规划教材,收集整理反馈意见,进一步改进与完善规划教材体系。

2. 围绕中西医结合规划教材,开展配套教辅、参考书,如高级参考丛书、口袋丛书、习题集、临床实习手册的编写工作。

3. 中西医结合专业研究生教材建设方面,着重突出创新性、独特性、实用性。研究生教材要多下功夫,考虑在二级学科甚至三级学科细分科目,如中西医结合临床的中西医结合外科,可以考虑编写《中西医结合普外科学》《中西医结合皮肤疮疡病学》《中西医结合肛肠病学》《中西医结合男性病学》《中西医结合乳腺病学》《中西医结合周围血管病学》等教材,除了必要的中医及西医基础知识外,侧重加强专业知识的纵深度,提高教材的理论高度,适合研究生教育目的。也应探索《中西医结合科研方法》教材的编写。

4. 探索中西医结合临床案例教学系列教材和中西医结合科研案例式教材的编写,着力培养中西医结合人才临床分析问题、解决问题的能力和科研创新能力。

(来源:何清湖,雷晓明.中西医结合高等教育及其教材建设.全国中西医结合管理学术会议论文集,2008年5月.)

二、紧贴时代需求创新中医药教材

 观点采撷

- 中医药教材的编写需要在传承的基础上不断创新,以适应新时代对中医药专业人才的需求。
- 中医药教材的编写要继承经典,满足不同使用主体的需求,还要把握四项基本原则:紧扣国家相关政策和法律法规,满足社会的需求,遵循中医药人才培养的规律,兼顾中医药院校办学主体的特色。

在大健康时代背景下，人们对健康的需求不再仅仅满足于疾病的治疗，而是贯穿于疾病预防、治疗和病后的调护等全方位的服务。中医药教材的编写也需要在传承的基础上不断创新，以适应新时代对中医药专业人才的需求。

（一）中医药教材编写

中医药教材的编写要秉承传承经典的精神，重点要突出中医药的五大特色与六大优势。中医药的五大特色为个性化的辨证论治原则、调治平衡的防治原则、个性化的治疗方法、多样化的干预手段和天然化的用药取向；而其六大优势为临床疗效确切、用药相对安全、服务方式灵活、费用相对低廉、创新潜力巨大、发展空间广阔。

中医药教材的传承延续了现代中医药高等教育不同时期教材的精粹，需要充分继承医德、医道、医学、医法、医术和医器六个方面。"医德"即为中医学所推崇的"大医精诚、仁心仁术"的核心理念，是中国古代医家规范自我、鞭策奋进的精神动力。"医道"即为中医的医学思想与理论，而中医学的医学思想与理论又根植于中国传统哲学与文化的土壤。"医学"即为中医学学科，而学科本身包含了理论体系与实践体系的基本框架，中医学具有其独特的学科特点。"医法"即为中医学科本身的规律与法则。中医学自成完整的体系，教材编写要沿袭中医学的主轴体系，兼顾中医药相关法律和标准。"医术"即为中医药独具特色的诊疗技术，这是体现中医药特色与优势的核心内容，也是理论应用于实践的精华。"医器"即为中医诊疗所用药物、器具，特别是中医适宜技术所用到的各种器具，正是大健康时代需要全民推广的重要内容。

（二）中医药教材创新要满足不同使用主体的需求

创新是中医药学科跟随时代不断进步的标志。中医药教材的创新是培养适应时代发展的专业人才的基础。在大健康时代背景下，中医药教材的创新首先要满足教材不同使用主体的需求。第一，在人才培养的层次上，专科、职业教育、本科、硕士、博士等不同层次对中医药学习的知识体系具有一定的差异性。第二，从专业的角度来看，中医学、中药学、中西医结合，不同专业对中医学理论体系的要求各有侧重；此外，随着社会需求的不断更新，中医养生学、中医康复学、中医骨伤学、中医儿科学等新的学科需要构建完整的学科教材体系，在中医学的基本理论框架下需要重点突出学科的特色。第三，从教材使用的人群而言，护理人员、中医院的西医临床人员、中医师承学员、基层医疗工作者等学习中医时，由于其知识理论体系与学术水平的差异，针对这些不同人群的中医药教材编写时则需要量体裁衣。第四，人力资源和社会保障部在 2017 年印发《人力资源社会保障部关于公布国家职业资格目录的通知》，中医药行业新增 3 个水平评价类职业：保健调理师、药物制剂工和中药炮制工。针对 3 种新增职业的培训教材的编写，如何在新版国家职业分类大典对新增职业的要求基础上，充分适应市场需求，发挥中医药的特色与优势，值得深入探讨。第五，随着社会的不断发展，中医学与不同学科相互融合产生诸多新的交叉学科，如中医文化学、中医传播学、中医信息学、中医管理学、中医亚健康学、中医心理学等。针对不同学科的要求和定位，教材编写的中医药部分则需要适当取舍、突出特色、服务整体。

中医药教材的创新，还要适应教学模式的改革和探索。以往中医药系列教材的编写都是以传统的教师为主体、以讲课为中心的 LBL（lecture-based learning）教学法为基础。随着中医药现代教育的不断改革和探索，许多新的教学方法也逐渐在中医药相关领域推广实施。如以病例为先导、以问题为基础、以学生为主体、以教师为主导的 CBL（case study based learning）教学法，以问题为导向、以学生为主体、教师参与、以小组讨论为形式的 PBL（problem-based learning）教学法，以学生为主体，是一种以团队为基础，提倡学生自主学习的 TBL（team-based learning）教学法等。中医药学科体系中的不同课程需要灵活运用不同的教学方法，因此不同课程的教材编写基调就需要根据不同的教学方法而灵活调整。

（三）中医药教材建设要把握四项基本原则

大健康时代对健康服务从业人员提出了更高、更全面的要求。新时代背景下，中医药教材是中医药专业人才队伍建设的基石。因此，科学规划、合理布局，中医药教材建设需要牢牢把握四项基本原则。

1. 紧扣国家相关政策和法律法规

近年来，国家出台了一系列促进中医药快速发展的相关文件。《中医药发展战略规划纲要（2016—2030 年）》提出，要"加强中医药人才队伍建设"，"加强一批中医药重点学科建设"，而教材建设是人才与学科建设的重要基础。《中华人民共和国中医药法》在第四章"中医药人才培养"中，分别对人才培养原则、不同培养模式、不同培养层次都做了相应的规定。因此，中医药教材的建设需要紧扣国家相关政策和法律法规的内容，针对不同培养的层次、院校、专业、人群等都需要制订个性化的教材建设方案，以满足社会对中医药人才多样化的需求。

2. 满足社会的需求

中医药教材的建设是为人才培养而服务的。因此，大健康时代背景下的中医药教材建设要充分满足当前社会对中医药专业人才的需求。新时代背景下，健康观念由"疾病治疗"转向"疾病预防"为主，体现在中医药教材中则需要把中医治未病、中医体质辨识与调养、中医适宜技术等相关内容调整加大比例，并对这部分内容的学习提出更高的要求。此外，新时代背景下，社会需求不再仅仅局限于传统的医疗服务，市场需求的多样化需要在互联网医疗、养生服务、产品开发、技术培训、文化传播等相关领域加大对中医药专业人才的输出，因此中医药教材的编写也需要满足市场多样化对人才的需求现状。再者，大健康时代需要与现代科学技术紧密结合。随着现代科技的不断发展，中医药现代化的相关研究也取得了丰硕的成果，中医药教材的内容不应仅仅局限于传统的望闻问切、理法方药，对相对成熟及得到共识的现代科技在中医药领域的应用也应囊括在内，以附录内容、拓展学习、数字教材等多种形式对教材内容进行扩充，开拓学生的视野，紧跟时代科技发展的步伐。

3. 遵循中医药人才培养的规律

传统中医药人才的培养是以常年跟师学习，师父与学徒之间口传心授以及阅读古代中医典籍的方式传承学习。现代高等教育的发展对中医学的学科体系进行了详细的划分，且根据现代社会对中医药人才的素质要求，学生不仅要学习中医药学科本身的内容，还需要对生物学、现代医学、化学等其他学科内容有所了解，且其教学模式主要以课堂集体教学为主。中医药教材的建设既要遵循中医药人才成长的一般规律，也需要兼顾高等教育对人才培养的一般规律，不仅仅涉及中医药学科本身的知识体系，也需要兼顾其他学科的内容，以及学习中医药所需要具备的中国哲学、文化基础。此外，针对不同层次、不同专业、不同人群，中医药教材的编写内容要有所取舍、突出专业特点、兼顾学科完整性。

4. 兼顾中医药院校办学主体的特色

不同中医药院校对同一专业的办学特色有所不同，因此中医药教材的建设除了要遵循基本的"三基五性"之外，鼓励中医药院校编写具有院校专业自身特色的系列教材，以促进学科发展的多样性。以目前新设立的中医养生学专业为例，2019年湖南中医药大学经教育部审批设立了中医养生学专业。与其他中医药院校的中医养生学专业相比，湖南中医药大学将专业定位于"亚健康人群的辨识与调理"。其基础来源于该院校是中医亚健康学的学科创始单位，且已构建了完整的学科体系。因此，对中医养生学专业的差异化培养突出了本校的办学特色与专业优势，也为中医药教材建设营造了百花齐放的环境。而中医药院校特色教材的编写和运用也为行业规划教材的编写奠定了前期基础，为学科的不断完善和发展提供了素材。

在大健康时代背景下，对中医药专业人才的综合素质提出了更高的要求，而中医药教材的建设直接关系着专业人才的知识结构和专业素质。因此，新时代背景下，中医药教材的建设工作需要在传承的基础上大胆创新，根据当前社会的需求做出适当调整。这也是中医药学科跟上时代发展的步伐，使古老学科焕发新生，继续发挥中医药特色与优势的重要举措。

（来源：张冀东，何清湖. 紧贴时代需求创新中医药教材. 中国中医药报，2019 年 7 月 1 日第 3 版.）

三、基于"中医 +"思维的中医亚健康职业技能水平培训教材编写初探

编者按

> 中医亚健康职业技能水平培训教材是规范技能型亚健康专业人才培养的基础。教材的编写在"中医 +"思维指导下，要符合政策引导的方向和社会需求，做到不同职业间知识体系的融合、理论与实践相结合、"三基"与"五性"相结合、传统与现代相结合、常规与特色相结合，才能对推动和规范中医亚健康技能型专业人才的培养起到重要作用。

中医亚健康学不同层次专业人才的培养是中医亚健康学科体系构建的重要内容。目前中医亚健康学科人才培养中技能型专业人才的培养仍然较为薄弱，有待规范。教材是规范人才培养的基础，职业技能水平培训的教材还有待完善和规范。在"中医 +"思维的指导下，坚持以中医学理论为基础，秉持开放与包容的原则，做好中医亚健康职业技能水平培训系列教材的编写工作，是规范人才培养、完善学科体系建设的重要工作。

（一）中医亚健康职业技能水平培训系列教材编写的必要性

1. 社会需求是教材编写的源动力

目前我国亚健康服务市场较为混乱，其中最主要的原因在于亚健康专业服务人才的整体素质较低，缺乏系统化的培训教育。教材是人才培养规范化的基础，如何编写好适应社会需求的亚健康专业服务人才的教材是解决目前

问题的关键措施。社会需求是教材编写的源动力，也是主导教材编写方向的决定性因素。中医亚健康职业技能水平培训系列教材主要是针对目前从事亚健康服务行业的技能型专业人才，因此教材编写重点应放在技能的培养，突出其实用性和与市场的契合性。在教材编写的基本要求和框架下，以市场需求为导向，注重技能水平的提高和规范化；同时要不断更新教材的内容，以适应市场的不断变化。

2. 政策引导为教材编写指明了方向

《中医药发展战略规划纲要（2016—2030 年）》明确指出，到 2030 年，要基本形成一支由百名国医大师、万名中医名师、百万中医师、千万职业技能人员组成的中医药人才队伍；中医药健康服务能力显著增强，在治未病中的主导作用得到充分发挥。

"亚健康"是随着人们对健康与疾病的认识的不断提升而剥离出来的一个新概念，也表明了大众对于从健康到疾病的过渡阶段的重视，充分体现了中医"治未病"思想中"预防为主"的精髓，这是对"治未病"思想的最佳诠释。亚健康专业服务人才是千万职业技能人员组成的中医药人才队伍中的重要组成部分，其培养的目标和定位非常明确：在中医治未病工作中发挥中医药的特色与优势，熟练掌握亚健康的咨询、检测、调理、疗效评价等各方面的实用技术型人才。因此，亚健康职业技能水平培训系列教材也应与国家政策的引导方向一致。

3. 教材编写将满足专业人员职业发展的需求

继续教育是职业规划中的重要内容。随着科技水平的不断进步和社会需求的不断变化，从业人员的专业知识和职业水平也要随之更新和提高，以适应职业发展的需求。虽已有亚健康专业系列教材，但因其定位在本科及以上水平，对于目前从事亚健康服务的专业人员来说较难接受和掌握。因此，根据目前相关从业人员的素质水平，编写适合其继续教育和职业发展的培训教材，是一项必要之举。培训系列教材既可作为继续教育的规范化课本，也可作为从业人员日常工作的参考用书使用，有助于提高从业人员的业务水平。

4. 教材编写是学科体系完善的重要组成部分

中医亚健康学的学科体系构建分为不同的层次，专业人才队伍的培养也需要从高到低具有合理的梯度。因此，针对不同层次的人才培养要有不同的系列教材与之相匹配。亚健康服务人才主要定位于专业技能型人才，强调亚健康专业的操作技能和实际动手能力的培养，也是目前健康服务业市场亟须的主要人才类型。职业技能水平教育主要针对目前的亚健康专业服务群体，以及当前从事美容、养生、保健的社会人员向亚健康服务领域的转型群体,以规范和提高其理论基础和操作技能为主要目标。这是目前规范亚健康服务市场,短期内解决专业技能型人才缺乏的最有效的培养模式。

(二)"中医+"思维指导培训系列教材内容的编写

1. 不同细分职业之间的知识体系融会贯通

目前中医亚健康服务行业中有亚健康咨询师、亚健康测评师、亚健康调理师和少儿亚健康推拿调理师四种职业。其中亚健康咨询师通过亚健康状态评估量表、亚健康体质与型态测评系统、CPC测评软件及红外亚健康测评系统提供的测评结果,对六种类型亚健康状态的参评对象进行咨询服务并提供专业化、个性化的调养方案。亚健康测评师通过操作中医体质仪、中医四诊仪、医学远红外热成像仪、CPC等仪器,对亚健康人群的气血、阴阳、脏腑功能状态实施测评,达到判断亚健康状态、指导亚健康调理的目的。亚健康调理师能熟练运用推拿、艾灸、拔罐、刮痧、砭术等技术或通过器械、媒介及其他身体调节性服务方法,实施亚健康干预调理,达到缓解、消除亚健康的目的。少儿亚健康推拿调理师是运用少儿推拿特定的手法作用于儿童相应的穴位或部位,通过经络系统的作用调节儿童机体功能,以达到预防儿童疾病及调治儿童亚健康状态的专业技术人员。

职业技能水平培训系列教材主要针对以上四种职业的工作内容而编写。以上职业也涵盖了亚健康专业服务中的咨询、测评、调理的完整过程。从学科体系的构建来讲,四种职业的理论体系都是中医亚健康学理论体系的有机组成部分;从职业特点来看,四个职业都是有相对完整的中医亚健康学理论体系,但各自又非完全独立的个体。因此在系列教材编写中,各不同职业培训教材的内容既要注意相互融会贯通,又要突出职业特色,繁简得当,重点突出。

2. 教材的理论方法与实践应用相结合

亚健康职业水平培训系列教材的编写需要理论方法与实践应用相结合,两者缺一不可。理论是指导实践应用的基础,作为亚健康专业服务人员,应具备较为完整的理论基础;实践是学习理论的落脚点,尤其对于技能型服务人才来讲,更加强调了动手实践能力的重要性。因此,亚健康职业技能水平培训教材的内容应理论与实践兼备,在保持理论完整性的同时尽量精简理论部分的深度和广度,同时要将重点放在实践能力的培养上。除此之外,由于目前亚健康服务的相关从业者普遍专业水平不高,因此教材的编写在语言上也应尽量通俗易懂。

3. 教材"三基"与"五性"相结合

亚健康职业水平培训系列教材的编写要注意"三基"与"五性"相结合。所谓"三基"是指基本理论、基础知识和基本技能;"五性"则包括了科学性、系统性、渐进性、实用性、启发性。

"三基"是人才培养的三大基本素质,也是教材编写内容必备的三部分内容,因此亚健康职业技能水平培训系列教材的编写也要具备这三部分内容,但在内容比例上可做适当的调整。除了教材编写共同的科学性和系统性之外,特别强调了本教材的实用性、渐进性与启发性。由于亚健康咨询师、调理师、测评师和少儿亚健康推拿调理师都是实操性较强的职业,技能水平是考核其业务能力的主要指标,因此本教材要能够指导从业者的实践活动。根据初级、中极、高级不同的等级要求,教材涵盖面要全面,但可以在教学大纲中对不同层次人才的授课内容及难度制订不同的要求。除此之外,本教材还需要具有一定的启发性,引导从业者在培训教育和工作实践中不断发现问题,解决问题,从而在工作中不断提高自己的业务能力。

4. 教材内容要传统与现代相结合

现代科技是推动产业向前发展的源泉。亚健康服务业在立足于中医学理论的基础上,需要现代科技成果不断注入新鲜的血液,才能跟上快速发展的市场需求。对于从业者来说,其业务能力的更新与提高需要从培训系列教材着手。

中医亚健康职业技能水平培训系列教材作为中医亚健康学科体系的组成部分,要坚持以中医学理论为基础,充分发挥中医学在亚健康领域的理论优势和技术优势,将刮痧、拔罐、推拿、药膳等中医特色干预方法发扬光大。同时也要积极吸收各种现代科技的最新成果,将应用在亚健康领域的最新技术经筛选后纳入培训教材中,如医用红外热成像技术、心肺耦合技术、虹膜检测技术等。教材内容需要定期更新内容,以适应快速变化的市场需求。

5. 教材内容要常规与特色相结合

中医亚健康职业技能水平培训系列教材的编写要跳脱传统教材编写的思路,除了常规的基本内容之外,更要区别于健康管理师、中医按摩师、营养师等相关职业,突出本行业培训教材的特色之处,体现中医亚健康相关职业的独特性。

为了贯彻落实《国务院关于扶持和促进中医药事业发展的若干意见》文件精神,进一步提高中医药养生保健技术在亚健康调理中的应用,推广具有良好效果的技术和产品,促进中医药养生保健技术的普及程度,自 2011 年以来,中华中医药学会亚健康分会与中和亚健康服务中心共同邀请相关知名专家和学者，经过严格的评审流程，筛选出一批切实有效、适合推广的百项亚健康中医调理技术，并向亚健康行业内推荐使用。本系列教材的内容可遴选一批百项亚健康调理技术作为实践应用的内容之一，并根据市场需要和实际需求定期对这部分内容进行更新。

（三）如何编写亚健康职业技能水平培训系列教材

教材的成功编写首先要明确教材编写的目的、定位、特色、基本原则、基本框架。本系列教材的编写是为了培养适应亚健康产业市场需求的合格的中医亚健康咨询师、测评师、调理师和少儿亚健康推拿调理师；定位于亚健康服务从业者。教材特色是在中医亚健康学理论框架的基础上，充分发挥中医药在亚健康服务领域的特色与优势；同时结合最新科技成果，着重培养具有一定理论基础、实践能力突出的亚健康技能型人才。基本原则是在"中医+"思维的指导下，保证理论体系的完整性，理论与实践相结合，"三基"与"五性"相结合，传统与现代相结合，常规与特色相结合。基本框架分为三大部分：基本理论、基本技能与方法、实践与应用，根据实际需要可在头尾处增加绪论及附录的部分。

除此之外，本教材的编写将采用主编负责制，在定好编写目的、定位、特色、基本原则、基本框架等内容后，参照出版社的编辑出版要求制订编写大纲和教材目录，明确时间进度及各编委承担的相应内容。特别需要强调的是教材的语言要兼顾专业性与通俗性，针对目前亚健康服务从业人员的整体水平，做出合理调整。

（四）总结与展望

我国古代大教育家孔子提出，教育要遵循"因材施教""循序渐进""博学多才"的原则。中医亚健康职业技能水平培训系列教材针对当前亚健康从业人员的继续教育培训而编写，正是"因材施教"的体现。教材内容及教学大纲对从业者不同层级水平的教育梯度做了相应的规定，充分体现了"循序渐进"的原则。中医亚健康不同职业之间既突出了各自的职业特点，又兼顾了理论知识的系统性和完整性，是"博学多才"的最好的诠释。有理由相信，本教材的编写，对推动和规范中医亚健康技能型专业人才的培养起到重要作用。

（来源：张冀东，何清湖，孙贵香，胡镜清，叶培汉，王丹，刘琦. 基于"中医+"思维的中医亚健康职业技能水平培训教材编写初探. 湖南中医药大学学报，2017年第37卷第1期.）

四、借互联网"搭学台"让乡村医生助力健康中国

观点采撷

- 乡村医生是我国农村卫生服务主体,承担着全国近8亿农村人口最基本的医疗、预防、保健及健康宣传等卫生服务工作,在改善农村卫生状况中扮演着重要角色。由于地处偏远,广大乡村医生学习提升的机会并不充足,很难与时俱进地提升医疗技术,更难系统全面地学习医学知识以应对基层复杂的医疗环境。"互联网+乡村医生培训教材"的编写十分必要。

- 互联网的便利为广大乡村医生提供了极其便利的学习条件,让知识的传播不再受到地域条件限制。

- 编写"互联网+乡村医生培训教材"系列12册,将提升乡村医生自身水平,良好地进行医学的普及与传播,以点带面,提升全民医学素养,助力健康中国建设。

习近平总书记曾在视察镇江市丹徒区世业镇卫生院时指出:"没有全民健康,就没有全面小康。要推动医疗卫生工作重心下移、医疗卫生资源下沉,推动城乡基本公共服务均等化,为群众提供安全有效方便价廉的公共卫生和基本医疗服务,真正解决好基层群众看病难、看病贵问题。"基层医疗卫生事业是党和国家领导人关注的重要事情。

近期,由笔者担任丛书总主编的"互联网+乡村医生培训教材"发布。笔者认为,教材的编写,除了促进学科的发展和进步以外,更重要的任务是服务社会、指导实践。身为教材编写者,我们应该时刻保持敏锐的政治嗅觉,通过审时度势切中时代社会的需求脉搏,从而对症下药,编写出真正能落地实施、契合刚需而解决实际问题的有用之作。

如何创新教材内容及形式以便更好地为基层乡村医生的培训与学习服务,如何利用互联网优势让一系列教材更好地扎根基层、开枝散叶,是值得行业专家思考的问题。

(一)充分利用互联网,为乡村医生"搭学台"

李克强同志曾说"中国城镇化还有很长的路要走,未来几十年乡村医生仍将长期存在","中国如此之大,各地情况千差万别,在许多偏远的山区、道路

交通不方便的地方,村医发挥的作用,城市公立医院替代不了"。这是乡村医生的真实写照。目前我国很多地区尤其是山村乡野之地,现代化设施和先进技术条件尚未具备,医疗资源依然严重匮乏。乡村医生在医疗卫生服务中扮演了不可或缺、难以替代的角色。

由于地处偏远,广大乡村医生虽然扎根基层、服务百姓,能够有效地积累临床经验,但相较于便捷先进的城市医学院校而言,其学习提升的机会并不充足,很难与时俱进地提升医疗技术,更难系统全面地学习医学知识以应对基层复杂的医疗环境。值得庆幸的是,互联网的便利为广大乡村医生提供了极其便利的学习条件,让知识的传播不再受到地域条件限制。但是我们也应该看到,网络传播的学习内容鱼龙混杂、良莠不一,知识信息量特别庞大,但难辨优劣。因此,身为院校专家学者,我们应该注意到乡村医生的学习与提升诉求、注意到互联网知识传播的巨大优势,借由网络的力量撰著和传播科学而实用医学理论、知识、技术,毫无保留地将契合乡村医生临床实践的各科知识传授与分享,才能真正为广大基层乡村医生搭好可靠、先进、实用的学习平台。

(二)编写系列教材,让乡村医生"唱好戏"

《中医药发展战略规划纲要(2016—2030年)》提出"开展临床类别医师和乡村医生中医药知识与技能培训";《"十三五"卫生与健康规划》指出"实施基层中医药服务能力提升工程,提升基层西医和中医两种手段综合服务能力,力争使所有社区卫生服务机构、乡镇卫生院和70%的村卫生院具备与其功能相适应的中医药服务能力";《国务院办公厅关于深化医教协同进一步推进医学教育改革与发展的意见》指出"要对在岗基层卫生人员(含乡村医生)加强全科医学、中医学基本知识技能和适宜技术培训"。这些文件无不强调要加强对乡村医生的培训教育,切实可行地提升乡村医生临床服务能力。

迄今为止,我国仍有近8亿乡村居民,乡村医疗体系是整个中国医疗体系不容忽视的重要环节,乡村医生所肩负的医疗责任也格外的沉重和艰难。因为基层乡村的巨大需求,乡村医生队伍在逐年扩大,但学历层次整体偏低,年龄层次整体偏高。面对基层巨大的健康需求,如何确保百姓健康得到切实的保障,就与乡村医生自身医疗水平密切相关。

可以说,乡村医生整体医疗水平在整个医生队伍中相对偏低,却又是整个医疗体系中为全民健康"兜底"的后盾。也因此,乡村医生的医疗水平成了党和国家领导人时刻心系的"水桶最短板"。

长期以来,我们不少专家、学者曾深入基层、服务病患、传授学识,但其效能有所局限。虽说互联网的力量极大地促进了医疗知识的广泛传播,但是真正规范科学、全面整体、系统深入地提升乡村医生医疗水平,仍然需要完善、权威的系列教材作为支撑,以便进一步形成完备的教育教学体系,从而为乡村医生提供学有所宗的基础素材。要想让乡村医生面对巨大的临床挑战能从容不迫、游刃有余的"唱好戏",就需要我们共同做好乡村医生教材这套"台本"。

(三)充分调研,契合实际,让乡村医生助力健康中国

应当意识到,乡村医生面临的巨大的基层医疗需求是不能单靠临床服务解决的。除了临床医治这一常规任务以外,乡村医生必然得承担起常规医疗知识普及、养生保健技术传授等职责。向大众传播基础的防病治病知识、健康保健常识,从长远看来,可以十分有效而广泛地缓解基层医疗压力。

因此,编写这一系列教材,除了提升乡村医生自身水平以外,更重要的是教会乡村医生如何进行医学的普及与传播,以乡村医生为纽带,以点带面,提升全民医学素养,是助力健康中国建设不容忽视的环节。

"互联网 + 乡村医生培训教材"系列将编写 12 册,包括《中医基本理论》《经方临床应用》《中医经典名句》《中医适宜技术》《名医医案导读》《中医名方名药》《中草药辨识与应用》《健康教育中医基本内容》《初级卫生保健》《西医诊疗技能》《常见疾病防治》《危急重症处理》。

拟通过充分调研,围绕乡村基层医疗服务的痛点及刚需撰写教材,在撰写过程中将充分考量乡村医生知识结构、学习习惯和工作特点,体现系统性、全面性,突出实用性和通俗性;内容强调六位一体(预防、医疗、康复、保健、计划生育、宣传教育),同时凸显中医特色(发挥简、便、廉、验优势),注重中西协同,打通临床各科;此外,利用互联网充实更多便于移动媒体传播的图文、音频及动画,尽量为工作繁重的乡村医生提供便利高效的学习内容及方式,真正打造一部接地气的乡村医生经典教材。最终,促使乡村医生能够用比较系统科学的医学知识进行实践,同时能向大众进行健康教育,才能真正使乡村医疗体系效能最大化、效果最优化。

《全国乡村医生教育规划(2011—2020 年)》通知指出:"随着社会主义新农村建设的不断推进、医药卫生体制改革的日益深化和农村疾病流行模式的逐步改变,农村居民对乡村医生的整体素质寄予新的期待,农村卫生工作对乡村医生提出了更高要求。因此,立足国情,紧扣需求,尊重规律,制订实施全面建成小康社会阶段的乡村医生教育规划,强化素质能力培养培训,加快

乡村医生队伍向执业(助理)医师转化,提高整体服务水平,逐步缩小城乡基层卫生服务水平的差距,已经成为当前和今后一段时期深化医改、加强农村卫生工作、推进新农村建设、保障和改善民生的一项重要而紧迫的任务,事关当前,惠及长远。"

2018 国务院政府工作报告提出:"加强全科医生队伍建设,推进分级诊疗。"只有在硬件(设施)和软件(教育)上加大对基层医疗机构的投入,加强对全科医生的培养和合理使用,才能使分级诊疗制度落地、医疗重心下移。乡村医生是我国农村卫生服务主体,承担着全国近 8 亿农村人口最基本的医疗、预防、保健及健康宣传等卫生服务工作,在改善农村卫生状况中扮演着重要角色。随着我国经济社会的发展,乡村医生准入制度的实施,人们对农村卫生工作的需求不断增加,提高乡村医生继续教育质量与专业技术水平,成为农村卫生工作的重要内容。

综上,是笔者基于互联网+乡村医生培训教材编写的所思所想。作为业界的专家学者,我呼吁同道在治学的同时,应当更多的学以致用,既要脚踏实地,也得仰望星空,能上接天线、下接地气,关心政治、关注民生,共同用所学普惠百姓、奉献社会。

(来源:何清湖,孙相如. 借互联网"搭学台"让乡村医生助力健康中国. 中国中医药报,2018 年 10 月 25 日第 3 版.)

五、中医药文化进校园重在进课堂

 观点采撷

- 要从思维层面、理念层面和行为层面,真正将中医药文化渗透、植入到中小学传统文化教育和健康教育当中,必须充分发挥课堂主渠道的作用,系统地推动中医药文化进教材、进课堂,才能真正将中医药文化进校园落到实处。
- 中小学中医药文化知识教材必须确保编写目的服务于教学目的,编写内容服务于教学主体,编写体例服务于教学过程,编写体系服务于教学评价。要做到"四个确保",就必须在中小学中医药文化知识教材的编写过程中处理好传承与创新等十个关系。

近年来,中医药文化进校园成为弘扬和传承中华优秀传统文化、普及中医药文化知识、提升青少年的文化自信与健康素养的重要措施。本文从中医药文化进校园的现实性和必要性出发,探讨如何发挥课堂教学在中医药文化进校园中的主导作用,对中医药文化知识教材的编写和教学提出针对性建议。

(一)中医药文化进校园有其现实性和必要性

1. 传承发展中华优秀传统文化的重要路径

2014 年,教育部印发了《完善中华优秀传统文化教育指导纲要》,提出分学段有序推进中华优秀传统文化教育。2017 年,中共中央办公厅、国务院办公厅印发了《关于实施中华优秀传统文化传承发展工程的意见》,提出"把中华优秀传统文化全方位融入思想道德教育、文化知识教育、艺术体育教育、社会实践教育各环节,贯穿于启蒙教育、基础教育、职业教育、高等教育、继续教育各领域"。大力加强对青少年的传统文化教育,已经成为全社会的共识。中医药文化是中华优秀传统文化的重要组成部分,推动中医药文化进校园,对于增进广大青少年对中华优秀传统文化的了解与认同,提升其民族认同感及归属感,有着至关重要的作用。

2. 实施"健康中国"战略的重要组成部分

2016 年 8 月,习近平总书记在全国卫生与健康大会上指出,要重视少年儿童健康,全面加强幼儿园、中小学的卫生与健康工作,加强健康知识宣传力度,提高学生主动防病意识,有针对性地实施贫困地区学生营养餐或营养包行动,保障生长发育。2016 年 10 月,中共中央、国务院印发《"健康中国2030"规划纲要》,强调"加大学校健康教育力度",并指出"将健康教育纳入国民教育体系,把健康教育作为所有教育阶段素质教育的重要内容。以中小学为重点,建立学校健康教育推进机制"。中医药学凝聚着深邃的哲学智慧和中华民族几千年的健康养生理念及其实践经验,不仅为中华民族繁衍昌盛做出了卓越贡献,也对世界文明进步产生了积极影响。推动中医药文化进校园,对于提升青少年健康素养、帮助其养成健康的行为方式和生活习惯、提高个人综合素质和能力具有重要意义。

3. 传承发展中医药事业的重要保障

2016 年 2 月,国务院印发《中医药发展战略规划纲要(2016—2030 年)》,提出"推动中医药进校园、进社区、进乡村、进家庭,将中医药基础知识纳入中小学传统文化、生理卫生课程,同时充分发挥社会组织作用,形成全社会'信中医、爱中医、用中医'的浓厚氛围和共同发展中医药的良好格局"。推动中医药文化进校园,传递中医药文化核心内涵,积极引导广大青少年认识中医药,对于传承发展中医药事业,努力实现中医药健康养生文化的创造性转化、创新性发展,更好地全方位、全周期维护和保障人民健康具有长远影响。

(二)充分发挥课堂教学的主渠道作用

1. 国家政策导向创造了有利条件

《完善中华优秀传统文化教育指导纲要》指出:"既要充分发挥课堂教学的主渠道作用,又要注重发挥课外活动和社会实践的重要作用。"《关于实施中华优秀传统文化传承发展工程的意见》指出:"以幼儿、小学、中学教材为重点,构建中华文化课程和教材体系。"《"健康中国 2030"规划纲要》指出:"构建相关学科教学与教育活动相结合、课堂教育与课外实践相结合、经常性宣传教育与集中式宣传教育相结合的健康教育模式。"《中医药发展战略规划纲要(2016—2030 年)》指出:"将中医药基础知识纳入中小学传统文化、生理卫生课程。"这一系列文件的出台,为中医药文化进教材、进课堂创设了有利条件和良好氛围。

2. 课程实践提供了现实范本

目前,在中医药发展上升为国家战略的大好机遇期,全国各大省市都在不断地探索中医药文化进校园的适宜路径。据 2017 年度公开报道数据表明,北京市有近 9 万名中小学生选修中医药文化课。一些中医药文化底蕴深厚的地区也结合自身地域中医药文化特色,开设了中医药文化特色启蒙教育课程。已有的课堂教学实践大都依托课堂教学,灵活设计教学内容和教学方法,融合中医药文化体验、中医药健康知识传授、中医药特色实践活动等形成多维立体教学模式。

中医药具有文化、医学等多重属性。因此,要从思维层面、理念层面和行为层面,真正将中医药文化渗透、植入到中小学传统文化教育和健康教育当中,单纯依靠一些形式上的、短时期的中医药文化主题活动是行不通的。只有充分发挥课堂主渠道的作用,系统地推动中医药文化进教材、进课堂,才能真正将中医药文化进校园落到实处。

3. "中医 +"思维创设了可行路径

发挥课堂教学在中医药文化进校园中的主渠道作用,要创造性运用"中医 +"思维,采取分类指导、因地制宜的原则,打造"中医课程"和"课程中医"相结合的灵活模式。所谓"中医课程",即是采用"中医课程 +"的方式,将中医药文化知识以一门独立的人文素质教育课程纳入中小学教育体系。目前,北京、上海等都构建了具有自身特色的中医药课堂教育体系。所谓"课程中医",即是采用"中医药文化元素 +"的形式,充分融入国学、语文、品德与社会、道德与法律、体育、生理卫生及其他健康教育等各门课程当中。

全国各地区的中小学校可以根据自身的教育教学资源和人文素质教育需要，灵活选择"中医课程"和"课程中医"的方式，渐进性地推动中医药文化进校园。比如，经济文化较为发达且工作开展较好的地区和学校，可以采用"中医课程"的整体嵌入模式；而目前这块工作相对滞后且师资队伍较为匮乏的地区和学校，就可以采取"课程中医"的局部嵌入模式进行试点。

（三）处理好教材编写中的十个关系

推进中医药文化进中小学课堂，涉及四个重要环节，即教学目的、教学主体、教学过程、教学评价，中小学中医药文化知识教材必须服务于上述四个环节。具体而言，即是确保编写目的服务于教学目的，编写内容服务于教学主体，编写体例服务于教学过程，编写体系服务于教学评价。要做到"四个确保"，就必须在中小学中医药文化知识教材的编写过程中处理好十个关系。

1. 中医药文化进课堂与中华传统文化教育的关系

中华优秀传统文化是中国特色社会主义文化自觉和文化自信的活水源泉。中医药凝聚着中华优秀传统文化的精髓，它深深扎根于中国古代哲学思想，充分体现了中华文化的价值内核，是传承和传播中华优秀传统文化的重要载体。

因此，我们要从国家文化软实力和民族文化自信的高度，来充分认识到中医药文化进课堂与中华传统文化教育的统一性。中医药文化与中华传统文化在哲学智慧和伦理思想上是一脉相承的，两者在当代的创造性转化和创新性发展上也是相辅相成的。在进中小学这一问题上，两者既可以作为思想政治教育资源，共同服务于立德树人；又可以作为人文素质教育资源，共同致力于素质教育。中小学中医药文化知识教材编写的指导思想可以定位为：以习近平新时代中国特色社会主义思想为指导，传承和弘扬中华民族优秀传统文化，以高度的文化自觉和文化自信，推动中华优秀传统文化的创造性转化和创新性发展。借助中医药文化的"双创"工作，推动"中医药文化进校园"，促进中华优秀传统文化深入广大中小学生的学习生活当中，帮助广大青少年拓宽认识，健康身心，增强文化自觉与文化自信。

2. 文化认同与知识传授的关系

我们要树立对中医药学的正确而全面的认识，即是要正确认识中医药的文化属性和科学属性，在中医药文化进课堂的过程中，要注重中小学生的人文素养和科学素养的双重培养，两者不可偏废。

因此，我们的编写目的就应该辐射如下五个方面：一是通过传播中医药文化，提升对中医药文化的认同、喜爱和自豪感，促进广大中小学生对中华优秀传统文化的自觉和自信，增进爱国主义情怀；二是通过弘扬中医药核心价值观，加强道德情感熏陶和素养教育，培育和践行社会主义核心价值观；三是通过传承中医药基本理念，帮助广大中小学生形成正确的生命观和科学观，学习用中医独特的思维方式来认识、分析、解决客观问题；四是通过传授中医药基本知识和方法，掌握与广大中小学生身心发展特点相关的中医防病治病知识，提高其自身健康管理能力；五是要激发一部分学生对中医药学的兴趣和热爱，树立传承和发展中医药事业的志向和理想。

3. 中医药文化进课堂与中小学教育发展现状的关系

目前，教育部将减轻中小学生过重课外负担作为一项重中之重的任务，以校外治理规范、校内提质增效为重点，切实提高学校育人能力和水平，更好地发展素质教育。中医药文化知识进课堂的一个基本定位是帮忙不添乱、减负不加负，最好的期待是能够发挥补位作用，作为人文素质教育的一种补充和组成部分，为提升中小学素质教育增添一抹新色和亮色。要达到这个目的和效果，中小学中医药文化知识教材的编写就特别需要把握一个原则，即体量适度与教学灵活。体量控制在 2 个学期共计 32～36 学时为宜，而教学内容则要采取单元式、专题式组合，充分尊重教学实施的实际需求，为教学单元的自选与组合创造条件，实现"点菜式"教与学。

4. 中医药文化进课堂与中小学生身心成长的关系

中医药文化进课堂的出发点和落脚点是服务于中小学生的身心健康成长，服务于基础教育教学质量提升，服务于广大基础教育工作者和中小学生家长。事实上，所谓"推动"中医药文化进校园、进课堂，依赖的是传播者与受众的双向力量，只有解决了受众的需求，这个推动才可以获得全方位的可持续发展。

对于中小学生而言，主要需要体现在三个方面：一是增进基本健康知识，提升健康管理能力，自觉地将中医药文化知识融入起居、饮食、情志、运动当中；二是感受中医药文化熏陶，影响思维方式和情感认识，促进个人的人格完善与身心和谐；三是学习中医药独特思维方式，增强科学素养，提高创新能力。那么，中医药文化知识教材就要积极回应这些现实需求，才能真正在深化基础教育改革、提升基础教育质量、增进国民健康水平方面发挥实效。

5. 中医药文化进课堂与健康教育教师队伍的关系

中医药文化知识课程的教师队伍问题，是制约中医药文化进校园、进课堂的重要因素。要解决教师队伍建设问题，首先要解决的是中医药文化自觉自信和中医药文化知识素养问题。只有授课老师做到了"识中医""信中医""爱中医""用中医"，才能充分保障和发挥课堂的主渠道作用。

目前，中医药文化进校园开展得较早和较好的省市，在中医药文化知识课程教师队伍的建设方面都有一些好的经验和做法。总结起来，主要是两条路径：一是加强对本校教师资源的培训，组织专门的骨干教师队伍以及中小学健康教育专兼职教师进行培训；二是通过中小学与地方中医药大学、科研院所或者中医医院合作的方式，聘请专家队伍开展课堂教学。中医药文化进中小学需要基础教育和中医药队伍两支队伍协同作战，而培养一支既懂基础教育又懂中医药知识的教师队伍便是当务之急。短期培训无法真正提升中小学教师的中医药文化素养，而外请的中医药专家团队又不能充分适应基础教育的规律。因此，在全国范围内开展中医药文化进课堂，首先就要保证中医药文化知识教材对于传授主体的适用性。同时，要开展对教材的专门培训，采用教学光碟、慕课、微课等载体，结合现场教学、网络教学、体验式教学、小组研讨等形式，提高教学的有效性和持续性。

6. 系统性和必要性的关系

中医药文化博大精深，知识面广、系统性强，涉及文化常识、价值观念、经典著作、基本理念、诊疗思维、方剂、中药、养生保健等诸多方面。在中医药文化知识教材的编写过程中，要坚持一个基本原则，即抓住必要性而不囿于系统性。要根据中小学生的知识结构、思维特点和身心需求，依据必要性、可及性、实用性3个维度，来把握好内容的取舍。既要保证中医药文化的基本要素、基本内容、基本知识有所体现，又要充分适应中小学教学的需求。

7. 规范性和通俗性的关系

中医药文化进课堂，要充分体现中医药健康养生文化创造性转化、创新性发展的要求。总的原则是要采用中学生能够接受和喜爱的语言编写，传播规范性、科学性的知识。规范性指要组织中医药领域和中小学教育领域的专家团队，对中医药文化知识教材进行反复的严格把关和审核。通俗性则要在三个结合上做文章、下功夫，即要充分结合现代生产生活方式，要充分结合当下中小学生对健康和传统文化的兴趣需求，要充分结合中小学生的日常生活需求。

8. 传承与创新的关系

传承发展中医药文化，首先重在传承，重在对我国数千年的原创性医学经验成果的认识与传承。因此，中医药文化知识教材要做的不是内容的创新，而是选取合理的内容,在表述形式和教学方法上来实现创新和突破。尤其要充分关注到多媒体、融媒体时代,传统教育教学方式所面临的挑战。因此,在教材的编写过程中,要加强与中小学专家团队的沟通,必要时可以深入中小学进行调研,充分听取对于编写体例的意见,在把握住基本内容的基础上,做好形式和方法的创新。

9. 中学与小学之间的关系

正如中医药文化知识教材的编写,要坚持以中小学生的需求为导向,那么中医药文化课程的教学评价也要坚持以需求是否满足为导向。中学与小学是个体两个跨越性的发展阶段,两者既有区别又有联系。两者的区别体现在,无论认知能力、思维方式、情感特点、社会能力、行为方式等各个方面,都呈现出对人才培养本质需求的差异。而两者的联系又体现在知识结构的衔接、思维方式的发展以及价值观念的形塑等多种层面。

中小学生的生理、心理发展阶段特点,应当作为中医药文化知识教材编写的内隐线索。比如,同样是对待身体问题,对于小学生而言,侧重的是认识自己的身体状况,理解身体不断发出的信号,培养一种解决健康问题的思维方式和基本知识。而对于中学生而言,则随着逻辑思维的发展和价值观的成熟,更多地侧重于中医独特的生命观、健康观、疾病观的学习,发掘中医药资源在生命健康教育和科学素养教育方面的作用。

10. 课程考核与结果运用的关系

中医药文化知识课程如何考核,是一个关注、讨论了多年的问题,不同省市对于这一问题的处理也有不同的方式。对于中医药文化知识课程的考核和结果运用,要充分考虑"中医药文化进校园"的初心和归宿,要避免一刀切、指标化等操之过急的心理。可以尝试采取多维考核评价机制,围绕中国公民中医养生保健素养测评,中小学生体质测评以及教学管理者、家长及其他社会层面的反馈评价等多个方面,进行弹性考核。

(来源:何清湖,陈洪. 中医药文化进校园重在进课堂. 中国中医药报,2018 年 8 月 9 日第 3 版.)

第七章　西学中教育

一、西学中为人民健康开具"中国特色处方"

 观点采撷

- "西学中"开辟了我国中西医结合医学事业，中西医结合成为我国医学发展中继中医、西医之外的第三支力量，医学的三驾马车共同促进着我国医学的发展。

- 中西医是两种医学模式，各有所长，各存所短。不管是西医还是中医，"单打独斗"难以取得令人满意的效果。"西学中"，就是促进中西医融合的良好途径。

- 强化中西医的协同作用，加强中医药人才的培养，让更多的西医人士学习中医，必将壮大中医人才队伍，彰显中医药优势，为我国人民乃至全球人民的健康开具一剂"中国特色处方"。

　　当前，在推进健康中国建设的进程中，党和国家坚持走中国特色卫生与健康发展道路，重视中医药发展，坚持中西医并重，将健康融入国家政策，以实现人民共建共享。

　　中西医结合是我国特有的医学模式，它为中国乃至世界的医疗卫生事业做出了重要贡献。"西学中"是中西医结合发展和教育培训的重要一环。

　　近期，由教育部高等学校中西医结合类专业教学指导委员会、中国中西医结合学会教育工作委员会和中国中医药出版社联合出版的"西学中"一年制培训教材编写会在湖南长沙召开。笔者认为，开展"西学中"培训及研究，进行教材编写，既是对国家政策的认真落实，也是学科自身发展的内在要求，是综合医院发展的需要，更重要的是可以指导医师实践、服务社会大众。

　　一批优秀专家代表群策群力，用敏锐的政治嗅觉，切中时代社会需求的脉搏，讨论如何根据"西学中"培训教材的整体规划，确定编写原则、思路以及体例，以便更好地为非中医类别的医师进行培训与学习服务，简单明了地指导他们开具中成药处方。身为教育工作、医疗实践及教材编写者，笔者拟从以下3个方面探讨"西学中"的意义。

（一）打造我国医学三驾马车

1954年6月，毛泽东与时任北京医院院长的周泽昭谈及发展中医问题时指出，中医是我国的文化遗产，"看不起中医，这种思想作风是很坏的，很恶劣的。西医要向中医学习"。

时隔一个月，毛泽东再次强调"西医要跟中医学习，具备两套本领，以便中西医结合，有统一的中国新医学、新药学。这些工作一定要制定出具体措施"。

毛泽东的讲话对中西医结合医学的发展起到了关键作用。1954年11月，中共中央《关于改进中医工作问题的报告》的批示，明确指出"最重要的事情，是要大力号召和组织西医学习中医，鼓励那些具有现代科学知识的西医，采取适当的态度同中医合作，向中医学习"。1955年12月，中医研究院第一届"西学中班"开班。

20世纪50～80年代，响应国家号召，一批西医参加了"西学中"教育，培养了一批迄今为止仍在中西医结合临床发挥重要作用的骨干。

诺贝尔生理学或医学奖获得者屠呦呦就是1959—1962年参加了卫生部"西学中"班。她的经历表明，具备中医药基础，采用现代科学技术研究中医药的思路是成功的。

在几十年间，原卫生部各级领导重视中西医结合事业的发展，出台了许多相关政策法规，鼓励"西学中"，建立了一批中西医结合临床基地，培养了一大批中西医结合高级医生，开设了一批中西医结合专业，组建了一批中西医结合研究室，形成了中西医结合基础理论，取得了不少的进展。

事实证明，"西学中"不仅为中西医结合事业培养一批中西医结合的领军人才，其他"西学中"培训的学员也能通过初步掌握中医的思维方法和基础理论，开始用中医治病，少数的能在实际工作中初步进行分析研究工作。

与此同时，"西学中"还开辟了我国中西医结合医学事业，中西医结合成为我国医学发展中继中医、西医之外的第三支力量，医学的三驾马车共同推动着我国医学的发展。

从历史的经验与成就来看，"西学中"的成功模式同样适用于医学技术快速发展的当下。

2012年3月，国家中医药管理局下发了《关于开展中医医院非中医类别医师系统培训中医药知识和技能试点工作的通知》，从政策、经费等多方面给"西学中"教育以大力支持，推进"西学中"工作，各地陆续加大了举办"西学中"培训项目的力度。

2016 年 12 月，《中华人民共和国中医药法》颁布。中医药法第一次从法律层面对中西医结合教育与人才培养做出了明确的规定，为"西学中"教育提供了法律依据和保障。其中指出，"国家鼓励中医西医相互学习，相互补充，协调发展，发挥各自优势，促进中西医结合"。

（二）护航中医学发展

"坚持中西医并重，传承发展中医药事业"，这是党的十九大报告的明确要求。习近平总书记指出，中医药学是中国古代科学的瑰宝，也是打开中华文明宝库的钥匙。

中国工程院院士、中国中医科学院院长黄璐琦说，坚持中西医并重，才能保障中医、西医享有同等的发展权利，护航中医药事业健康发展。

中西医是两种医学模式，各有所长，各存所短。不管是西医还是中医，"单打独斗"难以取得令人满意的效果。"西学中"，就是促进中西医融合的良好途径。

"西学中"教育让西医临床医师逐步掌握中医思维能力和中医临证能力，利用中医、西医两种医学手段来面对疾病，进一步提高临床疗效，促进整个医学进步。

这样的中西医结合不仅不会掣肘中医学发展，反而更加有利于中医学突破局限与短板，有利于加快中医学现代化进程。通过充分吸收两种医学特长，并使之相互沟通、相互融合、相互促进、相互补充，对继承发展中医药学，实现中医药现代化，促进我国医学和世界医学的进步具有重要意义。

目前，中医与西医在实践中并没有获得平等地位。现行医师管理、药品管理制度"以西律中"，中医西化、中药西管，不适应中医药特点和发展需要。在人才培养上，西医院校招生人数也大大多于中医院校。

2017 年 7 月，国务院办公厅颁布《关于深化医教协同进一步推进医学教育改革与发展的意见》，其中"建立完善西医学习中医制度，鼓励临床医学专业毕业生攻读中医专业学位，鼓励西医离职学习中医"的表述，再次肯定了西医学习中医的必要性，并提出了具体的要求。

从政策上鼓励中医药教育的发展，在医学院校的设置布局和招生规模上，需要尽量确保中医药和西医药人才培养基本平衡协调。

强化中西医的协同作用,加强中医药人才的培养,让更多的西医人士学习中医,必将壮大中医人才队伍,彰显中医药优势,为我国人民乃至全球人民的健康开具一剂"中国特色处方",不断满足人民群众对健康生活的需求。

(三)推动合理使用中成药

2019 年 7 月 1 日,国家卫生健康委员会、国家中医药局联合发布了《关于印发第一批国家重点监控合理用药药品目录(化药及生物制品)的通知》,文件中规定非中医类别的医师需要经过不少于 1 年系统学习中医药专业知识并考核合格后,遵照中医临床基本的辨证施治原则,可以开具中成药处方。

从现今的医疗教育和实践局势来讲,"西学中"的培训是十分必要的。

现行的医学体系和教育模式中,中医必须掌握西医知识,而西医却不必掌握或很少掌握中医知识,结果导致众多西医走上临床后,在开具中成药处方时,除了一些中成药名称之外,对中医知识却知之甚少。

临床上中成药种类十分繁多,而且缺乏较为统一的使用标准以及规范。据部分统计,临床上超过 70% 的中成药是由西医开出的,但不少西医并不懂中药药性,造成开具中成药处方不合格率最高为 43.4%。

对此,2019 年两会期间,全国政协委员、中日友好医院保健部主任张洪春提出,我国大量中成药是西医所开,但是绝大多数西医不了解中药的四气五味、配伍和禁忌,多开和错开非常普遍,辨证不正确出现不良反应或副作用,也浪费医保基金。

因此,他提出"关于加强西医师使用中成药的培训、考核和管理"的提案。4 个月后,张洪春的这一提案正式被国家相关部门采纳。

根据国家政策和当下医疗需求,我们拟编写"西学中"一年制培训班教材,让其他类别的医师,经过 1 年系统学习中医药专业知识并考核合格后,遵照中医临床基本的辨证施治原则,可以开具中成药处方,合理正确地使用中成药,对临床疗效的提高具有十分重要的意义。

教材编写参照《国际疾病分类第十一次修订本(ICD-11)》,选取临床各科常见病、多发病、中西医结合治疗优势病种,尤其是中成药运用广泛的优势病种,以西医病名为纲,按照中医辨证论治要求规范指导中成药使用。

根据培养目标要求,商讨编写 4 本教材,即《中医学基本理论》《中医方药学》《中医经典选读》《中医临床辨治》。拟从中医基础理论、中医诊断、中药(中成药)、方剂及中医经典相关方面讲述,并结合临床各科常见病、多发病及中西医结合治疗优势病种,展现中医理论思维方法在临床中的应用。

希望通过规范的教材学习，帮助更多学员在实践中夯实中医基本理论，掌握常见病的中医辨治规律和相应的中医适宜技术，学经典，学名老中医经验，更好地提高临床疗效，满足当前医改及人民健康的需要，不仅可以促进医学者用西方现代医学方法整理、挖掘中医药学这个宝库，还可以学习中医辨证施治的临床思维，融合中西医优势，实现中医宏观整体与西医微观局部相结合，共同促进未来医学的发展。

"西学中"教材编写的意义不仅在于响应国家政策号召，满足临床医疗规范的需要，它还是中西医结合学科的发展需求，各级综合医院发展的需要，健康中国人民追求生活品质的体现。

全民同享健康，世界共享健康。"西学中"促进中医药事业发展，关系着全人类的健康福祉，故而也是一把中国走向世界的钥匙。

（来源：何清湖，胡思. 西学中为人民健康开具"中国特色处方". 中国中医药报，2019年9月19日第3版.）

二、综合医院发展，"西学中"教育不可少

观点采撷

- 中医把生物、气象、心理、社会诸因素联系在一起，这与生物 - 心理 - 社会医学的观点特别吻合，并且在内容上更加丰富和全面，是一种"生命 - 心神 - 环境医学模式"。
- 整体观念作为一种方法论，不仅是中医的精神支柱，还代表探索复杂性思维方式的先行思想。
- 在熟练掌握常见病的辨治规律基础上，养成中医辨治疾病的方法，不断学习，才能对临床疑难疾病有所突破。

"西学中"教育如果从1956年算起，到2016年恰好是60年了。60年间，中西医结合事业有高潮，也有低谷。近几年来，"西学中"又出现了喜人的局面，国家中医药管理局从政策、经费等多方面给"西学中"教育以大力支持。但是，在综合性医院，有部分临床医生，包括医院管理者，对"西学中"还是存在一些困惑，还有些怀疑，甚至抵触。有些同志认为，当前西医日新月异，诊疗规范标准，诊疗设备先进，临床解决问题的能力在不断提升，为什么还要学习发源于几千年以前的中医？对于综合医院改革，"西学中"教育开了个好头，应成为我们今后重点关注的内容。在此，根据我们的办学经验和认识，来

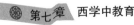

谈谈新时期条件下"西学中"教育的三大关键问题：为什么要学？学什么？怎么学？

（一）综合医院为什么要"西学中"

新时期条件下为什么要"西学中"，有以下几点理由：

1. 中医是真正的生物 - 心理 - 社会医学模式

中医学倡导"天人合一""形神合一"的健康观，认为人与宇宙，人与自然界气候、地理环境，人与社会，人与人均处于对立统一之中。这些外界因素的超常变化，或机体适应能力下降，势必引起机体内环境的失衡而导致疾病发生。中医把生物 - 气象 - 心理 - 社会诸因素联系在一起，这与生物 - 心理 - 社会医学的观点特别吻合，并且在内容上更加丰富和全面，是一种"生命 - 心神 - 环境医学模式"。另外，中医治病求本、未病先防、既病防变的治未病理念，在医学目的转向为"健康"服务的当下，也更能体现其整体观念的理论优势。药的繁体字"藥"，上面是一个草字头，下面是一个快乐的乐字，说明中医特别强调心理情志与人体健康之间的密切关系，认为开心快乐是最好的良药，所以中医有句话"药补不如食补，食补不如心补"。《黄帝内经》说"恬淡虚无，真气从之，精神内守，病安从来"，认为我们临床遇见的大部分疾病都与心理因素有着密切的关系。总之，中医学始终把人放在医学的核心，其所理解的"生命"比"生物"深刻，是真正的生物 - 心理 - 社会医学模式。

2. 中医的整体观在方法论上有先进性

现代医学特别强调疾病与基因之间的关系，人类基因图谱的绘制被誉为世纪成果之一。但是当医学过分拘泥于分子和基因的时候，我们的思维就局限了。基因检测预防如乳腺癌之类的疾病，在最近几年被热捧。但这种理念是一种线性思维，实际上疾病的发生是非常复杂的，是非线性的。生物医学在不断的发展过程中，也发现当过分注意局部的时候，就忽视了整体。西方医学提出了"系统生物学"的概念，也是强调既要注意微观、局部，也要注意整体。

什么是中医的整体观念呢？就是三个合一：第一是天人合一，人与自然界息息相关；第二是形神合一，人不但是有形体的，还是有心理的人；第三是藏象合一，认为人本身就是一个有机整体，它是以脏腑为中心，以心为大主，通过经络，运行气血津液，与外部的四肢九窍保持有机的整体关系。整体观念对中医理论的指导和影响，涉及病因病机学说、诊断学理论系统、治则治法学说等各个环节。如中医认为，癌细胞是机体发生个体细胞病变这一事件的最终结果，能够消除这一结果的途径是在其原因上进行干预。在整体水平上使机体不再产生使细胞癌变的原因，消除癌变细胞的产生及生存环境，才是消除癌变的有效途径。在癌症治疗中要形成以人为中心的整体观念，确定患者当前的主要矛盾，抓住主证，辨证施治，才能提高临床疗效。从个体生命活动的整体出发，强调健康的整体性是现代健康的核心理念。西医有必要汲取中医整体观念，适应医学发展的新需要，在医学模式的转变过程中突出整体观念，加强学科综合建设，进而促进医学发展。

3. 中医理论与临床紧密结合的思维值得借鉴

西医的教材，对于病因病理的阐释，有很多阐释得比较清楚，但也有病因病理不清，与多方面因素有关。我们在慢性疾病动物实验研究过程中，发现了一个问题，一些论文影响因子越高，它与临床相关性可能越远，临床运用的价值可能越低。所以西方医学提出了转化医学的概念。而中医的理论就来自于临床，它与临床息息相关，张仲景是理论家，也是临床家，李时珍是中药本草专家，还是临床医生。中医历来强调理论与临床紧密结合，在临床过程中发生理论创新。而中医理论的创新，主要不来自于实验室，而是来自临床，所以中医不存在转化医学。因此，西方医学在开展医学动物实验的同时，可学习中医把理论与临床紧密结合的思维方式。

4. 中医对功能性和复杂性疾病有更多手段和经验

在临床上，有时会遇到一些临床病例，特别是一些功能性疾病，诊断已经很明确了，但是西医没有很好的治疗方法，甚至根本就没有治疗办法。这个时候中医通过辨证论治的思维方式，包括借鉴名老中医的一些经验，可以提出有针对性的治疗和干预措施。这样可以增加我们的治疗手段与方法，掌握更多的防治疾病的武器。比如神经性头痛、某些胃病、某些心脏疾病，还有病毒表面抗原阳性的携带者，诊断容易明确，但就是没有很好的治疗办法。特别是一些恶性肿瘤晚期阶段，放疗、化疗和手术都不是很适合了，没有很多办法可想了。这个时候中医可以发挥作用，有解决办法，不一定把病完全治好，但有办法延长生存时间，提高人的生活质量。

5. 中医在治未病方面有深厚底蕴和独到优势

西方医学有严格疾病诊断标准，假如一个患者有很多症状，如腰酸背痛，头昏脑涨，睡眠不好，但如果 CT、心电图、X 线检查等没有发现明显病灶，西医认为这个人没有病，也没有很好的干预手段。而中医在养生保健、预防医学、不治已病治未病领域有值得西医学习的地方。《黄帝内经》讲得很清楚："夫圣人不治已病治未病，不治已乱治未乱，此之谓也。夫病已成而后药之，乱已成而后治之，譬犹渴而穿井，斗而铸锥，不亦晚乎？"药王孙思邈判断上医、中医、下医的标准是什么呢？第一上医治国，中医治人，下医治病，下等的医生仅仅是治病，中等的医生不但治病还治人，上等的医生不但治病、治人还治国，治理社会；第二个判断标准是上医治未病之病，中医治欲病之病，下医治已病之病。就是上等的医生就教人养生保健，使之少得病或不得病；中等的医生在人身体不舒服但还没有达到疾病诊断标准时，也就是亚健康状态的时候及时调理，在黄灯区的时候不要进入红灯区；下医才治已病。

6. 中医药在辅助西医药减毒增效方面有可取之处

西方医学发展很快，无论是诊断方法、诊断仪器，还是一些治疗方法，包括化学药物、微创手术和生物治疗方法，都是日新月异，在不断地进步。我觉得西方医学在利用当代科学成果方面的敏感性是特别值得中医学习的。西方医学成为世界的主流医学是毋庸置疑的。在国外中医是属于传统医学的范畴，属于替代医学、补充医学。在中国是中西医并重，强调中西之间的相互团结，以及促进中西医结合，这是国家的卫生政策，都是主流医学，没有谁主谁次。但在综合性医院肯定是西医为主，我们要考虑的是怎样发挥中医的重要作用，不仅是中医科，还要通过中医科辐射到其他科室来发挥中医的作用。在临床过程中，不仅是放疗、化疗，包括一些生物疗法、外科手术，甚至包括微创外科，只要时间一长，都可能带来一定的副作用。在中国，滥用抗生素的情况普遍存在。中医在围手术期、在减毒增效方面、在弥补西方医学治疗过程中一些副作用上，确实有可取之处。

（二）综合医院"西学中"学什么

1. 学中医"大医精诚"的价值观

西医的价值观是救死扶伤，即抢救生命垂危的人，照顾受伤的人。中医的价值观有几个词，如"大医精诚"，有丰富的内涵，有丰富的历史文化价值。再如"仁心仁术"，中医讲仁心仁术，一个"仁"字有多大的学问？从儒家文化、从孟子开始提倡仁者爱人，到谭嗣同先生写的《仁学》，真正的儒家文化讲仁、义、礼、智、信，仁心仁术有丰富的内涵。中医有个典故叫"杏林春暖"，多有内涵、多有历史、多有故事性，有文化内涵。我们不能把中医优秀的东西当作垃圾扫掉了。中医典故"橘井泉香"就和湖南省郴州市有关，现在当地政府想申报非物质文化遗产，还准备建橘井国医馆，准备把中医药文化打造成郴州市的旅游产业名片之一，因为这是有文化、有历史、有内涵的东西。在价值观方面，西医有优秀的地方，希波克拉底的医学生誓言是值得我们学习的，但中医的价值观更有历史和文化底蕴，是西医要学习的地方。

2. 学中医的思维方法

大部分西医如果学中医的话，可能大多会用西医的思维方式来学中医。但是要学好中医，依靠西医的思维模式只能学点皮毛，只能把中医某些技术方法当成工具、手段。最近我们在讲青蒿提炼青蒿素，那也是中医，但是真正的中医一定要遵循中医的思维方法。中医的整体观念，中医辨证论治的思维方法，中医治未病的思想，中医因时因地因人的思想，中医讲"观其脉证，知犯何逆，随证治之"，小柴胡汤证讲"但见一证便是，不必悉具"，这些都是中医的思维方法，诸如取类比象、整体思维、由此及彼。我们学脉诊，脉端直以长，对应弦脉，滑脉是往来流利，如盘走珠。那是什么思维方式，医者，意也。不学习这个思维方式，只能把中医当成工具和手段，不能真正把中医学好。

3. 要夯实中医基本理论

做一个好的中医，特别强调名老中医，强调经验的传承，但是中医必须是要有理论的。西医有理论，有解剖学、生理学、病理学、病理生理学、生化等这一些基础学科。中医有基本理论，中医诊断学有中医诊断学的基本理论，中药学有中药学的基本理论，方剂学有方剂学的基本理论，我们不学习这些理论，不夯实这些理论，一味地去追求灵丹妙药、祖传秘方，头痛医头，脚痛医脚，恐怕很难成为好中医。真正要成为一个好的中西医结合医生，一定要学习掌握比较扎实的中医基本理论，没有基本理论做基础，根基不牢。不但要知其然，还要知其所以然。

4. 要掌握常见病的中医辨治规律

西医分科越来越细化，这是学科发展的进步。但是学科过度的分化细化，尤其是中医，分化过度之后有时反而制约了中医事业的发展。现在的临床病症比较复杂，一个临床医生不可能什么都会，什么都行，我们首先应该掌握常见病、多发病的中医辨治规律。比如搞心血管内科的，你对心系疾病，对心悸、胸闷等常见病的病因病机理论和辨治规律要掌握清楚；搞妇产科的，要熟悉经带胎产、妇科杂病；搞男科的要把性功能障碍、前列腺疾病、男性不育这几个疾病的中医辨治规律掌握得滚瓜烂熟。在熟练掌握常见病的辨治规律基础上，养成中医辨治疾病的方法，不断学习，才能对临床疑难疾病有所突破。

5. 要掌握相应的中医适宜技术

中医适宜技术治法独特，如针灸、推拿、拔火罐、刮痧、中药熏洗、穴位贴敷等，通过各种物理方法或天然药物，通过刺激穴位调整脏腑功能来达到治疗疾病的目的。这类疗法取材方便、方法简单、费用低廉、安全有效。我们国家在基层、社区、养生保健机构、中医医院推广中医适宜技术，在综合医院更要推广中医适宜技术。中医有很多简、便、廉、验的方法和实用技术，可以即学即会，容易速成。综合医院的科室可以根据科室病种情况，开展一些中医适宜技术。如手术科室采用针灸、中药保留灌肠、中药熏洗等方法，辅助患者术后通气、通便、减少水肿、促进康复；心血管内科耳穴贴压辅助治疗原发性高血压病等，都有较多的循证支持。这些适宜技术收费不高，但往往能解决一些临床问题，甚至用一些小办法解决大问题。

6. 学习名老中医经验

通过学习经典不但能强化中医的思维方法，还能拓展中医治病的方法。"西学中"还有一条捷径是学名老中医的经验，西医生不是系统学习中医，和中医医生相比，无法有那么扎实的理论基础，这个时候可以学习借鉴名老中医的经验。有些经验方还可以开发成医院院内制剂，比如慢性肝炎基本的几个证型，可以在科室搞几个基本的医院制剂或经验方，一步步运用，会越来越熟悉，经验越来越丰富。

（三）新时期综合医院"西学中"怎么学

综合医院的"西学中"，学习者都是有了一定临床经验的西医医生，当然不同于本科院校的中医教学，新时期医疗环境、医学学科本身发展也有了显著变化，当前如何有效开展"西学中"教育，是值得思考的重要问题。

1. 借鉴20世纪50年代"西学中"方针

从整体而言，"西学中"的方法可借鉴20世纪50年代"西学中"时提出的"系统学习，全面接受，整理提高"十二字方针。1956年开始"西学中"时，在全国六个城市办了六个西学中班，卫生部发了一个文件，要求的学习方法是"系统学习，全面接受，整理提高"。因为西医开始学习中医的时候，很多人容易用西医的知识背景、思维方法来判断中医，还没有对中医进行系统学习时就望文生义，从而影响学习中医的信心和决心。从理论到临床，首先全面接受，不管是精华还是糟粕，不用管那么多，你搞清楚了再讲，然后才是"整理提高"。学习中医之后不是让你把中医灭掉，而是要你学了以后通过西医来帮中医的忙，整理、提高、发展中医，共同发展我们国家的医学事业，为人民健康服务。

2. 中医要有"三个自信"

要学习中医必须有个态度,态度决定一切。古人有句话"知之不如好之,好之不如乐之"。学中医态度必须诚恳,抱着良好的学习态度,很诚恳,甚至带有崇敬的态度来学习中医,肯定要学得好一些。我们在学校接触很多学生,如果对中医热爱了,喜欢中医,他肯定学习效果要好得多,所以我们在学习过程中一定要端正学习态度。我们把中医归纳为三个自信,即中医理论自信、中医道路自信、中医疗效自信。

3. 把握两种医学思维方法之间的差异

中西医学研究的对象是一致的,我们都是研究的人体的生命问题、健康问题、疾病问题,我们的功能是一致的,我们的对象是一致的,但是两种医学的哲学基础、思维方法、文化基础是不一样的,所以我在中西医结合教材编写时就提出了十二字原则,即"病证结合,优势互补,求同存异"。什么叫病证结合呢?即把西医辨病的优势和中医辨证的优势相结合。很多中西医结合科首先要通过中医的望、闻、问、切,西医的视、触、叩、听,再结合理化检测,然后才做出临床诊断。实际上更多的诊断是西医疾病的诊断,首先是辨病,抓住疾病以后,更有利于发挥中医的特色和优势,使之更有规律可循。什么是优势互补?我们在临床上面,要善于优势互补,把中医西医在诊疗方面的优势互补,提高临床疗效为根本目的。什么是求同存异?中医与西医的理论不一样,不要牵强附会,用西医的理论来解释中医的问题,也不要强制性用西医的分子基因来解释中医的发病机理、中医的临床效果及机制。可以探索研究,但不强求这么去做,求同存异,尊重两者之间的差异,这才是科学的态度。当你用西方医学来统治中医、改造中医的时候,你恰恰是缺乏一种科学精神,科学精神是什么?要尊重客观规律,不是用一种方式来统一另一种方式。

4. 不断加深对中医基本理论的理解

临床讲究临床疗效,中医讲究临床经验,但是中医要强调理论指导临床,要讲究知行合一。在学习过程中我们特别强调理论与实践的结合,要多开展临床方面的探索,在临床中学习,在学习中临床,所以我们"西学中"更多的要强调理论与临床的紧密结合,在实践中学习,在实践中提升,在实践中夯实中医基本理论。

(来源:何清湖,邓奕辉,刘朝圣,王国佐,雷晓明,丁颖. 综合医院发展,"西学中"教育不可少. 中国中医药报,2016年10月28日第3版.)

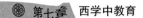
三、服务临床，妇幼保健院应开启"西学中"模式

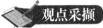 观点采撷

- "西学中"不仅是为了陶冶情操，也不只是为了增强文化底蕴，主要是为了在临床中更好地缓解患者的痛苦，提高临床治疗效果。无论西医、中医，还是中西医结合，一切服务于临床，疗效才是硬道理。
- 在妇幼保健院融入中医的治未病理念，对前来就诊的孕前女性体质进行中医的辨证分型，然后对其特有体质进行适当的调理，就可以避免一些孕期疾病或者新生儿疾病，及时对可能出现的问题进行干预，避免重大妊娠相关疾病出现，有益于妇幼保健院妇女儿童保健工作的开展。
- 在妇幼保健院"西学中"中，尤其要注重加强优势病种和中医特色技术的学习。对一些优势病种形成系统完善的中医诊疗规范，对相关人员进行诊疗规范的普及，培养出更多优秀的中西医结合妇幼保健人才。

妇幼保健院是我国医疗卫生保健服务体系中的主要组成部分，其医院管理与服务主要是运用现代医院的管理模式和现代医学的诊疗方法。如何在妇幼保健院中运用中医药，发挥中医药的主要作用？有三个问题值得深思：第一，妇幼保健院为什么要开展"西学中"？第二，妇幼保健院开展"西学中"学什么？第三，妇幼保健院怎样"西学中"？

（一）问题一：为什么要开展"西学中"？

一切为了临床，疗效才是硬道理。

"西学中"不仅是为了陶冶情操，也不只是为了增强文化底蕴，主要是为了在临床中更好地缓解患者的痛苦，提高临床治疗效果。无论西医、中医，还是中西医结合，一切服务于临床，疗效才是硬道理。

妇幼保健院的主要功能是保健，中医药对于妇幼健康事业具有特殊的意义。中医妇科和儿科是中医学的重要组成部分，有着悠久的历史。

自夏、商、周时期开始中医妇科学已有萌芽，在《山海经》中就有关于"使人无子"或"宜子"的药物记载，马王堆出土的《五十二病方》《胎产书》等也有关于妇科疾病的内容，汉代张仲景《金匮要略》也有单独论述妇人病的篇章，宋朝陈自明所著《妇人大全良方》系统论述了妇产科常见疾病，明末清初傅山所著的《傅青主女科》具有巨大的临床意义和广泛的学术影响。隋唐时期已经初步形成中医儿科学这一专科,这一时期出现了最早的儿科专著《颅囟经》,《诸病源候论》中正确地认识了小儿的体质特点,即"小儿脏腑之气软弱,易虚易实",宋金时期出现了儿科名医钱乙的《小儿药证直诀》,具有广泛影响和实用价值。

经过历史上各个时期的发展,中医妇科学和中医儿科学趋于完善,对妇幼保健的很多方面有了较为完备的诊疗方案。

中医的治病理念注重未病先防,"治未病"理念又是以体质养生、防复发、预防为轴心,跟现代的预防医学有相似之处,但更有其独特之处。随着现在医疗水平的不断提高,人们对于医疗的需求不仅停留在治病,而是慢慢地将重点放在疾病的预防上,具体体现在越来越多的人选择定期去医院进行体检,还有在全国各地正如雨后春笋般建立起来的"治未病中心",这些都体现了民众对身体健康的重视。

在妇幼保健院融入中医的治未病理念,对前来就诊的孕前女性体质进行中医的辨证分型,然后对其特有体质进行适当的调理就可以避免一些孕期疾病或者新生儿疾病,及时对可能出现的问题进行干预,避免重大妊娠相关疾病出现,有益于妇幼保健院妇女儿童保健工作的开展。

中医强调因人而异、辨证论治,在中医理论指导下可以针对每个人不同的体质,制订出一整套简洁、科学、标准、完善的保健方案,从而对患者进行系统的中医调理。产前体质识别帮助孕妇识别是否存在湿热、气郁等体质,有针对性地提供孕期保健,通过中医药的调理可以使孕产妇达到阴阳平衡、脏腑安和、气血通调、神清气爽的状态,有这样健康的母亲才能更好地抚育出健康的孩子。

中医重视整体观念,注重对身体进行调理从而抵御疾病,即"正气存内,邪不可干";以月经病、不孕不育为代表的妇科疾病,大部分患者偏向功能性的障碍而并没有什么特别的器质性的病变,西医的治疗手段非常有限,而中医经过全身性的调理总能取得比较好的疗效。如中医妇科的优势病种有痛经、不孕症、绝经前后诸病、带下病、胎动不安、异位妊娠、崩漏、月经前后诸病等。中医儿科的优势病种有小儿泄泻、肺炎喘嗽、反复感冒、哮喘、咳嗽、外感高热、手足口病、紫癜风等,还有中医药进行保胎也是十分有效的。中医的小儿特色外治疗法,经过验证对于一些儿科疾病有很好的效果,其中小儿推拿对于消化系统和呼吸系统疾病既有预防作用又能起到治疗作用。对于产后妇人生理状态改变,产后并发症较多,在产后抑郁、风湿、恶露不绝、缺乳等方面,西医往往力不能及,而中医采取产后康复措施干预,能有效促进生理功能恢复，促进子宫复旧，缓解不良情绪，预防产后抑郁，值得临床推广运用。

中医药有自身副作用较小、风险较低、甚至可以减少一些西药的副作用，且价格低廉，患者易于接受的特点，符合婴幼儿及孕产妇人群对于医疗的需求。近代，西方医学在诊断治疗方法方面发展迅速，占据了医疗市场的主导地位，但是不论是在国内还是在国外都有趋势将中医和西医联合起来应用，除了让疗效最大化外还可以减少一些西药的副作用，特别是中医药在肿瘤放化疗中的运用，临床已经证明中医药可以一定程度缓解放疗、化疗的副作用。

这些年来，国家高度重视中西医结合工作，大力推动中西医结合工作的开展，不断增强力度支持中医的发展与壮大，近年来"西学中"教育也在国家鼓励中医药事业发展的相关政策支持下得到了较好发展。

(二) 问题二：开展"西学中"学什么？

第一，培养中医思维；第二，讲授中医理论；第三，培训中医特色技术；第四，传授中医有效临床经验。

学习者与中医学专业学生不一样，大家都是有一定临床经验的西医医生，思维已经较为固化，会习惯性地用西医的方法理解中医，这是行不通的。而且新时期医疗环境、医学学科本身发展也有了显著变化，当前如何有效开展妇幼医生"西学中"教育？"西学中"学什么？我想从以下四个方面进行阐述。

1. 培养中医思维

中医思维强调整体观念、辨证论治，未病先防，既病防变。如果用西医的思维方法去学习中医会觉得很难，西医思维注重局部，属于还原论，中医有些内容用西医的思维将会难以理解。中医整体观念讲究"天人合一"，在人本身是个整体的基础上，将人与自然、人与社会相联系，是一种类似于生物 - 心理 - 社会医学模式的理念；中医的辨证思维讲究三因制宜，根据人的体质、气候环境、地理环境等进行辨证。因此，如果采用中医的治疗方法，必须配以中医思维，才能更好地阐明疾病的发生、发展与转归，更好地防治疾病。中医讲"上工治未病"，因此未病先防也是中医重要的思维方法，"见肝之病，知肝传脾，当先实脾"，中医的这一论述就是治未病思想的体现。通常疾病如果可早期预防、及早治疗都是可控的，因此在"精准医疗"的时代，基因预测就是从基因层面阐释中医的"治未病"或者说"未病先防"理论。

2. 讲授中医理论

中医妇科学和中医儿科学是以中医基础理论为前提不断发展而来的，想学好中医除了要有临床经验的传承，还要有坚实的理论基础；如果只知道凭经验看病，知其然而不知其所以然，那不是真正的临床技术，这样的经验积累也不利于个人诊疗水平的提高。中医有中医基础理论、中医诊断学、中药学、中医方剂学、针灸推拿学、中医经典和中医临床各科的理论，具体到妇科、儿科，有中医妇科学、中医儿科学的理论与诊疗体系；古时的中医妇科学专著有《傅青主女科》，中医儿科学专著有《小儿药证直诀》等，应鼓励妇幼医生进行中医经典和基本理论的学习，并深入研究这些内容用以指导临床。要成为一个真正的中西医结合医生，不仅要夯实自己西医的基本理论，更要弄明白中医的基本理论，只有这样才能运用正确的理论来指导临床，获得较好的临床疗效。

3. 培训中医特色技术

中医通过运用针灸、推拿、拔火罐、刮痧、药浴、穴位敷贴、药膳等这些物理的、天然的方法，调节人体的气血阴阳，使人体回归于阴平阳秘的良好状态。这些疗法简便易行，相比西医的诊疗费用更低廉，但同样也能取得较好的疗效。现在国内外都盛行中医的针灸、推拿等特色诊疗技术，具有较强的可推广性和较高的社会认可度。当然临床不是只用中医方法或者西医方法，一些科室可以根据实际情况将中医、西医的方法进行结合，如手术室可以用针灸、中药灌肠等方法协助术后通气、排便；在儿科可采用一些穴位敷贴的方法，对哮喘、咳嗽等一些呼吸系统疾病进行防治。因此，妇幼保健院有针对性地开展针灸、推拿等中医特色技术的培训，可使医生对相关技术从了解到掌握，形成医院稳定的有中医特色的诊疗技术服务。

4. 传授中医有效临床经验

传统的观点认为中医可能就是经验医学，这个说法只能说对了一部分，确实在中医源远流长的历史中很多内容是通过经验代代相传的，但是随着学科的发展中医学已经形成较为系统和完备的理论体系。"西学中"的医生中大部分没有系统学习中医的理论，因此对于名老中医经验的学习就显得尤为重要，掌握了名老中医经验基本能针对常见病有较好的治疗效果，然后随着自身的经验积累，中医的素养也将逐渐提高。

在妇幼保健院"西学中"中，尤其要注重加强优势病种和中医特色技术的学习。对一些优势病种形成系统完善的中医诊疗规范，对相关人员进行诊疗规范的普及，形成具有各自医院特色的诊疗模式，然后以经验的形式教授给新的医护人员，通过经验的传授培养出更多优秀的中西医结合妇幼保健人才。

（三）问题三：怎样"西学中"？

首先，夯实基础、掌握中医思维与理论，熟悉中医在临床中的具体用法，知其然并知其所以然；其次，要提高对中医理论的信心，提高对中医疗效的信心，提高对自身运用中医的信心；最后，要深入思考，注重交流，善于总结，触类旁通。

医生要对中医思维、中医基础理论融会贯通，牢牢掌握每一个方剂具体运用的症状与证型，每一个穴位对应的功效与位置，知道名师临床经验中加一味药或减一味药的特殊含义。在临床具体实践中仍然要牢牢把握中西医学思维方法之间的差异，虽然中西医的研究对象都是人，都是致力于人体的生命与健康问题，即它们的功能和对象是一致的。但是两种医学的哲学基础、思维方法、文化背景是不同的，中西医结合讲究辨病与辨证的结合、局部和整体的融合，要优势互补，同时也求同存异，彼此不是对立的，而是共同为人类生命健康服务的。明白两种医学思维方式的不同，在运用时要灵活地进行转化和结合，目的就是更好地治愈疾病。要以客观的态度对待中医和西医，而不是试图去改造或者消灭，尊重事物的客观规律，将两种医学更好地进行应用才是应该做的。

中医初学者均普遍要面对的一个问题，是中医临床经验不够丰富，现今医患关系紧张，不敢轻易进行尝试，这时候需要提高对中医理论的信心，提高对中医疗效的信心，提高对自身运用中医的信心，开始时可以在有经验的中医师的指导下进行处方，然后慢慢试着小剂量运用，一步步尝试，总结经验教训。还有个优点是，现代化的医院都已经配备了十分先进的检测仪器，所以除了借助传统中医的望、闻、问、切，采用中西医结合的方法，对疾病进行辨病辨证的双重诊断，这样可以对病情进行更准确的判断，确保更有效地对疾病进行治疗。

学习中医要有足够的中医自信，在国家政策的鼓励下中医药的发展潜力巨大，中医药不仅是我国医学的宝库，也是我国传统文化瑰宝。学习中医既可以提升医疗水平，也可以提高文化素养。在历史的长河中，中医的发展起伏跌宕但最终传承至今，因为中医流传下来的大部分是通过古人实际验证行之有效的诊治方法，这些不单单是医学技术的传承，也包括了对于传统文化的继承。学习中医要以诚恳的态度、热爱之心认真地进行学习，如果一开始对中医就没有自信，就不会有热爱，更不可能学好。"知之不如好之，好之不如乐之"，学习要怀着崇敬之心和热爱之情汲取精华，丰富中医理论知识，提升诊治水平。

理解同病异治、异病同治是我们在临床中实现触类旁通的基础，当然最重要的还是知识的积累，不断在临床中根据临床实例深入思考，注重与前辈的交流,善于总结经验才能灵活运用中医的特色与优势。

在临床中学习,在学习中临床,这是我们"西学中"最重要的一点,也就是理论与临床的紧密结合,在实践中学习,在实践中提升,在实践中夯实中医基本理论,在实践中实现中西医的结合。

(来源:何清湖,邓奕辉,丑天舒. 服务临床 妇幼保健院应开启"西学中"模式. 中国中医药报,2017 年 7 月 14 日第 3 版.)

四、从"5W 模式"思考中医师承教育

 观点采撷

● 教育是充满"爱"的职业,爱是一切教育的源泉。指导老师对中医药事业、对中医师承教育、对带教的学生充满爱才能做好中医师承教育工作。

● 中医尊崇"大医精诚""仁心仁术"等价值观念,因此,对医德的传承应贯穿于整个职业生涯过程中,在中医师承教育中,对中医崇高品德修养的学习应放在临床经验之上。

● 中医师承教育与中医现代高等教育相辅相成,既符合我国卫生政策的各项要求,也兼顾了中医学科本身的人才培养规律。

1948 年,美国学者哈罗德·拉斯韦尔在《传播在社会中的结构与功能》中首次提出了构成传播过程的五种基本要素,即"5W 模式"。这 5 个"W"分别是英语中 5 个疑问代词的第一个字母,即:who(谁),says what(说了什么),in which channel(通过什么渠道),to whom(向谁说),with what effect(有什么效果)。

中医师承教育作为中医人才培养的重要形式,是教师与学生(徒弟)之间传播中医名师学术经验与技术专长的过程。笔者借助传播学中的"5W 模式",对如何做好中医师承教育进行探讨,以期为中医教育模式提供有益参考。

(一)who——老师

中医教育的传播者即中医师承教育的老师,是传播中医学术经验与临床技术的重要人员。指导老师具备的良好素养对做好中医师承教育工作起到了关键作用。

何为良师?笔者认为,中医师承教育指导老师要具备以下素质:

第一,指导老师要心中有"爱"。教育是充满"爱"的职业,爱是一切教育

的源泉。指导老师对中医药事业、对中医师承教育、对带教的学生充满爱才能做好中医师承教育工作。同时，心中有爱的指导老师才能在中医临床实践中，通过言传身教，将"大医精诚""医者仁心"等医德品质、重要思想渗透到整个教育中。

第二，指导老师要有渊博的学识。指导老师要想在教学中得心应手、信手拈来，就要以深厚的学术功底和丰富的临床经验为基础，将自己的学术经验和技术专长传授给学生。

第三，指导老师要有"点蜡烛"的精神。师承教育中，指导老师不仅扮演着"蜡炬成灰泪始干"的奉献者角色，更要善于点燃学生心中的"蜡烛"。要通过老师的指引，让刚接触中医的学生对中医产生浓厚的兴趣，激发学生们投身中医药事业的热情，并为之不断奋斗努力。

第四，要有独到的学术观点。胡适作为我国新文化运动的代表人物之一，在教育学生时，引经据典的同时还能提出自己的独特观点。作为中医指导老师，在继承前人理论的基础上，也要有自己的学术观点与独立思考，这是指导老师的学术思想和临床经验的精髓所在，只有这样，才能给学生以启示。

（二）to whom——学生

对于接受中医师承教育的学生而言，首先，其学习的根本动力来源于对中医药事业的热爱和对临床工作的浓厚兴趣。因此，兴趣是保证学生完成跟师学习的必要条件。其次，中医师承教育的学生要具备一定的中医专业功底和领悟能力。这样才能适应在工作中主动学习、主动思考和总结的学习模式，才能在跟师学习的过程中总结和提炼出指导老师的学术思想和临床经验。不仅如此，学生还需要具备独立思考和创新的能力。不能仅仅简单复制和照搬指导老师的学术思想和实践经验，更重要的是通过学习名老中医学术思想和临床经验，实现自身知识结构的完善和提高。如何在继承指导老师的学术思想与学术经验的基础上，在临床实践和科研活动中激发自己的创新思维，也是学生应该主动思考的问题。

（三）says what——传承内容

中医药学是中华文明的瑰宝，要深入发掘中医药宝库中的精华，传承发扬中医药文化是至关重要的。

对传承的内容，笔者分为以下几个方面介绍：

从技术方法层面而言，单方验方、民间草药、少数民族医药特色疗法、辨证论治与辨病论治、骨科正骨手法、针灸操作方法、用方用药经验等都是需要传承的内容。

从思维方式层面而言，不同名老中医都有自己独特的临床思维方法，因此在辨病辨证、治则治法、遣方用药等方面都具有一定特色。因此，传承名老中医独特的临床思维方法，是中医临床实践的核心与精髓，是最能体现指导老师思想的重要内容。

从学术思想层面而言，需要特别指出的是，并非所有的指导老师都有系统的学术思想体系，许多名老中医的学术思想只是散在临床经验中，需要从师学习的弟子在学习过程中，对指导老师的实践经验进行总结、凝练和提高，系统梳理出指导老师独具特色的学术思想。

此外，治学之道、为人之德也是中医师承教育的重要传承内容。中医尊崇"大医精诚""仁心仁术"等价值观念，因此，对医德的传承应贯穿于整个职业生涯过程中，在中医师承教育中，对中医崇高品德修养的学习应放在临床经验之上。

（四）in which channel——媒介与方法

名老中医是中医发展的活水源头，也是中医师承教育挖掘不尽的宝藏。如何充分继承与发扬名老中医独特的学术经验与技术专长，主要从以下几个方面来体现：

第一，跟师临床实践。跟师临床实践是师承教育的基本学习方式，通过临床实践，对指导老师的诊疗思路、治则治法、遣方用药等特点进行学习。在此基础上对其整理、凝练与提高，从而上升到学术思想的高度。以指导老师独特的学术思想来完善自身的知识体系，从而指导临床实践。

第二，对指导老师学术讲座中的内容充分挖掘，形成体现其思想精髓的学术论文。这指对指导老师学术思想的进一步凝练与提升，并在此基础上进行发散思维，启发学生对临床实践、科研方法，甚至于中医理论体系的完善与创新方面做出更深层次的思考与探索。

第三，系统整理指导老师的学术思想，形成体现名老中医学术思想精髓的学术著作。学术著作是中医传承教育的重要载体，也是继承与传播名老中医学术思想和临床经验的方法之一。通过对学术著作的学习，能够让更多临床从业者吸收并发扬名老中医学术思想和临床实践特色。

第四，中医师承教育与高等教育相结合。通过硕士、博士等不同层次的中医人才培养，将高等教育与中医师承教育的优势互补。对于中医高等教育而言，其培养方式更加符合当代医疗卫生政策的要求和当今社会对职业综合素质的需要。而中医学具有自身学科发展的规律，"早临床、多临床、反复临床"的要求体现了中医临床实践对于人才培养的重要性。中医师承教育正是在名老中医的指导下，通过在临床跟师学习中，进一步对理论与实践融会贯通，从而弥补了中医学历教育在临床实践方面的短板。

（五）with what effect 传承效果

中医师承教育是中医教育的重要组成部分，是对中医高等教育的有益补充，其最终效果体现在充分提高中医医师的临床水平上。

目前我国现代中医高等教育普遍存在临床实践能力不足、理论与实践脱节的问题，中医药专业毕业生在相当长的时间内无法独立完成中医诊疗服务。而中医师承教育让年轻的中医师有了进一步学习临床技能的机会，且在已有的学历教育基础上，理论知识在临床中得到灵活运用，也更有利于对指导老师临床经验的理解与吸收。

因此中医师承教育与中医现代高等教育相辅相成，既符合我国卫生政策的各项要求，也兼顾了中医学科本身的人才培养规律。通过充分挖掘名老中医的学术思想与实践经验，进一步完善和提高中医师自身的理论体系和临床技能，在当代中医药人才的培养中扮演着不可或缺的角色，进而为推动中医药传承发展起到了重要作用。

（来源：何清湖，张冀东. 从"5W模式"思考中医师承教育. 中国中医药报，2019年3月28日第3版.）

五、健全中医继续教育管理评价体系

撷采撷

继续教育是中医人才自我提升的必修课，可从管理体系、教学模式、评价体系等方面改进中医继续教育。

远程教育具有开放式的教学模式、交互性的教学特色、自主性学习转变等优势特点，可作为中医药继续教育的有益补充和完善。

继续教育课程体系以《社区中医临床手册》《中医专科专病实用技术教程》《民间医药经验应用教程》为基础建设课程体系，为中医临床职业人员提供权威的、规范的、可收实效的中医继续教育教程，促进中医临床执业人员读经典、做临床，实实在在地提高中医临床服务能力。

中医继续教育是中医人才自我提升的必修课,中医继续教育可通过多种形式来实现,例如师承教育、"西学中"培训、中医适宜技术培训、乡村医师培训等。此外,名医工作室、学术流派传承工作室建设等也为中医继续教育人才培养提供了新平台。

为保证中医继续教育质量,提升中医继续教育水平,为中医药事业发展源源不断提供人才,笔者认为可以从中医继续教育管理体系、教学模式和评价体系等方面进行改进。

(一)继续教育挂钩职业发展

把继续教育与社会发展和人的发展结合起来,把中医继续教育作为中医药院校及医院专业技术职务评审与聘用、个人业绩考核、医院等级评定的必要条件与重要依据,才能直接提高接受继续教育的人才使用效率。

(二)创新继续教育管理体系

引入先进的项目管理理念与方法模式,实现管理科学化,使医生有经费、有时间参加自己选定的培训项目,培训后,医院支持学员在其岗位上实施新技术,考核新技术给医院带来的社会效应和经济效益。

(三)加强继续教育项目宣传

应加强继续教育项目的宣传,除了网上公布项目外,可向卫生部门、医院、医生邮箱发送相关文件,方便医生的选择,变被动为主动,从而提高继续教育的效率性。

(四)改革继续教育教学模式

网络远程教育具有开放式的教学模式、交互性的教学特色、自主性学习的转变等优势特点,可作为中医药继续教育的有益补充和完善。根据不同目标、不同对象、不同需求开展多形式(线上线下课程、名医名师课堂等)的继续教育研究。开展"互联网+"乡村医师培训计划,严格管理与考核师承教育人员。

建立继续教育课程体系以《社区中医临床手册》《中医专科专病实用技术教程》《民间医药经验应用教程》为基础建设课程体系,为中医临床职业人员提供权威的、规范的、可收实效的中医继续教育教程,促进中医临床执业人员读经典、做临床,实实在在地提高中医临床服务能力。引导中医继续教育学分获得的规范化、程序化,提高中医药继续教育学分的质量和可信度。

（五）严格中医继续教育项目立项

根据不同需求，进行不同层面、不同目标的专门中医卫生人才培养，筛选出中医继续教育中真正有诊疗特色的项目，并确定培训师资的能力和计划，培训内容一定实用、有效、精练。要理论与实践相结合，并且拓展现代科学技术带来的方便成果，培养出拥有现代化知识的现代中医师，加强质量监管，让医生们感到从该项目中确实学有所得。

（六）健全中医继续教育管理和评价体系

以信息化、网络化带动中医继续教育发展，实现教育管理现代化。使用信息化教育手段，能有效地提高资源利用率，为学员提供及时和优质的教育资源，有利于中医药事业发展。完善中医继续教育机制评价系统和方法，强化中医继续教育最终结果的检验与考核标准。考核方式要既灵活又综合，同时注重继续教育过程的监督，通过对各高等中医院校继续教育施教机构进行基础设施、师资队伍素质、培训形式、培训效果和培训反馈的评估和考核，增强施教机构的责任感，不断提高继续教育的质量。

（来源：张国民，王诚喜，何清湖．健全中医继续教育管理评价体系．中国中医药报，2018年8月23日第3版．）

六、如何开展好现代师承教育

观点采撷

- 现代中医药高等教育是中医药事业发展、进步的必然结果和重要标志，我们不能脱离历史与现状来单纯地谈论中医药高等教育的进步与否。需要科学、客观地评价，更要思考如何将师承教育与中医药高等教育有机结合起来，共同促进中医药人才的培养，如此方有利于中医药事业的发展。

- 每个时代对于人才培养的要求是不一样的。21世纪的今天，中医的学科内涵与前面是不一样的，社会对于中医药人才的需求也是不一样的。每个时代的人才培养是打上了这个时代的烙印和特色的，更是基于这个时代本身对于人才的要求。

- 正确认识和把握师承教育与中医药高等教育的关系，离不开对中医本质的五个要素（科学性、经验性、文化特性、原创性、产业性）的把握。

中医药人才的培养乃至中医药事业的发展,都与师承教育有着密切关系。目前有一种看法认为,当前的中医药高等教育在人才培养方面比不上传统的师承教育。对此我认为,这种观点从某种程度上是缺乏科学依据的。现代中医药高等教育是中医药事业发展、进步的必然结果和重要标志,我们不能脱离历史与现状来单纯地谈论中医药高等教育的进步与否。我们需要科学、客观地评价中医药高等教育,更要思考如何将师承教育与中医药高等教育有机结合起来,共同促进中医药人才的培养,如此方有利于中医药事业的发展。

(一) 什么是"师"

要了解什么是师,才能谈师承。我认为大学老师需要做到以下几点:

第一个字是爱,教育是充满爱的职业,爱是一切教育的源泉。每一位老师应该充满对于职业的爱、对专业的爱,特别是对学生的关爱。这就是为什么高等教育尤其要强调以学生为中心,要坚持一切为了学生,为了学生一切,为了一切学生;既要考虑学生的今天,又要考虑学生的明天;既要为学生的专业发展着想,又要为学生的综合素质思考。这才是真正的一切以学生为中心。这一核心理念不仅要融入专业教学中,更要融入管理育人、服务育人的各个环节当中。

第二个字是博,博就是要博学多才。大学老师如果没有渊博的学识,不能厚积薄发,不能由此及彼,怎么能教好一堂课呢?教授中医基础理论的老师,要有扎实的理论知识,要熟悉经典和中医思维方法,要有深厚的人文功底,这就是我所提倡的中医教学要实施"A+B+C"计划,要贯穿"中医+"思维。现在有些老师在教学中出现了知识碎片化和过度专业化的问题,这些对于高等教育教学的开展是不利的。

第三是点蜡烛精神,大学老师更多需要的是点蜡烛精神。燃烧自我,照亮别人,固然是好的教育精神,但不一定是好的教学方法。每一个学生的心中都有一根蜡烛,作为老师,需要点燃学生心中的蜡烛,要学生自己燃烧,积极主动地学习。

第四是善于坚持精神独立、思想自由,在教育教学过程中融入自己的见解和思考。大学老师要将自己的科研成果、临床经验和创新思维融入教学过程中去,不仅是止于中医经典怎么讲,规划教材怎么讲,更要充分体现怎么讲、怎么思考的方法。唯有自身具备创新思维,才能培养学生的创新思维。

(二) 大师与医匠不同

所谓师承,就是要将我们的老师的医德、医术进行传承。德艺双馨,理验俱丰,这是目前对于名老中医的通用评价标准,在某种程度上已成为中医药高等教育的指挥棒,也是师承教育的重要依据。那么,大师与医匠的区别到底是什么?

第一,医匠就是每天在不断重复,年复一年、日复一日做重复劳动。而大师应该是"苟日新,日日新,又日新",要在中医药领域做出创造性的东西,要有创新性思维,产生创造性成果。

第二,医匠更强调临床,强调实践,但是缺乏广博的理论知识,缺乏创造性的开拓思维,每天从事具体工作,缺乏抽象思考。"形而上者谓之道,形而下者谓之器。"医匠停留在"器"的层面,而大师追求的是"道"的境界。

第三,医匠每天在田里摘瓜,大师摘瓜不多,而更多的是到田里把藤提起来。

第四,医匠每天用算盘在算数,算无数的数,而大师给的是一个分式。

第五,医匠每天都在思考患者、疾病的问题,而大师思考不仅是疾病,还包括健康、生命的问题。

第六,医匠常常为一技之长而满足,认为自己是多么了不起,而大师每天面对鲜花掌声,却只是淡然一笑。

(三)辩证看待师承教育

过去培养中医药人才,首要方式是师承教育。师承教育有如下几方面的优点:一是学生拜师学习,态度一般是比较端正、虔诚的,求学心切;二是可以早临床、多临床、反反复复临床,更符合中医药人才的培养规律;三是学生每日耳濡目染,对老师医德、理念、方法、经验方面的传承更有优势。

那么,我们的中医药高等教育发展到今天,还能不能把师承教育作为人才培养的主体模式呢?答案显然是否定的。诚然,我们需要传承中医药这个学科,需要传承中医药学的基本理论体系,需要确立辨证论治的思维方式,这些到今天依然起着非常重要的作用。但是,每个时代对于人才培养的要求是不一样的。21世纪的今天,中医的学科内涵与前面是不一样的,社会对于中医药人才的需求也是不一样的。每个时代的人才培养是打上了这个时代的烙印的,更是基于这个时代本身对于人才的要求。

现在,西方医学成为整个世界的主体医学,但在中国仍坚持中西并重方针。目前,无论从人才培养的数量、医院的规模,还是为患者服务的数量,西医远远超过中医,这就是客观存在的事实。在中医和西医并存的情况下,我们如何看待中医药高等教育的现状和问题,怎样客观评价师承教育和中医药高等教育的利弊，这是需要认真考量的。怎么样才能让师承教育真正融入中医药高等教育体系当中，并发挥优势互助的良性效应？这是我们需要关注的重点。

正确认识和把握师承教育与中医药高等教育的关系，离不开对中医本质五个要素的把握。第一是科学性，中医是我国一门独特的医学科学。中医不是简单的技艺传承，不是光靠简单的师承就可以成为一名优秀中医的，而是需要通过规范、系统的学习培养，才能奠定扎实的中医基本理论功底，才能做到心中有经典，笔下有良方。第二是经验性，中医是一门经验医学，这就决定"多临床，反反复复临床"是中医药人才培养的必由之路，而这恰恰就是师承教育的优势所在。第三是文化特性，中医药文化博大精深，搞中医的人要有扎实的中医基础知识，要有传统的哲学思维，要有中医的文化底蕴。不管是师承还是科班出身的人都要如此。第四是原创性，中医人才培养不仅需要传承，更需要创新和发展。第五是产业性，中医不但可以治病救人，还能以带动一个地方产业的发展。围绕中医的五大本质属性，我们可以得出一个基本的科学态度，即要客观评价两种教育之间的差异，要看到它们相互之间的优势与劣势。不要因为有了师承教育，就轻视中医高等教育，也不要认为自己是中医高等教育出身的就看不起民间中医，看不起师承教育。

（四）师承教育的内涵是什么

师承教育应该师承些什么？我认为：

第一，要师承的是医德。不可否认，当前的医疗背景和社会环境，对于学医的人来说，在价值追求方面产生了较大影响。师承排在第一位的是医德教育。所谓学高为师，德高为范。我们要明确，作为医生，最重要的在于医德，在于仁心、仁学，在于大医精诚。

第二，要师承医者的临床经验。我认为，这是中医文化中极为重要的内容，也是当前中医教育缺乏的东西，务必要做好老师的临床经验、医术技能的传承，要时刻关注老师看病的经验方式、临床辨证思维及独特技能。传承这些东西要靠什么？要靠耳濡目染，靠不断积累，要下功夫，要坐得住，要不断实践。

第三，要师承医者的思维理论。有的老师有理论，有的老师有独特的学术观点，有的老师形成了比较系统的学术思想，有的老师在传承过程中可能还形成了独有的学术流派。我们在传承过程中要抓住这种经验传承，特别要传承名老中医的思维方法。比如我曾经为国医大师孙光荣整理过的"六步法"，从望闻问切开始，到中医辨证思维，到治法，到处方，到用药，所形成的关键的六步方法。这些思维方法有其自身原创性，但如何在实践过程中不断创新，不断发扬光大，实现与时俱进，就需要我们去思考，去发掘。

按照培养目标而言，都要接受标准化、规范化的培养。住院医师规范化培训（简称规培）强调临床能力的提升，这固然不错，但是作为高学历的硕士生、博士生，在重视临床实践的同时，也要讲研究，讲创新，不能让自己禁锢于规范化培养之中。要学会将临床能力的提升与研究思维的深入结合起来，在师承过程中学会真正地整理、学习名老中医的学术思想、临床经验，查阅大量文献，不断夯实功底，在做这些整理、研究工作的同时，培养中医思维方式，站在前辈的肩膀上，实现理论创新。要利用好毕业后跟师临床的时间，善于思考、凝练总结、分析并提升，在实践过程中去创造、创新，实现质的飞跃。这样的学习，应该可以达到规培与师承的相辅相成。

（五）怎样跟好师

研究生在毕业后最初的临床阶段，要怎么样跟好师呢？第一，要端正态度。跟一个老师学习，一定要虔诚，在师承中态度一定要端正。第二，跟师要有意志。很多人拜完师就再不来找老师，一不去门诊，二不去跟老师汇报，三不交流，这不正确。拜师后，必须要有决心，要有意志，要有行动，要有坚持，才能学得好。第三，跟师要有基础。比如熊继柏教授看病，是完全按中医思维看，面对同样的疾病有不同的证，根据病情变化望闻问切，辨证论治，他患者多，看病快，你要跟他抄方，没有扎实的理论基础，根本听不懂，跟不上。所以，必须练好扎实的内功。比如，一个患者走到门口，望一眼他的毛发、精神状况、体态，很快就观察出患者的问题，发现和抓住主要症状、主要矛盾。所以如果没有一定的中医理论和临床基础，根本没有办法跟好师。

具体要怎么做好师承工作，我总结为"六个多"。

第一，多临床。研究生期间，可以做好规划，起码一星期抽出半天去跟师临床，3年以后会有很大成就。

第二，多读书。行万里路，读万卷书。中医学生要边跟师边读书，边临床边思考，将理论与实践不断磨合。

第三，多交流。要善于抓住时机，带着问题找老师交流、求教，会事半功倍。

第四，多提问。要善于寻找问题，带着问题跟师，有的放矢，效果更好。

第五，要多思考。研究生就是要多研究、多思考、多琢磨，举一反三，触类旁通。

第六，多总结。想要成为一个好医生，就要学会多总结，在学习中不断总结。跟师实习的同学要认真学习老师对于每一味药，每一个方子以及每一位患者的辨证处理态度，要凝练总结升华。学生们正处于要抓紧这个黄金学习期，多学多用，活学活用。我们说，做人要知足，做事要不知足，做学问要知不足。

（来源：何清湖. 如何开展好现代师承教育. 中国中医药报，2017年4月26日第3版.）

七、新时期下"西学中"在职教育的实践与思考

 观点采撷

- 由于中西医的理论体系各不相同，所以部分培训人员仍然认为中医理论和手段尚欠科学性，疗效上不明显；同时也由于中医药及中医治疗方法在临床运用中不如西医能带来更高的经济收入，从而产生消极情绪。
- 政策上的要求只能是要求西医人员参加培训，而培养西医人员对中医的认知和兴趣是学习成功的条件。
- 针对西医人员固有的思维模式及观念，通过分阶段、分层次、分程度设置培训内容，循序渐进引导固有观念的转变，将确立中医科学性、合理性、有效性的基本思想作为培训的基本目标。

1958年毛泽东同志说"中国医药学是一个伟大的宝库，应当努力挖掘，加以提高"，并号召西医离职学习中医，从此开始了"西学中"教育，至今已有近60年历史，过去的几十年，中西医结合事业以及"西学中"教育都取得了辉煌的成绩，近几年来，国家从政策、经费等多方面给予"西学中"教育以大力支持。湖南中医药大学中西医结合学院是全国最早举办中西医结合临床医学本科专业的高等医学院校之一，至今办学已有20余年历史，在中西医结合教育方面积累了丰富的经验，为了发挥高校在社会服务和人才培养上的功能，为了更好地普及和开展中医药文化的传播，湖南中医药大学中西医结合学院从2012年开始开展了多种形式的西学中毕业后教育，以下是开展工作的情况及思考。

（一）新时期下"西学中"在职教育的实践——以湖南中医药大学中西医结合学院为例

1. 政府与高校合作，共同制订教育培训方案

2012年3月国家中医药管理局下发了《关于开展中医医院非中医类别医

师系统培训中医药知识和技能试点工作的通知》，湖南省为试点省份之一，为了更好地完成此次培训试点工作，湖南省中医药管理局与湖南中医药大学合作，共同组织专家，根据国家局的要求，制订了"西学中"教育培训方案，培训主要以半脱产班和半年班为主，2013 年湖南省中医药管理局下发了《关于开展中医医院非中医类别医师系统培训中医药知识和技能工作的通知》(湘中医药[2013]1 号)文件，文件具体制订了实施工作方案和具体培训方案，并委托湖南中医药大学中西医结合学院开展培训。

2. 顺应中医医院的要求，下基层开展"西学中"教育

湖南中医药大学中西医结合学院从 2012 年开始在湖南中医药大学附属医院及全省各级中医医院开展"西学中"教育。分别在重庆市垫江县中医院、长沙市中医医院、娄底市中医医院、怀化市中医医院、双峰县中医医院、辰溪县中医医院、沅陵县中医医院、华容县中医医院、龙山县中医医院等多家县市级中医医院开办"西学中"半脱产培训班。为了解决方便学员学习，利用周末和节假日从湖南中医药大学选派优秀师资到基层中医院为西医临床人员讲授中医药课程，提高他们的中医药理论水平和中医药基本技能。本培训形式的特点是走出校门办学，学员不完全脱产，先后为市县中医医院累计培训了近千名学员，培养了一批"用得上""留得住"的实用型西学中人才。

3. 乡镇选派医疗骨干，全脱产学习中医

全脱产培训班由各地市县卫生主管部门选派基层医疗骨干到湖南中医药大学中西医结合学院进行全脱产学习，集中进行理论学习和临床实践。前期已开办了临澧县基层"西学中"班、安乡县、澧县基层"西学中"班。全脱产班由湖南中医药大学中西医结合学院根据学员的需求，安排 1～2 个月的全封闭式集中理论学习，内容从中医基本理论到中医临床各科，根据学员的学历层次深入浅出地讲解。理论课程结束后，按照学员不同专业的需求，安排学员到各附属医院相应科室进行为期 2～3 个月的临床见习，学员与教师、医生建立联系之后，还可以保持长期的学习和联系。此类培训的特点是学员完全脱产，为乡镇培养了西学中 70 余名基层中西医结合人才。

4. 国家中管局项目资助，选调学员集中学习

近年来，国家中医药管理局从政策、经费等多方面也给予了"西学中"教育以大力支持，2014 年，国家中医药管理局下发了 2013—2014 年度中西医结合人才培训项目经费，受湖南省中医药管理局委托，湖南中医药大学中西医结合学院承办了此次中西医结合人才的培训，各市州卫生计生委选派各中医医院非中医类别的技术骨干，在 2 年时间内采取分阶段短期全脱产的理论学习(总计 2 个月)和二级甲等以上中医医院临床跟师等临床实践(6 个月)相结合的形式,为湖南省培训了 160 名中西医结合人才。

通过以上多种形式的"西学中"培训和教育,为湖南省培训了一大批"西学中"人才,使他们掌握了中医药基本理论、基本知识和基本技能,具备了运用中医药防治常见病、慢性病的能力,为较好地运用中西医结合方法防治疾病做出了较大的贡献,培训也得到了湖南省中医药管理局和各级医疗机构的高度认可。

(二)"西学中"在职教育实践过程中所遇问题及分析

1. 部分"西学中"人员尚未从根本上改变对中医的态度

由于对中医缺乏深刻的认识,学员学习缺乏主动性,学习动机不明确,学习兴趣不浓厚。由于中西医的理论体系各不相同,所以部分培训人员仍然认为中医理论和手段尚欠科学性,疗效上不明显;同时也由于中医药及中医治疗方法在临床运用中不如西医赚钱,部分学员产生消极情绪。即使经过系统的培训,大体了解了中医基本理论和基本思想后,部分学员也因习惯了运用掌握娴熟的西医,疏于使用中医,或使用的是医院制订的协定处方,很少直接对患者进行辨证论治,培训的效果也很难达到。

2. 培训学员学历、知识结构参差不齐影响培训效果

对于国家经费支持的项目有部分医院未严格遵循要求选派学员。所选学员要求具有医学本科学历,具有 5 年以上的工作经验或职称在主治医师以上者,但往往这些人员基本上是医院的主干力量,所以在人员选派上有不小的难度。因此,为了不影响医院的正常工作,医院往往随机选派人员参加培训,导致参训人员参差不齐,影响培训效果。

3. 缺乏完整、系统的理论学习和临床实践

由于工作和个人的种种原因,只有少数学员能够系统、全面完成学习任务。由于时间分配欠合理,学员学习时间过于集中,易使学员感到疲劳,注意力不集中,也就导致了学员复习、讨论的时间相对不足,学习效果不理想;同时在培训中,我们也体会到到课率不高是一个普遍存在影响培训效果的问题。

4. 激励补偿机制尚有待完善

为了激励西医人员参加"西学中"培训,国家和医院政策上会给予一定的补贴以保证培训人员的基本利益,此种机制虽然大大鼓励了人员参加培训,但又在某种程度上出现学员懒散、应付敷衍的情况,使得学员缺乏学习的主动性和积极性。

（三）针对所存在问题提出相应的对策与建议

1. 各级医疗机构及领导重视是西学中在职教育持续发展的前提

湖南中医药大学中西医结合学院西学中教育的开展从开办之初就受到了湖南省中医药管理局领导的大力支持，并和我们共同制定了相关文件和政策、培训方案，亲自参加每期西学中培训班的开班仪式，对湖南中医药大学中西医结合学院在全省范围内开展西学中教育给予了最大的支持。湖南中医药大学中西医结合学院也把西学中教育作为学院成人教育和社会服务的主要任务来抓，对于西学中的培训计划、课程、师资等进行严格把关。同时国家近年来在等级医院评审方面的要求，以及中药不实施药品零利率等，都从政策层面对于中医的发展提供了一定的保障。

2. 提高西医人员学习中医必要性的认识是学习的基础

近十余年来由于中医在人才培养、医院生存问题、中医医生准入机制等方面的因素，中医医院存在明显的西化现象。针对西医人员对中医认识的严重不足，除了认识到充分发挥和保持中医药的特色对中医院的发展的重要性，在老师授课时还要从中医理论产生的本源及其"天人相应"的整体观进行论述，通过中医、西医的比较，引导西医人员认识 2 000 多年来中华民族赖以生存的中医的重要性和科学性。医院领导带头学习中医，可以稳定学员的学习情绪。

3. 培养西医人员对中医的认知和兴趣是学习成功的条件

政策上的要求只能是要求西医人员参加培训，而学员的学习兴趣得不到培养。通过理论授课教师和医院带教老师的传授，让西医人员在临床过程中运用自己的所学解决西医疗效不好的患者，或者在跟师途中，亲眼看到患者在中医治疗后的变化，让他们真正感受到中医的疗效，从而激发西医人员对于学习中医的热情。同时通过在培训班中树立西医学习中医的成功典范，邀请学习成功的西医人员进行现身说法，介绍学习经验和体会，也能达到提高学员学习兴趣的目的。

4. 调整培训人员构成、培训目标及培训方式

各单位除要按要求严格选派培训人员外，培训机构也要按照培训人员不同层次和需求进行划分，针对学员的不同特点，设置相应的培训方式和培训内容。适当调整培训预期，分阶段设定培训目标。针对西医人员固有的思维模式及观念，通过分阶段、分层次、分程度设置培训内容，循序渐进引导固有观念的转变，将确立中医科学性、合理性、有效性的基本思想作为培训的基本目标。培训中要综合考虑培训人员的工作、生活安排等各方面因素,合理规范培训时间。授课教师本身应是理论知识扎实与临床经验丰富的中医专家,真正引导学员做到理论与实践相结合,同时通过学员与老师课上、课下的互动,促进学员的学习。

5. 完善激励补偿机制和管理机制

"西学中"组织单位要制定好学员的奖惩制度,并动态监测学员的培训效果;同时建立完善补偿预付机制,对于培训过程中没有按要求参加培训,培训考核不合格的学员,培训补贴不予发放;建立职称动态管理评定机制,在职称评定中,将培训学员的考核纳入评定要求中;组织部门要做好管理工作保证到课率,管理部门以及上级监督部门都要做好监督管理工作。

自"西学中"教学模式开展以来,全国已培养了大批"西学中"人员,其中出了一批著名的中西医结合专家,在普及中医教育和发展中西医结合事业上,都做出了卓越贡献,中西医结合事业渐趋成熟和完善。"西学中"教学模式,在广大医务工作者的努力下,在摸索中前进,在前进中继承和发扬了中医药学,也使得医学的发展获得了前所未有的进步,为人类的健康发展做出了巨大贡献。湖南中医药大学中西医结合学院在实施"西学中"教育中也取得了一些成绩,但是也还存在一些问题和待改进的地方。切实为社会培养实用的真正需要的"西学中"人才,进一步团结中西医,更好地发展中国中医药事业也是我们中西医结合教育工作者的努力方向。

(来源:李定祥,何清湖,胡琦,成绍武,刘朝圣,王国佐,田莎,邓奕辉. 新时期下"西学中"在职教育的实践与思考. 中医药导报,2017年第23卷第9期.)

第八章　男科临床

一、中医助力西医男科学发展

 观点采撷

- 男科学是一门既新兴又古老的学科,决定了其开放与传统兼容的特性,不断吸纳现代医学先进技术与成果,但也离不开中医传统经典理论的支撑。中西医两种医学若能在男科学领域有机结合,更能促进男科学学科的发展。

- 近年来,随着现代医学、分子生物学、遗传学、药理学等的突飞猛进发展,男科学取得了许多突破性成果。基础研究方面、临床研究方面,以及新技术的运用均具有里程碑意义。笔者长期从事中医、中西医结合男科学研究,认为中医药在男科某些疾病治疗方面有着独特的优势,中医、西医两种医学若能有机结合,应该更能提高临床疗效。

- 笔者认为中医能在以下几方面为西医男科学发展助力:①发挥中医男科学的身心医学模式优势;②综合中医药特色疗法,丰富男科疾病治疗方法与手段;③中、西医疗法优势互补,提高临床疗效;④规范临床中成药应用。

　　男科学是一门既新兴又古老的学科。说其新兴,是因为多年来男科学一直隶属于泌尿外科,与妇科学相比,它的诞生晚了几个世纪。直到20世纪中后期,随着社会的进步,人们对男性生殖生理与病理认识的不断深入,男科学则逐渐被承认为一个独立研究领域,成为单独一门医学学科。说其古老,是因为关于"性与生殖"的话题,从古至今人类的探索从未止步。马王堆汉墓出土的《十问》《天下至道谈》《合阴阳》等性医学专著,揭示了2 000多年前古人在性医学研究方面的卓越成就,令我们叹为观止。内容科学而前卫,包括性生活的体位与技巧("十势"),男女性生理反应("五音","五征","十已","八观"),房室养生("七损八益")等。另一部医学巨著《黄帝内经》则记载了男子"二八,肾气盛,天癸至,精气溢泻,阴阳和,故能有子……七八,肝气衰,筋不能动。八八,天癸竭,精少,肾脏衰,形体皆极……故发鬓白,身体重,行步不正,而无子耳",明确提出男性生殖生理与肾气、天癸的关系,并认识到阴阳交媾,胎孕乃成。在人类历史的发展长河中,中医为中华民族的繁衍生息默默贡献着自己的力量,承担着男性生殖保健任务。然而与学术理论、专著均建树颇丰的中医妇科学相比,男科学内容大多散在见于内科、外科著作某一章节之中,如《医学正印种子编•男科》《素圃医案•男病治效》等,并未形成较为完善的理论体系,更鲜有相应专著问世,在一定程度上影响了中医男科学的发展。

近年来,随着西医学、分子生物学、遗传学、药理学等的突飞猛进发展,男科学取得了许多突破性成果。基础研究方面,如 Y 染色体微缺失与精子发生障碍的关系,一氧化氮合酶(NOS)与阴茎勃起的关系。临床研究方面,如 PDE-5 抑制剂治疗勃起功能障碍(ED),选择性 5- 羟色胺再吸收抑制剂(如达泊西汀)治疗早泄(PE),均具有里程碑意义。还有一系列新技术应用于男科疾病治疗,如显微外科技术治疗梗阻性无精子症,精囊镜治疗顽固性血精,辅助生殖技术治疗不育症等。这些成果充分展现了西医学在男科领域的优势。但一种方法不可能解决临床所有问题,就像单精子卵细胞质内注射(ICSI)也只能为一部分不育症患者提供治疗手段一样,况且 ICSI 本身的遗传风险还需进一步研究评估;西地那非、他达拉非用于 ED 的治疗也同样存在适应证、禁忌证,以及无效病例;抗生素、α- 受体阻滞剂并非对所有的慢性前列腺炎(CP)都有效,等等。一系列临床问题的提出,给我们男科同道们提供了广泛的思考空间。笔者长期从事中医,中西医结合男科学研究,认为中医药在男科某些疾病治疗方面有着独特的优势,中、西医两种医学若能有机结合,应该更能提高临床疗效。

提到"优势",这只是一个相对概念,是某一事物较其他事物具有的优点、长处。就男科学而言,中、西医有机结合点应放在优势病种、优势疗法方面。我们知道,中医注重宏观,长于辨证论治,西医注重微观,长于辨病论治;中医提倡"和谐",通过平调人体阴阳、脏腑、气血、经络,调节整体功能,西医强于"对抗",如应用抗生素、抗病毒药物、抗支原体药物等治疗各种生殖道感染性疾病;中医长于治疗功能性疾病,西医长于外科手术,如阴茎癌、良性前列腺增生(BPH)等手术治疗;中医长于慢性病,围手术期的康复调理,西医长于危急重症的抢救处理,如急性尿潴留、睾丸扭转、阴茎异常勃起等。综合上述优势分析,笔者认为中、西医男科学优势互补,有以下思路值得思考:辨病与辨证相结合;整体与局部治疗相结合;治标与治本相结合;保守治疗与手术治疗相结合。

(一)发挥中医男科学的身心医学模式优势

男科疾病的发生,很多有器质性改变,也有的存在功能性或心理性改变,中医学强调"天人合一""身心合一""形神合一",完全符合现代"生物 - 心理 - 社会"医学模式要求。因此在男科疾病治疗中,我们应综合疾病与患者心理、社会因素,根据疾病的特殊性、男性体质类型、性格差异以及环境因素、季节变化等情况进行综合治疗。同时,既注重局部病变的治疗,又要重视整体功能的调节。如近年来逐渐认识到心理因素是 CP 发病的危险因素,因此针对 CP 的治疗,若单纯专注于前列腺内在微观病理变化(如前列腺按摩液常规,前列腺按摩液细菌培养结果),继续采取传统治疗模式(抗生素、α- 受体阻滞剂、对症治疗等),可能疗效不佳,必须辅以心理干预治疗,才更加有助于 CP 的康复。中医理论认为,肝喜调达,主疏泄,具有调节情志和畅达脏腑经络气机的作用,以保持脏腑、经络、气血在人体的正常运行和输布。因此针对 CP 的中医治疗,不再拘泥于传统的肾虚、湿热、血瘀等证候类型变化,重视肝在情志调节中的重要作用,可以通过疏肝气、解肝郁、清肝热、养肝血、温肝经等方法,身心同治,提高临床疗效。

(二)丰富男科疾病治疗方法与手段

对疾病有效治疗是男科医生和患者的共同目标。就患者而言,并不在乎治疗方案是中医或西医,能解决其病痛就达到了目的;对医生而言,大多数西医男科医生是不排斥中医的,临床上中医的许多治疗方法确有疗效,能为大家所用,何乐而不为呢?以睾丸炎为例,急性期多由于逆行感染引起,首选敏感抗生素治疗,能迅速控制临床症状。若能配合中药汤剂内服,常从肝经湿热辨证,以龙胆泻肝汤加减,并辅以如意金黄散外敷阴囊消肿止痛,往往能事半功倍。在后期炎症控制时,很多患者仍表现为睾丸肿大变硬、坠胀不适,长时间不能消退,继续抗炎难以奏效,这时运用中医的优势就更加明显。中医理论认为,阴部为肝经循行所过之处,病久经气不通,气滞血瘀,不通则痛,治疗以活血化瘀,散结止痛为大法,可选用枸橘汤、桃红四物汤,并外敷消炎散活血散结。再比如腺性膀胱炎,患者常表现为反复尿频、尿急、尿痛、排尿困难,严重影响生活质量,泌尿系统 B 超、CT 等检查均无特异性,需膀胱镜活检明确；现代医学对该病也并无特效治疗方法，目前可供选择方案有抗生素、α-受体阻滞剂、化疗药物膀胱内灌注、手术切除病变黏膜等，疗效并不满意，面对化疗药物的毒副作用、手术的潜在损伤，患者常常陷入两难抉择之中。许多相关研究报告显示，中医药在腺性膀胱炎治疗方面也是有优势的，属于中医"淋证"范畴，常常表现为湿热下注、肝郁气滞、脾肾亏虚等证候类型，以中药内服，配合中药膀胱灌注、针灸等治疗，疗效肯定。几千年的中医药发展历程中，形成了许多卓有成效的治疗方法与手段，如中药汤剂、外治法、针灸、推拿、理疗等。各种治疗方法中，往往一法还包含多种治法，如外治法中有敷贴、涂擦、脐疗、坐浴、直肠灌注、直肠栓剂、熏洗等多达 20 余种，针灸有体针、电针、耳针、艾灸、温针灸、穴位注射等。这些特色疗法目前在 CP、BPH、ED、PE 等男科病种中广泛开展，根据病情灵活选用，可单用一种，也可多种联合运用。

（三）中、西医疗法优势互补，提高临床疗效

通过深入剖析比较中、西医各自优势，如中医强调整体观、治未病理念，在功能性疾病、慢性病治疗调理方面优势明显；西医强调微观病理生理、病原学改变，有助于对疾病发病机制的了解，在感染性疾病、危急重症、需要手术治疗的器质性疾病方面优势突出。因此，笔者认为即使是西医男科同道，若有机会了解一定的中医药知识，能应用一定的中医疗法，对男科临床应该是大有裨益的。

1. 中西药结合，西药与中药饮片、中成药配合使用

这在男科门诊是很常见的处方方式，也是国内医学界有关中西医结合概念的狭义理解方式之一，体现了辨病论治与辨证论治相结合的特点。

以特发性少弱精子症为例，由于病因不明确，发病率高，目前西医并无特效治疗药物，可供选择的药物也非常有限，如通过改善精子能量代谢（左卡尼汀），促进蛋白质合成（精氨酸、L-氨基酸），清除氧自由基（维生素 E、维生素 C），补充微量元素，以及内分泌治疗（他莫昔芬、来曲唑、雄激素）等，总体疗效不尽如人意，很多患者无奈转而求助于辅助生殖技术。因此，如何发挥中医优势，提高精子数量和质量，是一个很好的研究课题。《素问·上古天真论》中就提出：丈夫"二八，肾气盛，天癸至，精气溢泻，阴阳和，故能有子。"肾藏精，主生殖，少弱精子症其本当为肾虚，但临证我们切不能囿于肾，一见少弱精子症患者皆从肾虚论治。因为中医理论认为，男子不育之因复杂，清代陈士铎在《辨证录·种嗣门》所言"精寒、气衰、精少、痰多、相火盛、气郁"均为其

因。故临床治疗或补肾填精，或益气健脾化痰，或清热利湿，或疏肝解郁，或活血化瘀，必须均以辨证为基础，方能真正实现辨病与辨证的完美结合。

2. 围手术期中西医结合治疗

近年来男科学的迅猛发展，大量手术在男科临床开展，尤其是显微外科技术，内镜技术的广泛应用，开辟了男科治疗的新天地。即便如此，中医药在男科围手术期也能占据一席之地，发挥其优势。

以顽固性血精为例，患者病程长，反复发作，常四处就诊。既往多在经直肠 B 超，MRI 检查后，经验性诊断为精囊炎，常规治疗为抗生素，但有一半以上的患者无明显治疗效果。精囊镜的应用为该病的诊断与治疗提供了新方法，术中经常可以发现射精管口狭窄，不完全性梗阻，结石形成，经对精囊诊断性观察、冲洗、取出结石，以及电灼或切开等，恢复精道通畅性，近期疗效肯定，远期疗效需要进一步观察，部分患者在术后较长一段时间内仍存在血精，术后复发等并发症。针对这些并发症的出现，中医理论认为，患者手术损伤精室脉络，血不循经，溢于脉外，因此围手术期宜采用活血止血治疗，应该能起到协同作用，只是目前相关临床研究报道还不多。再比如精索静脉曲张（VC），是导致男性不育的重要病理因素之一，目前国内外对于 VC 伴男性不育患者建议早期手术治疗，以免进一步损害生育力，并且手术治疗能一定程度改善患者精液质量。中医认为，VC 以瘀血阻络为患，但病机又有气虚血瘀、气滞血瘀及湿热阻滞等不同，术后辨证施治，予以中药活血化瘀、益气化瘀、利湿化瘀等治疗，更能增强精液的质量改善。

3. 中药减毒增效，辅助治疗男性生殖系统

肿瘤是近年来威胁男性生命健康的最重要疾病之一，包括前列腺肿瘤、睾丸肿瘤、阴茎肿瘤等。不可否认，早期的手术治疗仍是生殖系统恶性肿瘤治疗的金标准，中、晚期肿瘤可配合化疗、放疗、内分泌治疗等综合方案。众所周知，化疗药物在杀伤肿瘤细胞的同时，对机体增殖活跃细胞也会产生一定影响，尤其是消化道反应、骨髓抑制、肝肾功能损害、免疫功能抑制等，使得一部分患者不愿或不能完成化疗疗程，降低患者生活质量及治疗效果，甚至使病情恶化。大量的研究报道，中医药可全程参与男性生殖系统肿瘤的各期治疗，可有效减轻化放疗毒副作用，可扶助正气，提高机体免疫力。

以前列腺癌为例，由于早期（A 期、B1 期）多无临床症状，一般是在体检时发现，单纯临床上发现极少，而当出现下尿路梗阻或骨转移后骨性疼痛症状来就诊时，很多已达到晚期（C 期、D 期），患者行前列腺癌根治术可能失去机会，大多数只能采用内分泌治疗、放疗或化疗，以及中医药治疗。中医针对前列腺癌整体治疗,当首辨虚实,实者主要有湿热蕴结、气滞血瘀、湿痰凝聚,虚者主要有肾气亏虚、气血两亏以及气阴两伤,晚期多表现为虚证,或虚实夹杂。根据不同证候分型,选用不同方药治疗。也有针对前列腺癌内分泌治疗,放化疗毒副作用的减毒增效治疗,如因去势治疗术后雄激素分泌量骤然下降,患者可出现持续数年的血管舒缩功能异常症状,表现为烘热、出汗、头晕等,中医辨证分为肝肾阴虚,脾肾阳虚,治疗从补肾入手,平调阴阳;也有患者因化疗后出现胃肠道反应,表现为食欲减退、恶心呕吐、胃部不适、腹泻、便秘等,中医辨证多为本虚标实,以虚证为主,尤以气虚、阴虚为多见,临床常用方剂为半夏泻心汤、四君子汤、旋覆代赭汤、参苓白术散等加味。中医药还可应用于放化疗,内分泌治疗间歇期或放化疗后的长期治疗,以补气养血扶正为主,辅以清热解毒等治法,能显著提高患者生存率,可能与提高机体免疫力有关。在男性生殖系统恶性肿瘤治疗中,中医药只是姑息疗法的一种,其作用机制可能与提高机体免疫力,抑制肿瘤细胞增殖,诱导肿瘤细胞凋亡,破坏癌细胞结构等有关。临床常与手术、放疗、化疗、内分泌疗法等其他疗法联合运用,通过提高患者的耐受力,减轻放化疗,内分泌治疗的毒副作用,增强整体治疗效能,而达到延长生存时间,提高生命质量的治疗目的。

(四) 合理规范应用中成药治疗男科疾病

由于男科学的特殊性,中医药在治疗中的高参与率,临床上西医男科医生都不可避免地会用到中医药,尤其是中成药。大家知道,中成药同样是以中医药理论为指导,针对某一病证或症状而制的,因此,临床使用时也必须要辨证选药。若选用不当,不但起不到治疗效果,甚至还会在一定程度上加重病情。那么如何规范辨证选药呢?

《素问·阴阳应象大论》云:"善诊者,察色,按脉,先别阴阳。"说明临床中首先辨别阴阳的重要性、必要性,也为我们临床选用中成药提供了指导性原则。万物皆可分阴阳,一般来讲,表、热、实、腑病、气病等皆属于阳,里、寒、虚、脏病、血病等皆属于阴。临床针对患者不同症状表现,舌脉等综合分析,分别出阴阳、表里、寒热、虚实,然后采用"表者解之,热者寒之,实者泄之,里者清之,寒者热之,虚者补之"等治疗方法。当然,临床有些男科疾病由于病程长,病因复杂,很多表现为寒热错杂、虚实夹杂的复合证型表现,这是我们选用中成药也应该是具有复合功效的中成药。

以 CP 为例,中医理论认为肾虚为致病之本,湿热为标,瘀滞是病理改变。湿热下注者,主要表现为尿频、尿急、尿痛、尿灼热、阴囊潮湿、口干口苦、舌红、苔黄、脉弦滑或数。可选用八正片、清热通淋片、黄柏八味片、宁泌泰胶囊等。血瘀者，主要表现为病程日久，以会阴、腰骶部疼痛为主，痛引少腹、睾丸，舌暗，苔薄黄，脉弦涩。可选用前列金丹片、前列通瘀胶囊。肾虚者，主要表现为病久体虚，腰酸腿软，精神萎靡。偏阴虚者，则五心烦热，失眠多梦，遗精早泄，舌红少苔，脉细数，可选用六味地黄丸、知柏地黄丸、左归丸；偏阳虚者，则少腹，阴囊发凉，小便清长，性欲减退，勃起不坚，舌淡苔薄，脉沉细，可选用金匮肾气丸、右归丸等；气郁者，主要表现为精神不畅，情志抑郁，胸胁胀满，焦虑紧张，平素多疑善虑，舌淡，苔薄，脉弦，可选用逍遥丸、疏肝解郁胶囊；若湿热，血瘀证候夹杂者，可选用前列解毒胶囊、前列安通片、前列舒通胶囊等；若脾肾亏虚，夹血瘀者，可选用前列舒乐片；脾肾亏虚，湿浊下注者，可选用前列通片。由于临床男科中成药品种繁多，不一一列举。

综上所述，男科学发展的新兴与古老特点，决定了男科学学科的开放与保守兼容，能迅速接受现代医学最新成果，但也不能摒弃传统医学中的经典。我们十分清楚西医男科学具有的优势，但也明白中医男科学的许多观点、认识是西医男科学所不及的，如对疾病认识的整体观，对功能性疾病的整体调节治疗等。当然这种优势不是某一"领域"的优势，很多仅仅是某一"领域"中的某一"方面"而已，有的还在研究证实阶段，有的还在面临西医男科同道的质疑、不接受阶段，这都是学科发展过程中非常正常的现象。我们应该采用"扬长避短"的态度，"有所为有所不为"，不求全面开花，也不需要处处与西医男科学先进技术争长短、比高下，应当发扬自己的优势"方面"，去弥补现代医学的劣势，真正为西医男科学加加油，共同促进男科学的发展。如在疾病治疗方面发挥中医男科学的身心医学模式优势，为男科疾病治疗提供包括中药饮片、中成药、针灸、理疗等在内的多种丰富有效治疗手段，与西医男科学疗法优势互补，或以中西药结合形式，或围手术期调理，或在增效减毒治疗等方面，目的很明确，就是有利于临床疗效的提高。

现阶段，其实中医男科学的优势已被广大西医男科同道所接受，大家在临床工作中都想用中医，也确实在用，但如何用？结果可能参差不齐。如何做到得心应手地用，真正提高临床疗效呢？值得我们思考。毕竟中、西医理论体系不一致，在许多方面存在差异。因此，作为中医男科医生，我们还有责任和义务科普中医药基本知识、基本理论，对中药、中成药、中医特色疗法等应进一步规范化、标准化，以方便西医男科同道们临床应用。

（来源：何清湖，李迎秋，周兴. 中医助力西医男科学发展. 中华男科学杂志，2016年第22卷第8期）

二、论男科中西医结合临床研究方法

观点采撷

- 中医男科学学科体系虽形成于 20 世纪 80 年代，晚于西医男科学，但中医男科学的发展史可追溯到 2 000 多年以前。中医男科学奠定的标志性著作是 1988 年由王琦教授主编的《中医男科学》，随着中医男科学学科的不断丰富与发展，在中西医结合总体思路与方法指导下，许多学者在男科学领域内探索中西医结合的思路与方法。

- 病证结合，就是辨病与辨证相结合的诊断与治疗，以期提高诊疗效果，这是当前中西医结合临床普遍应用的思路和方法。男性病的中西医结合临床研究，应该着重在于探索并总结出常见男科疾病中西医结合优势病种的诊疗规范化方案，从循证医学和卫生学角度，充分肯定中西医结合临床诊疗的优越性，总结出常见男性病的辨证论治体系，制定出科学、规范的治疗方案和疗效判定标准，以提高中西医结合对这些疾病的诊疗效果。

- 传统的宏观辨证方法缺乏对疾病更深入的认识，有时一些男性病还会出现"无证可辨"的情况。宏观辨证和微观辨证的有机结合，使男性病的诊断水平有了较大的提高。

- 中西医结合基础理论研究的成果，对男科学科的发展也起到了重大的影响，推动了中医男科研究的纵深发展，特别是使中医男科的病因等认识，从抽象到具体，从宏观到微观。

- 中药药理学是在中医药理论指导下，用现代科学方法研究中药对机体作用和作用机制的科学。通过现代药理的研究方法和指标回答了中药的有效性、作用规律、性质、强度和作用范围等问题。这些研究成果分别从功能和形态两方面阐明了中药治疗男科疾病的有效成分、有效作用部位，为作用机制的研究提供了科学的依据，并扩大了治疗领域。

- 对男科常见病证的研究，主要围绕男性不育、男性性功能障碍和前列腺疾病三大类疾病进行，为部分男科病中医治法的创新提供理论依据。

中医男科学学科体系，虽形成于 20 世纪 80 年代，晚于西医男科学，但中医男科学的发展史可追溯到 2 000 多年以前。中医男科学奠定的标志性著作是 1988 年由王琦教授主编的《中医男科学》，随着中医男科学学科的不断丰富与发展，在中西医结合总体思路与方法指导下，许多学者在男科学领域内探索中西医结合的思路与方法，并进行广泛的临床实践，以求提高中西医结合诊疗男科疾病的疗效，促进中西医结合临床分支学科——中西医结合男科学的形成与发展。

近年来，中西医结合男科学的学科建设取得了较大成就，在建设专科机构，开展学术交流，培训专科人才和出版学术专著等方面均有建树。如李曰庆教授主编的《实用中西医结合泌尿男科学》，笔者与云南秦国政教授合作主编的《中西医结合男科学》也于 2005 年由人民卫生出版社出版，同年笔者另一部专著《中西医结合思路与方法》由人民军医出版社出版。现就中西医结合男科临床研究的思路与方法阐述如下。

（一）病证结合，探索男科疾病的辨治规律与诊疗体系

病证结合，就是辨病与辨证相结合的诊断与治疗，以期提高诊疗效果，这是当前中西医结合临床普遍应用的思路和方法。"病"是人体在一定致病因素作用下引起的复杂而有特定临床表现形式的非健康状态，其具备病理化全过程的特点和规律。中西医结合研究对象的"病"既包括西医的病，也包括中医的病。但在中西医结合"病证结合"概念中，"病"所指一般为西医的病，相对而言，西医的"病"更能概括疾病的本质所在，而中医的"病"多为疾病现象的某些阐述。"证"是病进展到某一阶段所处的病理状态，包括疾病此时的病因、病性、病位、病势等的综合性概括，中医的辨证是其优势所在。病是贯穿病理过程始终的全局整体，而证是疾病过程的局部阶段，是对疾病局部阶段更个体化、更深入地把握的关键所在。在西医疾病诊断的前提下进行中医的辨证，根据患者病情的具体情况，西医辨病施治与中医辨证论治相互取长补短，优势互补，是目前中西医结合临床诊疗的主体方法。

慢性前列腺炎是男科最常见的疾病之一，目前对本病的治疗，多采用中西医结合的方法。临床诊疗的思路是医生根据病史，临床症状如尿频、尿急、尿痛、腰骶部疼痛及会阴部疼痛、性功能障碍等，体征如直肠指诊前列腺压痛、肿胀，及 B 超、CT 等各种辅助检查，对本病做出疾病的诊断，包括病因、病理诊断；进一步根据患者的体质状况、临床症状、舌脉象等外在的现象（标）结合相关理化检查，运用中医理论，审症求因，分析其内在的病机（本），而作出患者当时"证型"的判断，或肾虚，或湿热，或瘀滞，或虚实夹杂，兼而有之。西医强调对本病的治疗，首先应针对其病（病原体）炎症的病理改变，根据细

菌培养及药物敏感试验的结果正确合理地选用抗生素,早期、足量、规范地进行抗感染治疗。一般选用脂溶性高、非电离子、分子量小、易穿透前列腺包膜的抗生素,临床上以喹诺酮类、大环内酯类药物应用较为广泛。中医则因人制宜,重视个体差异,根据不同的证型而采用不同的治法和方药,或补肾滋阴,或温肾壮阳,或清热利湿,或活血祛瘀,或攻补兼施,标本兼顾,"有是证,而用是方"。根据患者具体病情采用西医辨病治疗与中医的辨证论治相互结合,往往能使本病总的疗效得到提高。如能借助心理治疗和生活调理,更有助于提高临床疗效。

男性病的中西医结合临床研究,应该着重在于探索并总结出常见男科疾病如前列腺疾病、性功能障碍和男性不育症等这些中西医结合优势病种的诊疗规范化方案,从循证医学和卫生学角度,充分肯定中西医结合临床诊疗的优越性,总结出常见男性病的辨证论治体系,制定出科学、规范的治疗方案和疗效判定标准,以提高中西医结合对这些疾病的诊疗效果。

(二)微观辨证,促使中西医结合男科的辨证更加丰富与深入

中医的辨证依据,往往是通过四诊搜集到患者的症状、舌、脉等。传统的宏观辨证方法缺乏对疾病更深入的认识,有时一些男性病还会出现"无证可辨"的情况。微观辨证就是运用微观指标认识和辨别证,它是中西医结合医学的一种新的辨证方法。这种辨证方法的优势在于其在临床上收集辨证素材的过程中积极引进现代医学先进的诊断技术,发挥它们长于在较深入层次上,微观地认识患者机体的结构、代谢和功能,完整、明确地阐明其物质基础。在具体临床实践中,微观辨证弥补了客观辨证用肉眼观察事物方法的不足,扩大了中医辨证的范畴,使临床诊断更加具体、深入和客观。

有人对男性不育患者进行微观分析,发现阴虚火旺型常见精液量少,精子数少,液化时间短,畸形精子较多;湿热内蕴型常见精液量多,液化时间长,有时可见到白细胞;命火不足型常见精液绵薄黄,活动力差,或阳痿不举;气滞血瘀型常见精子畸形多,或无精,或死精,或精子数目极少,反映了不育的根本原因。有人注意到在辨病的前提下局部病变与辨证相结合,如将前列腺腺体病变分为:①腺体饱满质中,按摩腺体前列腺液流出量少或无,液中白细胞中度升高,以腰骶痛,下腹部及阴茎痛为主,舌苔薄黄质暗,脉弦涩,投以清热解毒、化瘀通络等;②腺体饱满,按摩时大量前列腺液流出,按后腺体松弛,液中白细胞较高,以膀胱刺激征为主,舌薄根腻或黄腻,脉濡,用清热利湿之品;③上述腺体情况,而液中白细胞接近正常,舌苔薄质淡红,脉细,多属腺体

收缩无力,用补中益气之品;④如感腺体松弛,按后很少有液体,伴性欲减退,腰膝酸软等,舌苔薄质淡,脉沉细,用活血通络,健脾补肾之品。对男性不育的诊断,中西医结合开始运用现代光、声、电等新技术,从整体、器官深入到细胞、亚细胞、分子水平层次上,阐明疾病的本质与证的本质。中医常见证如血瘀、肾虚、脾虚等证的本质研究所取得的成果,同样在男科病的辨证中得到较多的应用。宏观辨证和微观辨证的有机结合,使男性病的诊断水平有了较大的提高。

(三)基础研究,使中医男科的病因从抽象到具体

中医对病因的认识,往往是根据疾病外在的临床表现,在中医理论指导下,分析其内在病因病机,我们称其为"司外揣内","审症求因",其所审症状多具有宏观性,病因病机认识的结果较为抽象。中西医结合基础理论研究的成果,对男科学科的发展也起到了重大的影响,推动了中医男科研究的纵深发展,特别是使中医男科的病因等认识,从抽象到具体,从宏观到微观。

研究发现,血浆睾酮浓度至春始逐渐上升,夏初最高,此后又逐渐下降,秋季最低,其季节性变化与人体阳气随四时变化而盛衰的消长规律十分相似;精液量、精子密度和精子活动力3项指标的季节变化观察,发现精液量和精子密度的四季变化,以秋冬最高,春季下降,夏季最低,以后逐渐上升。精子活动力的四季变化规律则与前两项指标的变化相反。从睾丸病理学的角度对肝肾阴虚证的研究,发现肝肾阴虚患者的睾丸明显萎缩,间质水肿,曲细精管分散,基底膜轻度增生,精细胞层减少,且发现睾丸萎缩的程度与阴虚病情的轻重有关,说明肝肾病变可以影响睾丸的生理功能,为睾丸疾病从肝肾论治提供了理论依据。以血清 T、E、LH、HCG 浓度和 LRH 兴奋试验为指标,分别对肾阳虚、性功能异常、老年和正常成年等不同对象作性腺轴(男性)功能的系统测定与对比观察发现,肾阳虚患者性腺轴功能的亚临床改变提示存在着以下丘脑功能减退为主的多环节功能损害,这为"肾主生殖"的中医理论提供了实验佐证。对死于急性损伤及慢性消耗性疾病患者的睾丸进行组织切片观察,发现精子成熟过程受阻及间质细胞变性自急性发病后第 2 天即开始,病程越长,病变越重。这些病例的睾丸病变是明确的,且逐步进展。在慢性疾患中,睾丸病变更为严重,多属晚期。因此认为睾丸病变是全身性病变的一个组成部分,也可能是一个重要的病机环节。这一观察提示治疗睾丸疾病时,不仅要考虑局部病变,还应考虑全身脏腑功能状况,局部与整体相结合论治。

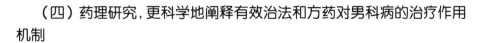

（四）药理研究，更科学地阐释有效治法和方药对男科病的治疗作用机制

中药药理学是在中医药理论指导下，用现代科学方法研究中药对机体作用和作用机制的科学。通过现代药理的研究方法和指标回答了中药的有效性、作用规律、性质、强度和作用范围等问题。就男科而言，其研究领域主要集中于对男性生殖系统、内分泌系统、神经系统、免疫系统和对机体代谢的影响上，其涉及的疾病主要包括勃起功能障碍、男性不育、前列腺炎等。这些研究成果分别从功能和形态两方面阐明了中药治疗男科疾病的有效成分、有效作用部位，为作用机制的研究提供了科学的依据，并扩大了治疗领域。由于单味中药也包含着多种化学成分，因此其作用为多环节和多靶点。近年来，已经基本明确了补肾药具有雄性激素类作用，能抗衰老、抗疲劳、提高免疫力、调节下丘脑-垂体-性腺轴；养阴药具有抗衰老、抗疲劳、提高免疫力、抗辐射、抗病原微生物的作用；活血化瘀药具有改善微循环、抗凝血、抗血栓和溶栓的作用；清热解毒药具有抗炎止痛、抗病原微生物的作用；安神药对中枢神经系统具有镇静、催眠、镇痛和抗惊厥作用。如淫羊藿中的淫羊藿苷通过对 PDE5 的抑制作用，提高海绵体平滑肌 cGMP 浓度而松弛阴茎海绵体平滑肌，促进阴茎勃起功能；肉苁蓉具有雄激素样作用，可增加精囊、前列腺等副性器官的重量，促进睾丸生精功能，改善附睾的微环境；巴戟天能降低小鼠基础精子畸形率；菟丝子能促进性腺及附属性腺发育，提高精子质量，等等。

（五）病证研究，为部分男科病中医治法的创新提供理论依据

对常见病证的研究，主要围绕男性不育、男性性功能障碍和前列腺疾病三大类疾病进行。在男性不育症方面，认为除由机体疾病所致外，精神、社会因素、物理因素、化学因素以及药源性因素等也是不可忽视的重要原因。锌是维持机体生长发育的一种必需微量元素，在男性生殖生理中起着重要的作用，测定不育症患者和正常人头发中锌元素含量，两者之间有显著差别，不育者头发锌含量明显低于正常人，说明机体内锌含量降低是引起不育的原因之一，为用锌制剂或补肾中药治疗不育症提供了实验依据。用现代方法对 300 例肾虚不育者进行研究，表明肾虚与下丘脑-垂体-睾丸轴功能紊乱有密切的内在联系。运用放射免疫测定技术对少精子症患者垂体激素水平进行检测，结果表明少精症患者中，66.7% 的病例有垂体激素的改变，而且还观察到不仅肾虚者有变化，湿热型、瘀血型、痰湿型者也存在着垂体激素的变化。从研究

中得出这样的启示：临床治疗应调整下丘脑 - 垂体 - 睾丸轴的功能异常，除补肾之外，还有利湿清热、祛痰化湿、活血化瘀等法。对精液 24h 不液化症患者的血液流变学指标进行随机检测，发现全血黏度、血浆比黏度、血细胞比容比值均有显著变化。这一结果提示精液不液化症存在着血瘀的病理变化，不仅为传统理论责之于阴虚火旺或痰湿凝聚的病机增添了新的内容，而且还为运用活血化瘀治疗提供了现代理论依据。

对阳痿患者血液流变学的测定发现，阳痿患者的红细胞变形性异常率明显高于健康者，血液黏度有不同程度的改变。由于血液黏度增高，从而影响外周血管的血液灌注，阴茎动脉血流灌注不足则可导致勃起缓慢或痿软。这一研究提示，运用活血化瘀法治疗阳痿不仅有效，而且有其生理病理基础。

通过研究发现，慢性前列腺炎患者前列腺液锌含量明显降低，前列腺液细菌培养阳性者锌含量降低更为显著。而用前列腺汤（丹参、泽兰、穿山甲、败酱草等）治疗后，可使前列腺液锌含量明显增加。经电镜观察，用本方治疗后前列腺细胞分泌功能增强，腺细胞内锌金属颗粒增多。该方对大鼠实验性前列腺炎病理模型的炎细胞浸润和纤维组织增生有明显抑制作用。可见，前列腺汤具有改善前列腺炎所致的组织损伤和功能恢复作用，从而可促进其对锌的吸收，增强前列腺局部的抗感染能力，以促使炎症消退，为清热利湿、活血祛瘀的前列腺汤的应用提供了科学依据。

（来源：何清湖. 论男科中西医结合临床研究方法. 湖南中医药大学学报，2007 年第27 卷第 2 期）

三、慢性前列腺炎诊治的几个误区浅识

观点采撷

慢性前列腺炎的诊治存在一些误区：单纯强调生物医学的原因，忽视社会、心理因素；中医病因重视湿热，忽视肾虚、湿热、瘀滞三者的相互为患；诊断片面强调生物医学指标，忽视心理诊断；治疗重视寻找有效抗生素，特殊用药途径，单纯清热利湿或滋补肾阴，温肾壮阳，或寻找特效中成药，而忽视本病的综合调理，中西医结合，内外并治，特别是心理治疗和生活调养。

慢性前列腺炎（chronic prostatitis）是一种常见且令人困惑的男科疾病，笔者多年从事慢性前列腺炎的临床和科研工作，现就个人的体会谈谈对慢性前列腺炎的认识。

（一）关于发病

西医学一般认为，慢性前列腺炎多由急性前列腺炎病变严重或治疗不彻底而转成，或由泌尿生殖系统以及身体其他部位的感染灶经血行，淋巴转移而成，强调生物医学的原因。但临床上，无菌性前列腺炎的比例越来越大，很多患者的前列腺液常规及细菌培养结果是阴性的。这就说明，对于本病的发病，不能用单一的生物医学模式去解释，而要系统考虑生物、心理、社会诸因素的影响。心理与社会因素在慢性前列腺炎的发病及转归中所起的作用已成为不可忽视的重要因素。由于社会经济的发展，男性面临越来越大的工作和生活压力。同时，受西方文化思想的影响，人们的性观念、性思想也在改变，性传播疾病流行，男性面临着较以往更多的性诱惑，导致频繁的性冲动或性生活过频，造成前列腺反复充血，使前列腺的腺泡肿胀，腺体间组织水肿，日久前列腺的腺体结构被破坏，表现为慢性炎症的改变。另外，本病的发生，和个人的精神状态、饮食生活习惯及所从事职业等有密切关系。

（二）关于病因病理

西医多从病原体方面考虑病因。一旦发病，总希望能找到细菌或衣原体、支原体等致病微生物。忽视了精神心理因素在发病中的重要影响。中医微观辨证也强调在前列腺液中有脓球或白细胞升高就归纳为湿热所致。笔者认为，本病多由"精热""热淋"等治疗不彻底，湿热余毒未清，蕴于精室；或强忍精出，败精瘀浊停留，日久化热，蕴于精室；或饮酒过度，嗜食辛辣肥甘厚味，湿热下注，蕴于精室；或情志不遂，肝气郁结，气滞血瘀，郁久化热，内扰精室等原因或单独致病，亦可合而致病，但最终引起肾虚、湿热、瘀滞三方面病理变化。其中，肾虚精关不固为发病之本，下焦湿热蕴结为致病之标，气血瘀滞则是疾病进一步发展的病理反映。三者相互为患，互为影响，致使病情复杂，给辨证论治带来一定困难。

（三）关于诊断

西医多根据泌尿系感染，急性前列腺炎或性病病史，反复尿路感染及腰骶、会阴、下腹、腹股沟部不适等症状，结合相关体征及实验室检查来确诊，尤其偏重于根据前列腺液培养结果来确诊。将男性下尿路细菌定位培养阳性，找致病菌，反复培养菌种不变或前列腺液支原体、衣原体检测阳性或前列液常规检查卵磷脂小体减少或消失,白细胞≥10个/HP作为必备的诊断条件之一。这种诊断思维模式,忽视了心理社会因素在本类型病因学中的重要作用。我们认为,慢性前列腺炎的诊断除了生物医学方面的指标外,还要重视社会心理因素的影响。要全面收集患者的相关信息,根据患者的主观不适,相关体征,辅以必要的实验室检查,再加上精神情志心理方面的信息,对患者的病情做出明确诊断,同时还应根据患者精神情志心理思维状况,对病情的轻重进行分级。而不是单纯依据生物医学方面的资料来诊断以及分级。这样更体现了本病典型的生物-心理-社会医学模式疾病的特点,也有利于指导治疗。

(四)关于西医治疗

西医也认识到慢性前列腺炎很难得到根治,主要是由于前列腺固有包膜的影响,现有抗生素很难在前列腺内达到有效的浓度,故一般多采用综合治疗的方法。常有抗生素治疗、输精管内注射药物、前列腺局部注射抗菌药物、前列腺周围药物注射、激光、微波、磁疗等理疗方法或前列腺切除手术等。各种治疗的疗效仍然不能让患者和医生满意。有人想,问题出在前列腺,将前列腺切除后总该太平了。然而,手术切除后不考虑花费的费用是否合算,实际的疗效仍然让很多人失望。这是因为慢性前列腺炎多半有前列腺周围组织及器官的病理改变,单纯的前列腺切除后的疗效自然不像想象中的那样理想了,还可能会出现一些性功能障碍并发症。西医学在不断寻求新的治疗药物和手段时,大都忽略了对慢性前列腺炎患者的心理治疗。而心理治疗是影响本病愈后的一个十分重要的因素。慢性前列腺炎的心理疗法应及早进行心理状态分析,特别是明显焦虑和恐惧症状或抑郁悲观的患者更要给予及时的"药语同疗""身心调治",采用综合性与个体化的方法解决。除针对病因应用药物治疗外,医生耐心地向患者以轻松的语言解释病情,以简明的比喻讲明医理,以肯定的语言讲清预后的较好结果。并针对不同知识层次的患者,以热情关怀的语言指导其怡心养性,使其缓解惊恐、畏惧、焦虑的情绪,积极配合相关药物治疗,以达到消除精神负担,更好地促进患者从心理和生理方面彻底康复。已有相关文献报道,对慢性前列腺炎患者辅以科学的心理护理,其治愈率要明显优于单纯施以药物治疗的对照组,复发率也显著降低。这就很好地说明了心理调治对于慢性前列腺炎患者愈后转归的重要性。

(五)关于中医治疗

中西医结合治疗慢性前列腺炎的疗效要优于单纯的西医或中医治疗,中医药在治疗本病方面积累了很多经验。慢性前列腺炎中医基本上可分为湿热型、气滞血瘀型、肾虚型、混合型。戚广崇对 605 例慢性前列腺炎中医辨证分型做了统计，其中湿热型 109 例，占 18.05%；气滞血瘀型 132 例，占 21.85%；肾虚型 29 例，占 4.64%；混合型 335 例，占 55.46%。可见，慢性前列腺炎属单纯型的较少，而以湿热下注，气滞血瘀为标，肾虚为本而混合兼见者占半数以上。但治疗上存在的一个误区就是，医者往往根据自己的临床经验，或单纯清利湿热，或重点滋补肾阴，或一味活血化瘀，综合治疗者不多。我们主张采用清热利湿，活血化瘀，补肾益气养血综合调理，既调节机体整体状况，又针对前列腺局部的病理变化，治法上既有标本兼治，缓急同用，又有清补兼施，治法手段与用药途径多样，这样就抓住了本病的病机之关键，是比较合理、科学的辨治原则。在辨治的具体运用当中，不同的医家在消补的偏重，清热利湿和活血化瘀之主次上或许会有不同，但如果脱离了肾虚、湿热、瘀滞这三者，则是没有抓住本病的本质所在。

（六）关于生活调养

无论是医生还是患者，在慢性前列腺炎的诊治上都是重治疗轻调养。医生和学者希望不断开发有特效的药物或方法，患者更是希望能有药到病除良方。单纯寻求疗效卓著的根治性的药物或方法，只会是男科医生和患者的一厢情愿而已。慢性前列腺炎是一种典型的生物 - 心理 - 社会型疾病，一个显著特点就是易于复发。而复发多半是患者饮食、生活不注意调养而引起的。如有些患者经过长期的系统治疗，病情有了很大的好转，这时就放松对本病的重视，或饮酒，或过食肥甘厚味，或滥交，或由于情志郁闷，导致复发，或加重病情，功亏一篑。这是最让患者遗憾，也最让医生头痛的事了。多次复发，多次治疗后患者对抗生素的耐药性增强，一些老病号甚至于对任何抗生素都不敏感，这也是患者将本病称为"慢性癌症"的原因之一。所以，我们主张治养结合，三分治，七分养，调养就是最大的治疗。调养就是要让患者对本病有科学的认识，能正确看待本病的长期性、易反复性，树立起治愈本病的信心，并养成良好的生活、饮食和工作习惯，形成正确的性观念等。

（来源：何清湖，刘朝圣. 慢性前列腺炎诊治的几个误区浅识. 中医药学刊，2005 年第 23 卷第 2 期.）

四、中西医结合治疗解脲支原体感染48例

观点采撷

● 随着性传播疾病发病率的日益增高，解脲支原体已成为非淋菌性尿道炎的主要病原体之一，分离率高，容易引起并发症，其中男性非淋菌性尿道炎若治疗不当，可迁延并引起前列腺炎及附睾炎；女性则容易并发盆腔炎。

● 中西医结合治疗解脲支原体感染，中、西药不仅可以起到协同作用，提高疗效；而且结合中药，可增强患者耐受性，促进药物的吸收，增强药物的渗透作用，提高感染组织的药物浓度，从而较快缓解症状，清除浆液性分泌物，并有效防治并发症。

随着性传播疾病发病率的不断上升，各种性病的构成亦发生了很大变化，其中非淋菌性尿道炎（NGU）患者不断增加，而解脲支原体（UU）的感染在 NGU 患者中又占了很大比例。笔者运用中西医结合的方法治疗解脲支原体尿道（宫颈）炎48例，并与单用西药治疗30例作对照观察，获得满意疗效。现将结果报告如下。

（一）资料与方法

1. 一般资料

两组78例均来自2000年2月—2001年12月湖南中医学院第一附属医院皮肤性病专科门诊。采用随机对照研究方法，治疗组48例，其中男性32例，女性16例；对照组30例，其中男性18例，女性12例。治疗组年龄21～58岁，平均31.2岁，病程5～32日，平均12.2日；对照组年龄23～56岁，平均32.3岁，病程6～30日，平均11.9日。两组患者年龄、性别、病程等方面经统计学处理，差异无显著性，具有可比性（$P > 0.05$）。

2. 诊断标准

参照吴志华和欧阳恒，杨志波的标准拟定：①有不洁性活动史或配偶感染史；②尿道分泌物或宫颈样本作分离培养法检测 UU（解脲支原体）阳性；③有不同程度的临床表现：尿道刺痒灼热、疼痛、尿频、尿急、有浆液性或浆液脓性分泌物，或晨起时尿道口有一薄层浆痂（封口现象）；或阴道白带增多，可有性交出血或阴痒，伴脓性臭味，妇检可有宫颈水肿、充血。

3. 纳入与排除标准符合诊断标准

近 2 周内未接受任何相关治疗,且同意接受本治疗,可以追踪观察的患者,纳入观察对象。严重肝、肾功能不全者,新近接受相关治疗者,伴有泌尿系其他病原体感染者,有其他合并症(如前列腺炎、附睾炎、盆腔炎等)者,以及孕妇、哺乳期妇女等均不作为观察对象。

4. 治疗方法

(1)治疗组:口服美满霉素(盐酸米诺环素)100mg,2 次 /d,配合自拟中药非淋清汤(萆薢 15g,白芷 10g,黄柏 10g,土茯苓 30g,蒲公英 15g,薏苡仁 10g,红藤 15g,虎杖 15g,地肤子 15g,川楝子 8g,水蛭 10g,生黄芪 10g,制附子 5g,甘草 5g,上药加水 400ml,文武火煎 40min,取汁 150ml),1 剂 /d,水煎 2 次,早晚分服。

(2)对照组:予口服美满霉素 100mg,2 次 /d。两组患者均以 7 日为 1 个疗程,连续观察 2 个疗程,停药 10 日后,采用培养技术行一次性尿道分泌物,宫颈样本拭子取材检测 UU(解脲支原体)2 次。治疗期间忌酒及辛辣刺激物,禁房事,并停用相关药物。

5. 疗效标准

参照顾伟程的标准拟定:①痊愈:临床症状和体征消失,实验室检查解脲支原体(UU)培养结果阴性;②显效:仍有轻微临床症状,但无尿道分泌物,实验室检查解脲支原体培养结果阴性;③有效:症状和体征基本消失,但实验室检查解脲支原体培养结果阳性;④无效:症状和体征仍存在,甚或加重,实验室检查解脲支原体培养结果阳性。

6. 统计学分析

等级资料用 Ridit 分析;计量资料两组间比较采用 t 检验。

(二)治疗效果

1. 综合疗效

结果显示,治疗组总有效率为 87.5%,对照组总有效率为 76.7%。经统计学处理,疗效差异具有显著性($P < 0.05$)(表 8-4-1)。

表 8-4-1 两组综合疗效比较

组别	例数	治愈	显效	有效	无效	总有效率 /%
治疗组	48	34	7	1	6	87.5
对照组	30	15	3	5	7	76.7

注:两组间比较,$P < 0.05$。

2. 临床症状、体征消失时间

结果显示,治疗组尿道炎症状(尿道刺痒、疼痛、尿频、尿急)及尿道(阴道)浆液性分泌物消失时间均明显短于对照组($P<0.05$)(表8-4-2)。

表8-4-2 两组临床症状,体征消失时间比较(d,$\bar{x}\pm s$)

组别	例数	尿道炎症状	尿道(阴道)分泌物
治疗组	48	5.46±1.46[*]	5.60±1.41[**]
对照组	30	8.20±2.11	8.17±2.20

注:与对照组比较,[*]$P<0.05$,[**]$P<0.01$。

3. 治疗后并发症

治疗组7例(男性4例,女性3例)解脲支原体培养结果阳性,男性做前列腺液镜检＋培养检查,结果仅有1例年龄偏大患者解脲支原体阳性,白细胞(WBC)计数>10个/HP,卵磷脂小体减少,余均正常;3例女性妇检和B超检查均无异常发现。对照组8例(男性5例,女性3例)解脲支原体培养结果阳性,男性做前列腺液镜检＋培养检查,结果均UU阳性,WBC计数>10个/HP,卵磷脂小体减少,说明并发了前列腺炎;3例女性妇检和B超检查均符合慢性盆腔炎表现。结果表明,中西医结合治疗组在防治并发症方面明显优于对照组。

4. 不良反应

在服药治疗过程中,治疗组仅有1例第1日服药时出现轻度恶心,欲呕,休息后症状消失。而对照组有5例患者服药后出现胃脘部不适,恶心欲呕,停药后缓解。结果表明,治疗组的不良反应明显低于对照组。

(三)讨论

随着性传播疾病发病率的日益增高,解脲支原体已成为非淋菌性尿道炎的主要病原体之一,分离率高,容易引起并发症,其中男性非淋菌性尿道炎若治疗不当,可迁延并引起前列腺炎及附睾炎;女性则容易并发盆腔炎。在本研究观察结束后发现男性患者有6例(治疗组1例,对照组5例)并发了前列腺炎,女性患者有3例(均为对照组)并发了慢性盆腔炎,给治疗上带来了更大的难度。美满霉素是一种半合成四环素衍生物,其抗菌谱广,抗菌作用在四环素族中较强,对支原体具有较强的抑菌作用,且高浓度也具杀菌作用,其疗效与国内外文献报道一致。

非淋菌性尿道炎属中医"淋证""淋浊""溺浊""白浊"等范畴,清代顾靖远

《顾松园医镜》云："淋者，欲尿而不能出，胀急痛甚，不欲尿而点滴淋沥"。其病因为不洁性交或间接感染秽浊之邪，与湿热互结，下注膀胱，熏灼尿道而成。本病病位在下焦且与湿热有关，湿热久留不去，影响厥阴疏泄，导致血脉瘀阻。治疗上宜以清热解毒利湿为主，佐以活血化瘀。非淋清汤中草薢分清化浊，利尿通淋；白芷辛温，通窍除湿，善行上焦；黄柏、土茯苓、蒲公英清热解毒；虎杖、红藤活血化瘀，解毒消痈；薏苡仁、地肤子祛湿导浊；川楝子疏泄厥阴；水蛭活血通络；生黄芪扶正解毒，并防苦寒之品攻伐太过；佐制附子与他药相辅相成，并取其辛通散结，使药直达病所；甘草调和诸药。现代药理研究证实，土茯苓、蒲公英具有显著的抑菌解毒作用；解脲支原体对黄柏、白芷、地肤子、甘草有较高的敏感性；黄芪除能提高机体非特异性免疫功能，增强网状内皮系统吞噬功能，诱生白细胞干扰素，增强神经细胞活性外，还可干扰厌氧菌细胞壁的形成及细胞壁的通透性，改善泌尿生殖系内环境；附子有抗炎和较强的激发免疫功能的作用。配合美满霉素对病原体的直接抑制作用，两者相得益彰。合而观之，中西医结合治疗，两者不仅可以起到协同作用，提高疗效；而且结合中药，可增强患者耐受性，促进药物的吸收，增强药物的渗透作用，提高感染组织的药物浓度，从而较快缓解症状，清除浆液性分泌物，并有效防治并发症。

（来源：何清湖，郑毅春，李翾. 中西医结合治疗解脲支原体感染48例. 中国中西医结合外科杂志，2002年第8卷第6期.）

五、中西医结合治疗慢性非细菌性前列腺炎 57 例

观点采撷

- 慢性非细菌性前列腺炎是男性泌尿生殖系统常见的一组综合征，其治疗方法有口服药物治疗、局部药物治疗、物理治疗（射频、微波、激光等）、针灸、前列腺按摩、行为心理治疗、中药坐浴、手术治疗等方法。虽然治疗CP的方法和药物多种多样，但疗效均不甚理想，复发率较高，而且还没有哪一种方法或药物可以明显有效地适用于所有的患者。
- 在治疗上采用中药、局部药物注射中西医结合治疗，消除了前列腺炎症及充血水肿，缓解了骨盆疼痛，改善了患者的症状。

慢性前列腺炎（CP）是青壮年男性的一种常见疾病，发病率为2.5%～16.0%，而35岁以上的男性发病率可高达35%～40%。前列腺疾病中，CP的

处理最为棘手。本病一般病程长,治疗效果欠佳,甚至可伴有性功能障碍、精神神经症状等一系列症状,严重影响患者生活质量,还对其心理健康造成重大危害。目前,CP 的治疗主要采取综合治疗为主,笔者采用中西医结合治疗慢性前列腺炎 57 例,取得了满意疗效,并与用西药治疗的 28 例做对照观察,现报告如下。

(一)临床资料

1. 一般资料

两组 85 例均为 2008 年 9 月—2010 年 3 月湖南省中医药研究院附属医院泌尿外科门诊患者。所有病例按就诊顺序编号,按随机数字表法随机分为治疗组与对照组。治疗组 57 例中,年龄 20～50 岁,平均(30.23±5.34)岁;病程 3～15 个月,平均(8.52±2.36)个月。对照组 28 例中,年龄 19～49 岁,平均(32.69±6.24)岁;病程 4～13 个月,平均(7.63±2.81)个月。两组年龄及病程经统计学处理差异无显著性意义($P > 0.05$),具有可比性。

2. 诊断标准

参照美国国立卫生院(NIH)分类标准(1995 年)拟定。所有病例均符合 NIH Ⅲ型慢性非细菌性前列腺炎(CP/CPPS)诊断标准。

3. 纳入标准

年龄 18～50 岁,具有反复的下腹部,骨盆区及会阴区等部位疼痛或不适症状超过 3 个月,并伴有不同程度的排尿异常;前列腺液(EPS)中 WBC 计数 <10 个 /HP 或≥10 个 /HP,卵磷脂小体(+)～(++);前列腺液培养无致病菌存在;B 超有前列腺体积增大,回声不均,钙化斑等表现;4 周内未服用治疗前列腺炎的其他药物及治疗其他疾病的药物。

4. 排除标准

对头孢曲松钠(头孢类)过敏者;急性前列腺炎,前列腺癌及伴有膀胱病变者;有前列腺手术史者;睾丸、附睾和精索疾病患者;由其他疾病如腰椎疾病引起的疼痛不适者;合并有严重心脑血管、肝肾及造血系统等疾病及有精神、神经障碍者。

(二)治疗方法

1. 治疗组

川参通注射液 4ml 加地塞米松 5mg,头孢曲松钠 1.0g,利多卡因 50mg,经会阴前列腺注射,穿刺点距肛门前缘 1.5～2cm,偏中线 1～1.2cm 的左侧或右侧皮肤刺入,指向前列腺位置刺入 3～5cm,证实已刺入前列腺,即可缓慢注药,每次注药 2～3min,注药结束后缓慢拔针。两侧叶交替注射,每周 2 针,4 周为 1 疗程。加口服前列舒乐胶囊,每次 4 粒,每日 3 次,共服 4 周。

2. 对照组

口服 α_1 受体阻滞剂盐酸坦洛新缓释片,每次 0.2mg,每日 1 次,晚上睡前服用,4 周为 1 个疗程。加口服前列舒乐胶囊,每次 4 粒,每日 3 次,共服 4 周。

(三)疗效观察

1. 观察指标

以 NIH-CPSI 症状积分作为疗效判定指标,观察治疗前后的临床症状,包括睾丸、会阴、龟头、腰以下、耻骨上、膀胱区域等部位的疼痛不适感,排尿症状及对患者生活质量的影响。

2. 疗效标准

参照《慢性前列腺炎中西医结合诊疗指南》制定。临床治愈:NIH-CPSI 评分减少≥90%;显效:NIH-CPS 评分减少 60%～89%;有效:NIH-CPSI 评分减少 30%～59%;无效:NIH-CPSI 评分减少<30% 或无变化或加重。

3. 统计学方法

两组计量资料前后比较采用配对 t 检验,组间比较采用成组 t 检验,等级资料采用秩和检验,以 $P<0.05$ 为有显著性差异,$P<0.01$ 为有非常显著性差异,数据均采用 SPSS 12.0 统计软件完成。

4. 治疗结果(表 8-5-1)

表 8-5-1　两组治疗结果及疗效比较

组别	例数	治愈	显效	有效	无效	总有效率 /%
治疗组	57	15	22	18	2	96.49[*]
对照组	28	4	9	8	7	75.00

注:与对照组比较,[*]$P<0.05$。

5. 两组治疗前后 NIH-CPSI 积分比较(表 8-5-2)

表 8-5-2　两组治疗前后 NIH-CPSI 积分比较$(\bar{x}\pm s)$

组别	例数	治疗前	治疗后	差值
治疗组	57	29.81±4.23	8.01±4.33[*△]	21.79±6.90
对照组	28	28.57±4.83	11.14±5.96[*]	17.43±8.58

注:与本组治疗前比较,[*]$P<0.01$;与对照组比较,[△]$P<0.01$。

6. 副作用

所有病例未发现严重不良反应及毒副作用,部分患者诉前列腺注射后会阴部胀感,治疗结束后逐渐消失。

(四)讨论

CP 是男性泌尿生殖系统常见的一组综合征,其治疗方法有口服药物治疗、局部药物治疗、物理治疗(射频、微波、激光等)、针灸、前列腺按摩、行为心理治疗、中药坐浴、手术治疗等方法。虽然治疗 CP 的方法和药物多种多样,但疗效均不甚理想,复发率较高,而且还没有哪一种方法或药物可以明显有效地适用于所有的患者。现代医学研究认为,CP 患者的前列腺导管常因炎症刺激,纤维变性而导致管腔狭窄,或因结石阻塞导致前列腺导管分泌物淤积不畅。口服药物无法进入前列腺组织疏通前列腺管,故疗效不满意或病情反复。前列腺内药物注射疗法将药物直接注入前列腺内,可使药物很好地透过前列腺包膜,在前列腺内有较高的有效药物浓度,以达到治疗目的。因此,湖南省中医药研究院附属医院采用川参通注射液、地塞米松、头孢曲松钠及利多卡因联合给药,行前列腺内药物注射治疗。其中川参通注射液具有扩张血管,改善微循环,缓解平滑肌痉挛,促进组织细胞营养摄取和新陈代谢的功效;头孢曲松钠抗菌;地塞米松抑制前列腺炎症反应;利多卡因具有局部镇痛作用。诸药共同作用,消除了前列腺炎症及充血水肿,缓解了骨盆疼痛,改善了患者的症状。本组病例观察证实应用川参通注射液等联合给药取得较好的临床疗效,同时不良反应少,值得在临床进一步推广应用。

(来源:朱伟,何清湖,王适群. 中西医结合治疗慢性非细菌性前列腺炎 57 例. 湖南中医杂志,2010 年第 26 卷第 6 期.)

六、知柏地黄汤加味治疗解脲支原体前列腺炎 50 例

观点采撷

● 解脲支原体前列腺炎是指感染解脲支原体(UU)后引起尿道炎,由于治疗不及时或治疗不当,UU 沿尿道上皮细胞上移侵犯前列腺而发病。UU 的重要特点是生长需要尿素和胆固醇,而前列腺内富含胆固醇,又因前列腺的特殊解剖部位及结构,尿液易反流,为 UU 提供尿素,因此前列腺是 UU 常见而主要的移生处之一。

● 根据 UU 前列腺炎常反复发作，久病及肾，损伤肾阴，虚火内生的病机特点，投以滋阴补肾清热的知柏地黄汤，方中知母、黄柏滋阴泻火；六味地黄汤滋阴补肾，加入生薏苡仁、败酱草清热解毒；延胡索止痛；天花粉、甲珠排毒。全方共同达到杀灭病原微生物、消除临床症状的功效。

引起非细菌性前列腺炎的原因很多，目前，多数学者认为解脲支原体（UU）是其主要原因，且有逐年增加的趋势。有研究发现前列腺炎患者前列腺液（EPS）中 UU 的检出率高达 35%。2000 年 9 月—2002 年 6 月，我们以知柏地黄汤加味治疗 UU 前列腺炎 50 例，取得满意的效果，并以四环素治疗的 30 例为对照，现报告如下：

（一）临床资料

1. 一般资料

两组 80 例患者来源于湖南中医学院第一附属医院男科门诊。治疗组 50 例中，年龄 20～42 岁，平均 26.4±4.8 岁；病程 3 个月～4 年，平均 1.8±1.1 年。对照组 30 例中，年龄 21～43 岁，平均 25.7±5.4 岁；病程 3 个月～5 年，平均 2.0±1.3 年。两组年龄与病程比较无显著性差异（$P > 0.05$）。

2. 病例选择

①具有尿路刺激症状（如尿频、尿道刺痛等）和盆腔疼痛或不适（小腹、会阴部、骶部疼痛或不适），直肠指检前列腺压痛或有硬结，前列腺液（EPS）常规 WBC 计数 >10 个/HP，或卵磷脂小体减少。②全部病例 EPS 培养 UU 阳性。③中医辨证符合国家中医药管理局 1995 年 1 月起实施的中医病证诊断疗效标准精浊标准中阴虚火旺型的诊断，即在前列腺炎一般表现的基础上见腰膝酸软，阳事易举，舌红少苔，脉细数等症状。所有病例均参照美国国立卫生研究院慢性前列腺炎症状积分指数（NIH-CPSI）量化症状积分。④凡合并非条件性致病菌感染，严重神经官能症，明显心、肝、肾合并症，配偶有 UU 性尿道炎（宫颈炎）而未同时治疗者，不列入观察病例。

（二）治疗方法

治疗组用知母 15g，黄柏 15g，生地黄 20g，山茱萸 15g，山药 20g，茯苓 15g，牡丹皮 15g，泽泻 15g，生薏苡仁 30g，败酱草 15g，皂角刺 10g，天花粉 10g，甲珠（研粉兑入）3g。每日 1 剂，水煎服。对照组以四环素 0.5g，每日 4

次口服。两组均以4周为1疗程,治疗前后1周进行症状评价及取EPS做常规检查和UU培养。

(三)治疗结果

1. 疗效标准

参照文献进行评定,临床痊愈:NIH-CPSI评分减少≥90%,EPS常规WBC计数<10个/HP,UU培养阴性;显效:NIH-CPSI评分减少70%～89%,EPS常规WBC明显减少,WBC计数>10个/HP,且减少>10个/HP,UU培养阴性;有效:NIH-CPSI评分减少35%～69%,EPS常规WBC有所减少,UU培养阴性或无变化;无效:症状和体征无明显改变,NIH-CPSI评分<35%或无变化或加重,UU培养阳性。

2. 治疗结果

1疗程后,治疗组UU转阴42例,转阴率84.0%;对照组UU转阴25例,转阴率83.3%,两组比较无明显差异。

3. 两组治疗前后NIH-CPSI积分改变情况(表8-6-1)

表8-6-1　两组治疗前后NIH-CPSI积分改变($\bar{x} \pm s$)

组别	例数	治疗前	治疗后	差值
治疗组	50	$21.71 \pm 5.13^{*}$	$7.45 \pm 4.95^{**\Delta}$	14.26 ± 3.38
对照组	30	22.36 ± 5.97	$12.48 \pm 5.64^{\Delta}$	9.52 ± 3.01

注:与对照组比较,$^{*}P > 0.05$,$^{**}P < 0.01$ 与本组治疗前比较,$^{\Delta}P < 0.05$。

(四)讨论

解脲支原体前列腺炎,是指感染UU后引起尿道炎,由于治疗不及时或治疗不当,UU沿尿道上皮细胞上移侵犯前列腺而发病。UU的重要特点是生长需要尿素和胆固醇,而前列腺内富含胆固醇,又因前列腺的特殊解剖部位及结构,尿液易反流,为UU提供尿素,因此前列腺是UU常见而主要的移生处之一。UU侵犯前列腺并产生一系列致炎因子,导致前列腺炎症的形成。由于前列腺包膜及前列腺尿道含有丰富的 α_1 受体,UU所致炎症刺激交感神经,使 α_1 受体兴奋性增高致平滑肌收缩引起尿流受阻,阴茎及下腹刺痛,会阴直肠坠胀感等一系列临床症状。我们根据UU前列腺炎常反复发作,久病及肾,损伤肾阴,虚火内生的病机特点,投以滋阴补肾清热的知柏地黄汤,方中知母、黄柏滋阴泻火;六味地黄汤滋阴补肾,加入生薏苡仁、败酱草清热解毒；延胡索止痛；天花粉、甲珠排毒。全方共同达到杀灭病原微生物，消除临床症状的功效。我们在临床中发现，尽管知柏地黄汤与四环素在UU的转阴方面没有明显差异，但在改善前列腺炎症状方面，治疗组明显优于对照组。

（来源：何清湖，李轩，张迅. 知柏地黄汤加味治疗解脲脲原体前列腺炎 50 例. 湖南中医杂志，2003 年第 19 卷第 2 期.）

七、金锁固精丸加味联合 654-2 穴位注射治疗遗精 40 例临床观察

观点采撷

- 遗精是指在非性活动时精液自行泄出的一种症状，为临床男科、泌尿外科中常见病之一，以青壮年多见。若频繁遗精，患者往往伴有全身乏力，精神萎靡，严重影响患者的工作和学习。
- 采用金锁固精丸联合 654-2 穴位注射治疗。金锁固精丸具有补肾涩精的功效。654-2 为 M 胆碱受体阻滞剂，其药理作用广泛，毒性和不良反应较低，有增加细胞膜流动性、降低一氧化氮（NO）水平、抗氧化、钙拮抗等作用。将该药注入穴位后可较长时间刺激穴位，达到疏通经络，理气活血，调畅气血的作用。中、西两药合用共同达到治疗遗精的作用，值得临床推广。

遗精是指在非性活动时精液自行泄出的一种症状，为临床男科、泌尿外科中常见病之一，以青壮年多见。若频繁遗精，患者往往伴有全身乏力，精神萎靡，严重影响患者的工作和学习。目前，尚无满意的治疗方法。笔者运用金锁固精丸加味联合山莨菪碱（654-2）穴位注射治疗遗精 40 例，取得较好疗效，兹报道如下：

（一）资料与方法

1. 研究对象

80 例患者均来自 2012 年 7 月—2014 年 6 月江西省中医院男性病科门诊患者。按就诊顺序随机分为观察组、对照组，各 40 例。观察组年龄在 19～40 岁，平均（28.55±6.56）岁，病程 3 个月至 36 个月不等，平均（19.45±7.61）个月，其中轻、中、重度病情分别有 13、25、2 例。对照组年龄在 22～38 岁，平均

（29.33±5.01）岁,病程 6 个月至 30 个月不等,平均（18.15±5.86）个月,其中轻、中、重度病情分别有 16、23、1 例。两组患者的年龄、病程以及病情经统计学分析,差异无统计学意义,具有可比性（$P>0.05$）。

2. 病例选择标准

（1）诊断标准参照《中药新药临床研究指导原则》中关于遗精的中医诊断标准:具有正常性生活的已婚男子仍有较多遗精或遗精发生频繁（每 1～3 天 1 次）的未婚男子同时有头晕、乏力、腰酸等症状并且该症状持续有 1 个月或者 1 个月以上,则可诊断为该病。

（2）病情分级轻度:仅有感乏力,每月 8～10 次;中度:有感乏力同时腰酸腿软,每月 11～15 次;重度:腰酸腿软且心慌气短,面色㿠白或晦暗,每月 15 次以上。

（3）排除标准:凡不符合纳入标准者,未按规定服用药物和治疗,最终无法评估药物疗效者,资料不全等影响对疗效和安全性进行判断者,以及有下列情况者:①脑脊髓疾病或有神经损伤（如骨盆骨折）患者;②正在服用神经系统或治疗精神病药物的患者;③合并有心血管、肝、肾和造血系统等严重原发性疾病,精神病患者;④过敏体质者。

3. 治疗方法

观察组 40 例口服金锁固精丸加味[组成:沙苑子 15g,芡实 15g,莲须 15g,龙骨（煅）30g,牡蛎（煅）30g,莲子 15g。加减:偏阴虚火旺者,酌加山茱萸、黄柏、生地黄、牡丹皮、桑白皮;偏肾阳虚者,酌加杜仲、续断、补骨脂;偏湿热者,酌加萆薢、萹蓄、茯苓;肾虚明显者,加金樱子;伴失眠健忘者,酌加夜交藤、荞麦花粉、远志、益智仁。嘱患者日煎 1 剂,水煎至 300ml 分早晚 2 次温服。]配合 654-2 注射液（1ml:10mg）0.2ml（2mg）穴位注射[第 1 组:关元、三阴交（双侧）;第 2 组:肾俞、命门。每 3 日穴位注射,1 组、2 组穴位交替使用]。治疗为期 30 日。

对照组 40 例口服舒乐安定（艾司唑仑）片（1mg/ 片）,用法:口服,每次 2mg,每晚 1 次;谷维素片（10mg/ 片）,用法:口服,每次 10mg,每日 3 次。治疗时间同上。

4. 疗效判定

治疗结束后对 2 组患者进行为期 3 个月的随访以评定疗效。参照《中医病证诊断疗效标准》中对遗精治疗结果评定:①治愈:患者无遗精或遗精次数控制在每月 1～2 次且伴随症状消失;②好转:患者遗精次数减少一半或者一半以上且其他症状消失;③无效:患者遗精次数及其他症状无明显变化。

5. 统计学分析

采用 SPSS 17.0 统计学软件，计数资料检验采用等级资料两样本比较的秩和检验，以 $P < 0.05$ 为差异有统计学意义。

（二）结果

2 组治疗后的临床疗效比较差异有统计学意义（$P < 0.05$），表明观察组所采用中西医结合综合方案治疗遗精优于对照组（表 8-7-1）。

表 8-7-1 治疗后两组临床疗效比较[n = 40，例（%）]

组别	治愈	好转	无效	有效率/%
观察组	29（72.5）	7（17.5）	4（10.0）	90.0
对照组	20（50.0）	9（22.5）	11（27.5）	72.5

注：经等级资料两样本比较的秩和检验 $Z = -2.219$，$P = 0.026 < 0.05$。

（三）讨论

遗精作为一种病证，有生理和病理之分。若成年男子频繁遗精（每周 2 次或者以上），或是清醒状态下由于性意识活动射精时伴有头晕、耳鸣、神疲乏力、腰酸、失眠等症状则为病理性遗精，需积极治疗。从临床表现上看，遗精似以西医学所述之神经衰弱有一定关系，系长期思想矛盾和精神负担或痴迷妄想，或脑力劳动劳逸结合不当所引起。故现代医学多以安定（地西泮）或舒乐安定（艾司唑仑）、谷维素等镇静安神之剂治疗，其治疗效果并不理想。

遗精属中医学"失精""精时自下""漏精""溢精""精漏""梦泄精""梦失精""梦泄""精滑"等范畴。遗精原因虽多，但与肾之关系最为密切，多因肾虚精关不固所致。隋代巢元方《诸病源候论·虚劳病证候》曰："肾气虚弱，故精溢也。见闻感触则动肾气，肾藏精，今虚弱不能制于精，故因见闻，而精溢出也。"肾虚封藏失职，精关不固，故见遗精滑泄。《素问·六节藏象论》曰："肾者，主蛰，封藏之本，精之处也。"历代医家认为本病多因肾气不固或邪扰精室而致，或与情志失调、房劳过度、手淫过度、饮食失调、先天不足、早婚肾伤等因素有关。治疗上多以补肾涩精为主，兼顾清热利湿、滋阴补肾、益气摄精的方法。

金锁固精丸由沙苑子（炒）、芡实（蒸）、莲须、龙骨（煅）、牡蛎（煅）、莲子组成，具有补肾涩精的功效。方中沙苑子甘温，补肾固精，《本草逢原》谓其"为泄精虚劳要药，最能固精"，故为君药。莲子补肾涩精，芡实益肾固精，莲须固肾涩精，三药合用，以助君补肾固精之力，共为臣药。煅龙骨、煅牡蛎收敛固涩，重镇安神，共为佐药。诸药合用，既能涩精，又能补肾，标本兼顾，以涩为主。本方集固肾涩精药于一方，以涩精止遗为主，补肾益精为辅，标本兼顾，专为肾虚滑精者而设，其辨证加减用于遗精的治疗历久不衰。654-2 为 M 胆碱受体阻滞剂，其药理作用广泛，毒性和不良反应较低，有增加细胞膜流动性、降低一氧化氮（NO）水平、抗氧化、钙拮抗等作用，因此可以改善血液微循环。将该药注入穴位后可较长时间刺激穴位，达到疏通经络、理气活血、调畅气血的作用，与该药本身药理作用协同的良好效果。关元为足三阴与任脉交会穴，具有培元固本之功，可使精不妄下；三阴交为足三阴经交会穴，通调肝、脾、肾三经经气，可疏肝气，健脾气，益肾气；肾俞、命门可以培补肾气，使精自止。治疗过程中，观察组有部分患者出现口干，可能系穴位注射 654-2 所致，其余纳入病例未诉明显不适，说明治疗方案安全。本研究表明金锁固精丸加味口服联合 654-2 穴位注射治疗遗精疗效显著，不良反应少，患者容易接受，值得临床推广，其作用机制有待进一步研究。

（来源：张世鹰，王万春，卢芳国，邹莉，何清湖. 金锁固精丸加味联合 654-2 穴位注射治疗遗精 40 例临床观察. 湖南中医药大学学报，2015 年第 35 卷第 6 期.）

八、知柏地黄丸对解脲支原体感染性不育患者精子顶体酶影响的临床观察

> **观点采撷**
>
> - 男性生殖道解脲支原体（ureaplasma urealyticum，UU）感染可影响精子活率和精子运动参数，是造成男性不育的重要原因之一；顶体酶是一种与精子顶体膜相连的胰蛋白酶，其活性的高低可直接影响受孕，是临床上评价生育能力的一个重要指标。
> - 临床研究结果表明：知柏地黄丸可以通过抑制 UU 生长及综合协调作用，降低 UU 对精子形态结构的损害，减少精子膜特别是顶体膜破损及顶体酶流失，调高顶体酶活性，提高精子活动力及正常形态精子率，有效治疗 UU 感染性不育症。

男性生殖道解脲支原体（ureaplasma urealyticum，UU）感染可影响精子活率和精子运动参数，是造成男性不育的重要原因之一；顶体酶是一种与精子顶体膜相连的胰蛋白酶，其活性的高低可直接影响受孕，是临床上评价生育能力的一个重要指标。笔者通过中西医结合方法治疗 UU 感染性不育患者并

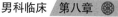

在治疗前后进行精子顶体酶活性检测及精液分析。探讨 UU 感染对精子顶体酶活性的影响，探索知柏地黄丸治疗 UU 感染所致精子活力低下症的可能机制。结果报道如下：

（一）资料与方法

1. 临床资料

观察对象为 2010 年 10 月—2012 年 8 月来我院生殖科及男科门诊就诊的不育患者，根据纳入标准选择患者 128 例，按就诊顺序随机分为知柏地黄丸治疗组 78 例与西药对照组 50 例。治疗组病程 1.5～8 年；年龄 24～41 岁，平均 32.5 岁。对照组病程 1～10 年，年龄 23.5～40 岁，平均 31.1 岁。两组在年龄、病情程度、实验室检查结果等分布上差异无统计学意义，具有可比性。

2. 诊断与纳入标准

按 WHO 规定的诊断标准诊断为弱精子症的男性不育症患者，与女方同居 1 年以上，性生活正常，未采取任何避孕措施，女方生殖功能正常而不能怀孕者。精液检测（a+b）级精子＜50% 或 a 级精子＜25%。UU 培养见生长。无外伤及遗传性疾病家族史，无性功能障碍病史，临床检查未发现有明显睾丸 \ 附睾及输精管异常，除外有腮腺炎史、有泌尿生殖道相关手术史或就诊近期发热等患者。符合本病诊断，年龄在 23～45 岁的男性，不育病程在 1～10 年，纳入试验病例。

3. 疗效判定标准

参照《中药新药临床研究指导原则》，拟定疗效判定标准。痊愈：配偶受孕；显效：虽配偶未受孕，但精液常规检查结果恢复正常；有效：精液常规检查结果部分恢复正常；无效：精液常规检查结果无变化或仅有部分指标有好转。

4. 治疗方法

治疗组口服知柏地黄丸（组成：知母、黄柏、熟地黄、山药、茯苓、牡丹皮、山茱萸、泽泻，规格：72g/瓶），6g/次，2 次/d。对照组服用维生素 E，100mg/次，2 次/d，ATP 40mg/次，2 次/d；并按药敏试验结果给予相应抗生素（如多西环素 0.1g/次，2 次/d；或罗红霉素 0.15g/次，2 次/d；或左氧氟沙星 0.2g/次，2 次/d）口服 2 周，复查 UU 转阴后停用抗生素。90d 为 1 个疗程，观察 1 个疗程。服药期间戒烟、酒、可乐、咖啡，及辛辣、苦寒之品。禁止桑拿及盆（池）浴，避免高温环境作业。治疗前 2 周停用一切治疗不育症的药物。

5. 精液收集及检测

禁欲 3～7 日后手淫法取精液于干燥无菌量杯内，置 37℃恒温水浴箱内孵化,液化时间最长不超过 1 小时。按照 WHO 标准,采用精子质量检测系统分析精液参数,主要检测精子活率、活力、密度、正常形态等。

6. 顶体酶检测

用精子顶体酶检测试剂进行精子顶体酶检测。

7. 统计学方法

采用 SPSS 13.0 统计软件进行数据统计,检测数据用 $\bar{x} \pm s$ 表示。均值比较采用独立样本 t 检验,以 $P < 0.05$ 为差异有统计学意义。

(二)结果

1. 两组临床疗效比较(表 8-8-1)

两组治愈率和总有效率差异有统计学意义($P < 0.05$)。治疗组疗效优于对照组。

表 8-8-1 两组临床疗效比较[例(%)]

组别	例数	治愈	显效	有效	无效	总有效率 /%
对照组	50	6(12.00)	9(18.00)	18(36.00)	17(34.00)	66.00
治疗组	78	20(25.64)	31(39.74)	17(21.79)	10(12.82)	87.18*

注:与对照组比较,*$P < 0.05$。

2. 治疗前后精子顶体酶活性及精子参数变化情况比较(表 8-8-2)

两组用药前精子顶体酶活性、精子活力、精子活率及正常形态对比差异无统计学意义,治疗组治疗前后精子顶体酶活性、精子活率、精子活力及精子正常形态对比差异有统计学意义($P < 0.01$);对照组治疗前后及治疗后两组各相应指标对比差异有统计学意义($P < 0.01$)。表明两组治疗后精子顶体酶活性及精液各指标均有改善,治疗组改善更明显($P < 0.05$)。

表 8-8-2 治疗前后精子顶体酶活性及精子活率等变化情况比较($\bar{x} \pm s$)

组别	时间	顶体酶活性 / ($\mu IU \cdot 10^{-6}$)	精子活率 /%	精子活力 / [(a+b)级 %]	正常形态精子 /%
对照组	治疗前	28.95±4.46	30.57±7.42	23.93±6.69	8.02±5.51
	治疗后	44.16±7.91**	45.54±6.43**	37.85±9.11**	12.95±4.37**
治疗组	治疗前	31.63±5.37	29.03±5.15	22.53±7.03	7.52±4.86
	治疗后	59.29±9.62**△	62.96±8.52**△	58.28±8.45**△	17.42±5.01**△

注:与本组治疗前比较,**$P < 0.01$;与对照组同期比较,△$P < 0.05$。

（三）讨论

UU 是一类缺乏细胞壁的原核细胞微生物，是人类泌尿生殖道感染的常见病原体，可寄生于男性睾丸及附属性腺中，引起精子形态和生理功能以及精浆理化性质的改变，是引起男性不育的重要因素之一。精子膜是精子最外部的一层界膜，直接感受外界的各种物质刺激，影响精子活动和新陈代谢。精子膜含有丰富的多聚不饱和脂肪酸，维持膜的流动性，完成精子的顶体反应（acrosome reaction，AR）和精卵融合等受精过程。顶体酶是与精子顶体膜相连的胰蛋白酶样丝氨酸蛋白酶，以酶原的形式储存在顶体内，在受精过程中起溶解透明带，为精卵结合提供条件的作用，顶体酶活性是反映活精子质量的重要指标。UU 感染可引起精子顶体膜破损，使顶体酶流失或使顶体酶活性改变，致 AR 降低，影响精卵结合而导致不孕不育。本研究旨在观察知柏地黄丸能否通过干预 UU 对精子顶体酶的损害，从而提高精液参数及精子的受精能力。

中医认为 UU 感染性不育的病机多以阴虚为本，湿热为标；其病因多为忽视阴部卫生，或房室不洁，染及秽浊之毒，浊毒久恋，化火伤阴，导致肾阴不足，肾精亏虚，无以生精养精，使精少，精子活力低下；湿热下注，熏蒸精室，破坏精液生成环境，导致精液质与量的改变，使生殖能力下降。总之本病属虚实夹杂之证，以虚为主，其病机为肾阴亏虚，兼有湿热。针对前述病因病机，本课题组以具有清热滋肾养阴功效的知柏地黄丸治疗本病：方以生地黄、熟地黄合用滋补肾阴为君药；山茱萸滋肾益肝，山药滋肾健脾，共为臣药；泽泻利水降浊，牡丹皮清泄肝火，茯苓健脾渗湿，知母、黄柏泄相火，清湿热，共为佐药。临床观察表明，知柏地黄丸能够有效治疗 UU 导致的泌尿生殖道感染；补肾中药可以提高精子膜的完整性，有效治疗弱精子症。动物实验也证实本方能有效抑制 UU 生长、繁殖，促进 UU 损伤组织的修复，降低精子畸形率，提高精子活率和精子活力，改善精子质量。本临床观察结果表明：知柏地黄丸可以通过抑制 UU 生长及综合协调作用，降低 UU 对精子形态结构的损害，减少精子膜特别是顶体膜破损及顶体酶流失，调高顶体酶活性，提高精子活动力及正常形态精子率，有效治疗 UU 感染性不育症。

（来源：李轩，何清湖，刘朝圣，王益俊，程婷，钟树怀. 知柏地黄丸对解脲脲原体感染性不育患者精子顶体酶影响的临床观察. 中华中医药杂志，2013 年第 28 卷第 6 期.）

第九章 男科实验

一、金匮肾气汤抑制大鼠隐睾生殖细胞凋亡及抗氧化机制研究

摘要

- 目的：研究金匮肾气汤对单侧隐睾模型大鼠生殖细胞凋亡率及抗氧化作用的影响。

- 方法：取56只大鼠随机分为4组：正常组、模型组、金匮组、HCG组。分别检测治疗对睾丸、睾丸系数及体重影响，对睾丸组织超氧化物歧化酶（SOD）、丙二醛（MDA）、一氧化氮（NO）含量、对睾丸凋亡指数等的影响。

- 结果：模型组的左侧隐睾与正常组的左侧睾丸比较，隐睾睾丸重量明显减轻，差异有统计学意义（$P<0.01$）；金匮组和HCG组之间比较有统计学意义（$P<0.01$）。模型组的睾丸系数与金匮组比较有统计学意义（$P<0.05$）；金匮组与HCG组比较有统计学意义（$P<0.05$）。模型组与金匮组的左侧睾丸组织中SOD、MDA、NO浓度比较有统计学意义（$P<0.01$）；金匮组与HCG组相比较有统计学意义（$P<0.01$）。模型组左侧的凋亡指数与金匮组、HCG组比较均有统计学意义（$P<0.01$）。

- 结论：金匮肾气汤对隐睾症大鼠隐睾干预效果更加突出；同时对因隐睾发生生殖细胞凋亡加剧而出现睾酮水平下降，造成近似肾阳虚证（弓背蜷缩、毛枯尾冷、少动、少食等）有明显改善作用。

本项研究通过金匮肾气汤对单侧隐睾模型大鼠生殖细胞凋亡率及抗氧化作用的影响，探讨该方改善精子质量的作用机制，为其治疗男性不育奠定实验基础。

（一）材料与方法

1. 动物与分组

昆明（SD）雄性健康大鼠 56 只，体重 150～180g，22 日龄。由湖南中医药大学实验动物中心提供。先抽取 12 只作为正常组，其余 44 只造模，模型成功大鼠分为 3 组：模型组、金匮肾气汤治疗组（简称金匮组）、HCG 治疗组（简称HCG组），每组各 13 只。

2. 药品

金匮肾气汤，处方：熟地黄 24g，山茱萸 12g，附子 3g，泽泻 9g，肉桂 3g，牡丹皮 9g，茯苓 9g，山药 12g。该方煎 2 次后，将药液浓缩成含生药 0.5g/ml，分装于 500ml 广口试剂瓶中 4℃冰箱中保存备用。按常用动物与人的体表面积比值计算公式用药量。人绒毛膜促性腺激素（HCG）：1 000U/ 瓶。细胞凋亡的检测试剂盒，SOD（超氧化物歧化酶）、MDA（化学比色法）、NO（亚硝酸还原酶法）试剂盒。

3. 方法

（1）方法：单侧隐睾症动物模型参照郑航等方案改良建立。用乌拉坦腹腔注射麻醉，术中腹腔内注入庆大霉素溶液 2ml（320U/ml），切口外涂金霉素软膏。造模成功后，金匮组用金匮肾气汤灌胃每日 1 次，每次 3ml/ 只，连续 32 日；HCG 组腹腔注射 HCG，每周 1 次，每次 1 500U/ 只，共 5 次。模型组及正常组同步以生理盐水灌胃。用药第 32 日后采用快速脱颈臼处死动物，进行各项指标检测。

（2）大鼠体重及睾丸系数测定：把大鼠麻醉后，置放在电子秤上，并记录其序号及体重。剖取两侧睾丸，经常规处理后电子天平称重，并分别记录相应结果；睾丸系数 = 双侧睾丸重量（g）/ 体重（g）×100%。

（3）睾丸组织病理切片检测：把每侧睾丸放入 4% 多聚甲醛液。睾丸组织经石蜡包埋等处理并用 HE 染色后，在显微镜下用高低倍镜进行观察曲精小管横切面管腔中初级精母细胞及其他情况。

（4）生殖细胞凋亡率及凋亡细胞数：睾丸组织经石蜡包埋、切片后，用原位缺口末端标记法（TUNEL）检测睾丸生殖细胞凋亡，凋亡细胞核呈紫蓝色颗粒。每张切片选取 30 个精管小管断面，在 400 倍光镜下计算阳性细胞数，再分析凋亡百分率、凋亡指数（apoptosis index，AI）。

（5）SOD、MDA、NO 测定：麻醉后用剪刀断头处死动物，取双侧睾丸的部分组织，剪成细碎块状，用生理盐水在 4℃冰浴中制成 5% 的组织匀浆，将匀浆在 3 000r/min, 离心 10min 取上清液。蛋白定量检测采用考马斯亮蓝法, 按照试剂说明书的方法及步骤进行 SOD、MDA、NO 测定。

（6）统计学处理方法：用 SPSS 14.0 统计软件包进行数据分析。计量资料进行正态性、方差齐性检验, 满足条件者用 F 检验, F 检验有统计意义者, 再进行两两比较 Q 检验; 否则用非参数检验。计数资料用 x^2 检验, 组间比较用 t 检验。

（二）结果

1. 治疗对睾丸、睾丸系数及体重影响（表 9-1-1）

表 9-1-1 各组睾丸重量、体重、睾丸系数比较（$\bar{x} \pm s$）

组别	数量	左侧睾丸重量 /g	右侧睾丸重量 /g	体重 /g	睾丸系数 /%
正常组	10	1.19±0.10	1.33±0.11	182.7±2.7	1.34
模型组	10	0.82±0.125	1.24±0.18	172.1±3.1	1.20
金匮组	10	0.98±0.07*	1.29±0.11	173.5±4.8	1.31**
HCG 组	10	0.86±0.02*	1.24±0.16	172.5±6.7	1.22

注: 与模型组比较: *$P<0.01$, **$P<0.05$。

表 9-1-1 显示, 模型组的左侧隐睾与正常组的左侧睾丸比较, 隐睾睾丸重量明显减轻, 差异有统计学意义（$P<0.01$）, 提示造模成功。药物干预后, 模型组与 HCG 组的左侧隐睾比较, 差异无统计学意义（$P>0.05$）; 金匮组和 HCG 组之间比较, 差异有统计学意义（$P<0.01$）, 提示金匮肾气汤对隐睾的保护作用明显优于 HCG。各组之间右侧睾丸比较差异无统计学意义（$P>0.05$）。模型组的体重与 HCG 组、金匮组比较差异无统计学意义（$P>0.05$）, 说明药物对增加大鼠体重无明显作用。模型组的睾丸系数与金匮组比较, 差异有统计学意义（$P<0.05$）; 与 HCG 组比较, 差异无统计学意义（$P>0.05$）; 金匮组与 HCG 组比较差异有统计学意义（$P<0.05$）。

2. 治疗对睾丸组织 SOD、MDA、NO 含量影响

表 9-1-2 显示, 模型组与金匮组的左侧睾丸组织中 SOD、MDA、NO 浓度比较, 差异有统计学意义（$P<0.01$）; 金匮组与 HCG 组相比较, 差异有统计学意义（$P<0.01$）。右侧睾丸组织中 SOD、MDA、NO 浓度比较差异无统计学意义（$P>0.05$）。NO 含量单位 μmol/mg protein; SOD 含量单位 NU/mg protein; MDA 含量单位 nmol/mg protein。

表 9-1-2　各组大鼠睾丸组织 SOD、MDA、NO 变化情况比较（$\bar{\chi}\pm s$）

组别	数量	左侧 NO	右侧 NO	左侧 SOD	右侧 SOD	左侧 MDA	右侧 MDA
正常组	10	0.290± 0.016*	0.274± 0.039	212.13± 12.88	213.77± 20.40	4.85± 0.600	4.66± 0.477
模型组	10	0.501± 0.022	0.242± 0.018	198.19± 14.62	209.86± 15.38	8.47± 0.282	4.63± 0.547
金匮组	10	0.345± 0.036*	0.280± 0.032	312.68± 16.92*	215.99± 22.02	5.59± 0.384*	4.72± 0.524
HCG组	10	0.471± 0.031	0.283± 0.033	233.25± 43	21.89± 16.21	7.13± 0.151*	4.43± 0.485

注：与模型组比较：*$P<0.01$。

3. 治疗对睾丸凋亡指数影响

表 9-1-3 显示，模型组左侧睾丸的凋亡指数与金匮组、HCG 组比较，差异均有统计学意义（$P<0.01$）；金匮组与 HCG 组相比较，差异有统计学意义（$P<0.01$）。提示金匮肾气汤抗细胞凋亡能力明显是由于 HCG 药物。各组睾丸组织右侧的凋亡指数之间比较差异无统计学意义。

表 9-1-3　各组 AI 比较（$\bar{\chi}\pm s$）

组别	数量	左侧睾丸组织 AI	右侧睾丸组织 AI
正常组	10	8.6±0.130	7.7±0.104
模型组	10	59.5±1.280	7.7±0.144 9
金匮组	10	27.3±0.866*	7.7±0.110
HCG组	10	47.3±0.913	7.8±0.121

注：与模型组比较：*$P<0.01$。

4. 治疗后对睾丸组织影响

睾丸组织经脱水、包埋、切片、苏木素伊红染色等处理后，在 Motic 显微镜高低倍检查。①正常组（左侧）：见生精小管管壁有 5～8 层生精细胞，基膜部为精原细胞，细胞较小，规律排列；精原细胞下 2、3 层是初级精母细胞，结构正常，无炎性浸润；其他各类生精细胞排列有序；管腔中可见到大量精子、精子头及尾部，有些精子伸入到各级生精细胞中。生精小管基膜明显，与间质相互连接，可见各级血管及间质细胞，无水肿；②正常组、模型组、金匮组和 HCG 组各自右侧均与正常组的左侧片，观察结果相近；③金匮组隐睾侧（左侧）：生精小管细胞层次较多，可见精原细胞、初级精母细胞及精子细胞，偶可见小量精子的各种切面；④ HCG 组隐睾侧（左侧）：生精小管细胞层次严重减少，大多数管腔只见 1、2 层细胞，以精原细胞为主，偶可见单个初级精母细胞，而且嗜伊红加强处于细胞坏死阶段，80% 管腔内无精子细胞及精子，少数管腔中见多核巨噬细胞；⑤模型组隐睾侧（左侧）：生精小管中细胞基本消失，小数管腔只见 1、2 层细胞，以精原细胞为主，管腔内几乎无精子细胞及精子，少数管腔中见多核巨噬细胞。

（三）讨论

在雄性生殖道运行中，由于其本身的化学组成特点及所处的特殊环境，会产生一定量的氧自由基，但过量的氧自由基则对身体有害。在正常体内一套有效的氧化抗氧化体系可以清除氧自由基及其代谢产物，如超氧化物歧化酶（SOD）等，可以反映机体清除氧自由基的能力。SOD 具有清除氧阴离子，抑制过多过氧化物产生的作用，可使机体免受自由基的损伤，起到保护机体和防止细胞凋亡作用。NO 与氧自由基关系密切，在 L- 精氨酸缺乏或 NOS 活性增强的条件下，则产生超氧化物及过氧化氢，这可能是造成细胞中毒及缺血的潜在原因。近年发现，NO 还是动物机体的信息分子和效应分子，对细胞信息传递、细胞防御、损害和对哺乳动物生殖活动具有重要的调节作用，参与了精子的发生、成熟及凋亡等。高浓度的 NO 可能是导致睾丸生殖细胞凋亡率增加而致使男性生育力下降的原因。蔡连香、李宏广等研究认为，其机制可能是 NO 的结构上具有活性很强的自由基，增强了生殖细胞膜脂质的过氧化反应，生成细胞毒性更大的过氧亚硝酸根（ONOO⁻），而对生殖细胞产生损害并导致其凋亡增加。MDA 是氧自由基引发的脂质过氧化反应产物，能反映机体内活性氧含量高低的较好指标，对细胞膜结构有破坏作用，可使蛋白质变性，DNA 结构断裂，引起细胞凋亡。

本实验结果说明，金匮肾气汤与 HCG 药物相比较，金匮肾气汤能提高大鼠睾丸组织 SOD 浓度，降低 MDA、NO 含量；降低生殖细胞凋亡率；提高隐睾侧重量和睾丸系数的作用更加显著。提示该方具有清除自由基，维持体内氧化与抗氧化平衡状态的作用，从而减轻氧自由基对生殖细胞 DNA 的损伤，降低了生殖细胞的凋亡率和凋亡细胞数；其中金匮肾气汤是通过调节下丘脑 - 垂体 - 睾丸轴功能而发生作用。而 HCG 药物可能是通过产生促黄体生成素（LH）作用，通过该实验研究，金匮肾气汤与 HCG 药物相比较，对隐睾症大鼠隐睾干预效果更加突出；同时对因隐睾发生生殖细胞凋亡加剧而出现睾酮水平下降，造成近似肾阳虚证（弓背蜷缩、毛枯尾冷、少动、少食等）有明显改善作用,并有服用方便等优点,值得研究推广应用。

(来源:何清湖,卢芳国,林奕涛,刘朝圣. 金匮肾气汤抑制大鼠隐睾生殖细胞凋亡及抗氧化机制研究. 中国中医基础医学杂志,2008年第14卷第12期.)

二、知柏地黄汤对解脲支原体感染模型大鼠精子线粒体能量代谢的影响

摘要

● 目的:探讨知柏地黄汤治疗解脲支原体感染所致男性不育症的可能机制。

● 方法:采用经大鼠膀胱注射解脲支原体标准株菌液 2ml/ 只建立解脲支原体感染大鼠模型,将造模成功的 64 只大鼠随机分为中药组、西药组、中西组、模型组,每组 16 只,另设假手术组 15 只。造模成功后第 2 日假手术组、模型组用 0.9% 氯化钠注射液 2ml/d 灌胃,中药组给予知柏地黄汤生药 1.88g/d,西药组给予强力霉素(盐酸多西环素片)4mg/d,中西组给予等量的知柏地黄汤与强力霉素,各组均连续灌胃 21 天。检测大鼠精子线粒体膜通道孔(mPTP)开放程度及精子线粒体二磷酸腺苷(ADP)、三磷酸腺苷(ATP)、一磷酸腺苷(AMP)含量,计算能荷(EC)值。

● 结果:与假手术组比较,模型组大鼠精子 mPTP 开放吸光度值下降,精子 ATP、ADP 及 EC 降低,AMP 值上升($P < 0.01$)。与模型组比较,各治疗组大鼠精子 mPTP 开放吸光度值均有上升,西药组、中西组大鼠精子 ATP、ADP 及 EC 值上升,AMP 值下降($P < 0.05$ 或 $P < 0.01$)。与中药组比较,中西组大鼠精子 mPTP 开放吸光度值上升($P < 0.05$);中西组大鼠精子 ATP 高于中药组和西药组,中西组 ADP 及 EC 值高于中药组($P < 0.05$ 或 $P < 0.01$)。

● 结论:知柏地黄汤能够降低解脲支原体感染大鼠精子 mPTP 开放程度,维护线粒体能量代谢,进而提高精子质量,这可能是其治疗解脲支原体感染所致不育症的机制之一。

解脲支原体是生殖道感染的常见病原体,是生殖道感染导致男性不育的高危因素之一。研究表明,男性不育者精液中解脲支原体检出率达 40%～58%,明显高于正常生育者 10%～31%。由于抗生素的滥用和解脲支原体自身耐药株的易发性,以及男性生殖器结构的特殊性,一般药物在经过血 - 睾屏障后血清药物浓度会出现骤减,以致药物疗效不佳。研究表明,解脲支原体感染可致

男性生精细胞内线粒体空泡化,线粒体功能受损,影响精子能量供给,进而干扰精子的发生及成熟,引起精子数量减少、存活率下降、畸形率增加及膜破损等微结构变化,导致不育。本研究在既往知柏地黄汤治疗解脲支原体感染不育的临床研究基础之上,通过动物实验的方法检测知柏地黄汤对解脲支原体感染大鼠精子线粒体膜通道孔(mPTP)开放程度及线粒体二磷酸腺苷(ADP)、三磷酸腺苷(ATP)、一磷酸腺苷(AMP)能量指标的影响,进一步探讨知柏地黄汤治疗解脲支原体感染所致男性不育症的部分可能机制,现报告如下。

(一)材料与方法

1. 动物及菌株

SPF级雄性SD大鼠90只,12~14周龄,体质量(220±10)g。大鼠均自由饮水、进食,饲养室温18~22℃。将解脲支原体标准菌株(冻干品)复苏、接种,体外实验用效价为$10×10^6$ccu/ml的菌液。

2. 药物

知柏地黄汤由熟地黄、山药、山茱萸、牡丹皮、泽泻、茯苓、盐知母、盐黄柏组成,用量比例为24:12:12:9:9:9:6:6,药材由湖南中医药大学第一附属医院中药房提供,煎得药液浓缩至生药0.94g/ml,4℃保存备用。强力霉素(盐酸多西环素片),0.1g/片,临用时用灭菌注射用水配成浓度2mg/ml的混悬液。

3. 主要仪器与试剂

(1)仪器:高效液相色谱仪、紫外检测器、台式离心机、荧光酶标仪。

(2)试剂:ADP对照品(含量≥95%)、ATP对照品(含量≥99%)、AMP对照品(含量≥99%)、GENMED染色液(Reagent A)、GENMED中和液(Reagent B)、0.9%氯化钠注射液。

4. 动物造模与分组

将90只SD大鼠采用随机数字表法选取75只,参照文献中造模方法建立解脲支原体感染动物模型。动物于造模前禁食不禁水12h,实验当天禁水。以10%水合氯醛4ml/kg剂量腹腔注射进行麻醉,于大鼠外尿道上2cm处,用碘伏消毒,打开腹腔,游离膀胱,先用一个注射器抽尽膀胱内残余尿液,然后注射解脲支原体标准株菌液2ml/只,缝合腹腔。于接种后的第10天采用随机数字表法取出5只造模大鼠处死,取睾丸穿刺液运用培养法检测解脲支原体,培养出解脲支原体说明造模成功。造模期间有6只大鼠因感染而死亡,剩余64只造模成功大鼠采用随机数字表法分为中药组、西药组、中西组、模型组,每组16只。剩余15只设置为假手术组,膀胱内注射0.9%氯化钠注射液2ml/只。

5. 给药方法

于动物造模成功后的第 2 日开始给药,假手术组、模型组用 0.9% 氯化钠注射液 2ml/d 灌胃,中药组给予知柏地黄汤 2ml/d(1.88g/d,相当 60kg 成人用量),西药组给予强力霉素 2ml/d(4mg/d),中西组给予等量的知柏地黄汤与强力霉素,各组均连续灌胃 21 天。

6. 观察指标及检测方法

(1)附睾组织中解脲支原体检测:将大鼠颈椎脱臼处死后,将大鼠一侧附睾剪碎,组织放在解脲支原体培养基中,置于 37℃ 培养 16～18h,培养基出现橙红色清亮菌液,说明组织中有解脲支原体生长。

(2)精子 mPTP 开放检测:无菌操作取另一侧附睾,剔除附睾上的脂肪组织,小心除掉小血管,用预温到 37℃ 的 PBS(磷酸缓冲盐溶液)冲洗 1 遍,剪碎,摇匀,将含有精子的培养皿置 37℃ CO_2 培养箱中,充分扩散 5min,用无菌镊将精子块充分分离并去除附睾,用 200 目尼龙网过滤,用 PBS 液依照 1:5 比例稀释精子,制备精子悬液。用 Clark 等方法分离精子线粒体置于冰槽备用。移取线粒体样品 100μl(总量为 0.2mg)到 1.5ml 离心管,放进 4℃ 温度条件下的台式离心机中离心 5min,速度为 16 000r/min,小心抽去上清液,加入 50μl 含有 GENMED 染色液(Reagent A)和 GENMED 中和液(Reagent B)的 GENMED 染色工作液,充分混匀,放进 37℃ 细胞培养箱里孵育 15min,避免光照。移取 100μl 上述悬液到 100μl 比色杯或黑色 96 孔板,即刻放进荧光酶标仪,激发波长 488nm,散发波长,测量吸光度值。

(3)精子线粒体中 ATP、ADP、AMP 定量检测:采用随机数字表每组选取 5 只大鼠,用高效液相色谱仪检测精子线粒体中 ATP、ADP、AMP 含量,按照各试剂盒操作步骤进行。

(4)能荷(EC)值计算公式:EC=(ATP+0.5ADP)/(ATP+ADP+AMP)

7. 统计学方法

使用 SPSS 17.0 统计软件,计量资料以均数 ± 标准差($\bar{x}\pm s$)表示,先进行方差齐性检验,方差齐时用 One-Way ANOVA 检验,方差不齐时用秩和检验,先用 Kruskal-Wallis Htest 比较总的差异,再用 Mann-Whitney U 进行两组之间比较;计数资料采用秩和检验。以 $P<0.05$ 为差异有统计学意义。

(二)结果

1. 各组大鼠附睾组织中解脲支原体感染情况比较

实验期间假手术组大鼠无死亡,模型组有 2 只大鼠因感染因素致死,中药组和中西药组各有 1 只大鼠因肠道梗阻致死,西药组有 1 只大鼠因打斗致死。假手术组大鼠解脲支原体阳性率为 0,模型组为 92.9%(13/14),中药组为 33.3%(5/15),西药组为 26.7%(4/15),中西药组为 20.0%(3/15)。与假手术组比较,模型组大鼠解脲支原体阳性率升高($P<0.01$)。与模型组比较,中药组、西药组、中西药组大鼠解脲支原体阳性率均降低($P<0.05$),各治疗组间解脲支原体阳性率比较差异无统计学意义($P>0.05$)。

2. 各组大鼠精子 mPTP 开放情况比较(表 9-2-1)

与假手术组比较,其余各组大鼠精子 mPTP 开放吸光度值均有下降($P<0.01$)。与模型组比较,各治疗组大鼠精子 mPTP 开放吸光度值均有上升($P<0.01$)。与中药组比较,中西药组大鼠精子 mPTP 开放吸光度值上升($P<0.05$)。

表 9-2-1　各组大鼠精子 mPTP 开放情况比较($\bar{\chi}\pm s$)

组别	鼠数	吸光度值
假手术组	15	0.913±0.036
模型组	14	0.637±0.046*
中药组	15	0.750±0.051*△
西药组	15	0.762±0.029*△
中西药组	15	0.824±0.019*△▲

注:mPTP,线粒体膜通道孔;与假手术组比较,*$P<0.01$;与模型组比较,△$P<0.01$;与中药组比较,▲$P<0.05$。

3. 各组大鼠精子线粒体能量代谢指标比较

表 9-2-2 示,与假手术组比较,模型组大鼠精子 ATP、ADP 及 EC 值降低,吸光度值上升($P<0.01$)。与模型组比较,西药组、中西药组大鼠精子 ATP、ADP 及 EC 值上升,AMP 值下降($P<0.05$ 或 $P<0.01$)。与中西药组比较,中

表 9-2-2　各组大鼠精子能量代谢指标比较($\bar{\chi}\pm s$)

组别	鼠数	ATP(mg/L)	ADP(mg/L)	吸光度值	EC
假手术组	5	203.41±13.16	129.87±14.68	149.05±5.65	0.56±0.01
模型组	5	96.22±12.55*	99.87±3.28*	212.53±19.43*	0.36±0.03*
中药组	5	101.99±5.97▲▲	104.99±16.40▲	183.97±12.43△▲	0.40±0.01▲▲
西药组	5	159.44±33.16△△▲▲	118.51±12.99△	160.64±14.19△△	0.50±0.06△△
中西药组	5	194.07±9.36△△	121.62±9.41△	150.21±12.87△△	0.55±0.01△△

注:ATP,三磷酸腺苷;ADP,二磷酸腺苷;AMP,一磷酸腺苷;EC,能荷;与假手术组比较,*$P<0.01$;与模型组比较,△$P<0.05$,△△$P<0.01$;与中西药组比较,▲$P<0.05$,▲▲$P<0.01$。

药组大鼠精子 ATP、ADP 及 EC 值下降,AMP 值上升,西药组大鼠精子 ATP 值下降($P<0.05$ 或 $P<0.01$)。

(三)讨论

解脲支原体是一种无细胞壁、结构简单,能在无生命培养基中生长繁殖的最小原核微生物,是男性生殖泌尿道感染的常见病原微生物。解脲支原体感染主要通过损害和干扰睾丸的生精能力、降低精子生成数量和质量来影响男性生殖能力。知柏地黄汤出自《医宗金鉴》,方中"三补"即熟地黄滋阴补肾填精;山茱萸滋肾益肝;山药益肾补脾,且能固精,共成三阴并补,既能补肾精不足,又能防精气之耗散。此方又有"三泄",泽泻配熟地黄泻肾浊;茯苓配山药渗脾湿而促脾运;牡丹皮配山茱萸泻肝火而柔肝阴,以泄为补,有"补中有泄,补而不腻"的特点,加上知母清热泻火、滋阴润燥,与苦寒之黄柏相须为用,更增强了滋肾阴清相火的功用。知柏地黄汤在治疗免疫性不育、精液异常性不育、解脲支原体感染性不育、慢性前列腺炎及精囊炎合并男性不育等方面疗效显著。

线粒体是精子能量供给的主要场所,通过氧化磷酸化作用合成 ATP,为精子的运动提供能量,因此线粒体的能量代谢正常是精子功能正常的前提。横跨线粒体内外膜之间的非选择性高导电性通道是 mPTP,由多种蛋白质复合组成,mPTP 的开放在线粒体调控细胞凋亡中起到重要的作用,与线粒体的功能障碍密切相关。线粒体内氧化磷酸化产生的 ATP 是生命活动能直接利用的能源。氧化磷酸化速率主要受 ADP/ATP 比率调节,当细胞活动消耗 ATP 后,ADP 水平升高,促进氧化磷酸化,以补充 ATP,同时也促进三羧酸循环提供更多的还原当量。细胞在代谢过程中,组织内 ATP、ADP、AMP 相互转化,从而使组织内 3 种高能化合物的含量发生了改变,最终导致机体的代谢能力产生变化。EC 是反映细胞能量动态平衡的一个参数,EC 值高说明细胞生成 ATP 活跃,EC 值低说明细胞生成 ATP 不足或机体利用率增加。

本研究结果显示,解脲支原体感染大鼠精子 mPTP 开放程度增加,ATP、ADP 及 EC 值下降。经知柏地黄汤干预后,解脲支原体感染大鼠精子线粒体 mPTP 开放程度减少,ATP、ADP 及 EC 值上升,其中中西组改善最为明显,说明知柏地黄汤联合强力霉素通过调节解脲支原体感染大鼠精子 mPTP 开放,保证了 ATP、ADP 在线粒体与胞浆间的有效转运,维护了大鼠精子线粒体正常的呼吸链耦联和细胞呼吸功能,提升精子的能量供给,抑制了线粒体凋亡因子的释放,从而使精子的密度、存活率及活力得以提高,这可能是知柏地黄汤治疗解脲支原体感染性不育症的机制之一。

（来源：宾东华，王孙亚，何清湖. 知柏地黄汤对解脲脲原体感染模型大鼠精子线粒体能量代谢的影响. 中医杂志，2018 年第 59 卷第 3 期.）

三、知柏地黄汤对解脲支原体感染大鼠睾丸组织 IL-2 及 TNF-α 表达水平的影响

摘要

- 目的：研究知柏地黄汤对解脲支原体（UU）感染大鼠睾丸组织 IL-2、TNF-α 表达水平的影响，探讨该方防治 UU 感染所致的男性不育症的部分免疫学机制。

- 方法：经膀胱接种建立大鼠睾丸组织感染解脲支原体的动物模型。实验设知柏地黄汤治疗组、美满霉素（盐酸米诺环素）治疗组、模型对照组和假手术组。假手术组、模型对照组灌胃给生理盐水，治疗组灌胃给相应药物，连续给药 21d 后取标本检测指标。免疫组织化学染色法和 Western blotting 技术检测睾丸组织 IL-2、TNF-α 蛋白表达水平，RT-PCR 技术检测睾丸组织 IL-2、TNF-α 基因表达水平。

- 结果：UU 感染大鼠后，睾丸组织 IL-2 的蛋白表达和基因表达水平降低，TNF-α 的蛋白表达和基因表达水平升高，与假手术组比较，差异显著（$P<0.01$）；知柏地黄汤组睾丸组织 IL-2 蛋白表达和基因表达水平明显升高，TNF-α 的蛋白表达和基因表达水平明显降低，与模型对照组比较，差异显著（$P<0.01$）。

- 结论：知柏地黄汤能通过影响 UU 感染大鼠睾丸组织 IL-2、TNF-α 的表达水平而发挥抗感染作用。

解脲支原体（ureaplasma urealyticum，UU）是非淋菌性尿道炎（nongonococcal urethritis，NGU）的主要病原体之一。男性感染 UU 患 NGU 后可继发前列腺炎、睾丸炎、附睾炎、活力低下症、男性不育症等。由于抗生素的广泛应用以及支原体基因组中携带耐药基因，使其容易产生耐药株，又由于睾丸、附睾、前列腺等部位的特殊性，许多药物通过血 - 睾屏障后浓度骤减，疗效受到影响。知柏地黄汤在泌尿生殖系 UU 感染及其所致的男性不育症的治疗中应用广泛，疗效稳定。为探讨该方防治泌尿生殖系 UU 感染的机制，笔者检测了该方对 UU 感染大鼠 IL-2、TNF-α 表达水平的影响，本文对其结果进行分析报告。

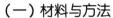

（一）材料与方法

1. 材料

（1）药物：知柏地黄汤药物组成、炮制及用量按《医宗金鉴》所载执行。药物经生药鉴定、合理炮制后，制备成含生药 1g/ml 的药液。临用时用蒸馏水配成 5mg/ml 浓度的混悬液。

（2）菌株：UU 菌株由湖南中医大学微生物学教研室提供。实验用效价为 10×10^6 ccu/ml 的菌液。

（3）动物：8～10 周龄 SD 雄性大鼠（200～220）g 65 只，SPF 级。

（4）试剂：免疫组化大鼠 IL-2、TNF-α 多克隆抗体（一抗）、SABC 二抗；RNA 提取试剂盒、RNA 反转录酶、DNA 聚合酶、dNTP；引物以 Gene Bank 中大鼠 IL-2、TNF-α 基因序列为模板，采用 Primer 5.0 软件设计相应引物，以大鼠甘油醛 -3- 磷酸脱氢酶（GAPDH）为内参。

（5）仪器及软件：精密轮转切片机、电热恒温干燥箱、PCR 仪、琼脂凝胶电泳仪、紫外凝胶摄像仪、光学扫描显微镜，图像分析软件（Motic Image Advanced 6.0）。

2. 方法

（1）动物分组与给药：于接种后的第 7d 随机抽取 5 只 UU 感染造模大鼠行睾丸穿刺液 UU 培养，判断造模成功与否。剩余 45 只 UU 感染模型动物采用随机数字表法随机分为知柏地黄汤治疗组、美满霉素治疗组、模型对照组，同步设假手术组。假手术组、模型对照组经灌胃给生理盐水，治疗组灌胃给相应药物。连续灌胃 21d，每日 2 次，每次 1ml。最后 1 次给药后禁水、禁食 8h，取标本检测指标。给药剂量按动物每千克体质量占人体表面积的比值计算。

（2）制备 UU 大鼠睾丸组织感染的动物模型：参照徐晨等造模方法。采用随机数字表法随机抽取 50 只 SD 雄性大鼠，按 0.6mg/kg 剂量腹腔注射戊巴妥钠麻醉动物。在无菌条件下打开腹腔，充分游离膀胱，注入 UU 菌液 0.6ml/只，将膀胱放回原位，缝合腹腔。假手术组向膀胱内注入生理盐水 0.6ml/ 只。

（3）标本采集与指标检测：称动物体质量后，处死动物，取睾丸组织，用免疫组织化学染色法定位与半定量检测 IL-2、TNF-α 的蛋白表达水平；Western blotting 法定量检测 IL-2、TNF-α 蛋白表达；RT-PCR 技术定量检测 IL-2、TNF-α 基因表达水平。

3. 统计学方法

计量数据均以 $\bar{\chi} \pm s$ 表示，用 SPSS 16.0 统计软件分析，组间显著性比较用

t 检验,以 $P<0.05$ 表示差异在统计学上有显著性意义。

(二)结果

1. 知柏地黄汤对 UU 感染大鼠睾丸组织 IL-2、TNF-α 蛋白表达水平的影响

与假手术组比较,模型对照组 IL-2 蛋白表达水平降低、TNF-α 蛋白表达水平升高,差异显著($P<0.01$)。与模型对照组比较,各治疗组 IL-2 蛋白表达升高、TNF-α 蛋白表达水平降低,差异显著($P<0.01$)。与美满霉素治疗组比较,知柏地黄汤治疗组中 IL-2 蛋白表达水平升高,差异显著($P<0.01$),TNF-α 蛋白表达水平有所下降,但差异不显著(表 9-3-1、表 9-3-2)。

表 9-3-1　免疫组化法检测的 IL-2、TNF-α 蛋白表达($\bar{\chi}\pm s$, n＝10)

组别	IL-2		TNF-α	
	阳性率(%)	平均灰度值	阳性率(%)	平均灰度值
假手术组	57.67±2.78	98.62±3.55	20.16±0.80	180.18±7.27
模型对照组	31.07±1.43**	144.07±4.64**	51.47±2.48**	116.11±4.56**
美满霉素治疗组	51.87±2.29△△	119.05±3.99△△	41.26±2.01△△	129.22±4.25△△
知柏地黄汤治疗组	58.13±2.51△△◇◇	97.48±3.27△△△◇	40.85±1.25△△	130.04±2.51△△

注:与假手术组比较,**$P<0.01$;与模型对照组比较,△△$P<0.01$;与美满霉素治疗组比较,◇◇$P<0.01$。

表 9-3-2　Western blotting 法检测的 IL-2、TNF-α 蛋白表达累积吸光度(IOD)
与 IODGAPDH 比值($\bar{\chi}\pm s$, n＝10)

组别	IL-2/GAPDH	TNF-α/GAPDH
假手术组	0.44±0.026	0.23±0.014
模型对照组	0.28±0.012**	0.34±0.022**
美满霉素治疗组	0.37±0.022△△	0.27±0.12△△
知柏地黄汤治疗组	0.46±0.028△△◇◇	0.26±0.18△△

注:与假手术组比较,**$P<0.01$;与模型对照组比较,△△$P<0.01$;与美满霉素治疗组比较,◇◇$P<0.01$。

2. 知柏地黄汤对 UU 感染大鼠睾丸组织 IL-2、TNF-α 基因表达水平的影响

与假手术组比较,模型对照组 IL-2 基因表达水平降低、TNF-α 基因表达水平升高,差异显著($P<0.01$)。与模型对照组比较,各治疗组 IL-2 基因表达

升高、TNF-α 基因表达水平降低，差异显著（$P<0.01$）。与美满霉素治疗组比较，知柏地黄汤治疗组中 IL-2 基因表达水平升高，差异显著（$P<0.01$），TNF-α 基因表达水平有所下降，但差异不显著。见表 9-3-3。

表 9-3-3　RT-PCR 技术检测的 IL-2、TNF-α 基因表达累积吸光度（IOD）
与 IODGAPDH 比值（$\bar{x}\pm s$, n = 10）

组别	IL-2/GAPDH	TNF-α/GAPDH
假手术组	0.61±0.035	0.21±0.009
模型对照组	0.36±0.020**	0.39±0.016**
美满霉素治疗组	0.51±0.022△△	0.33±0.20△△
知柏地黄汤治疗组	0.56±0.029△△◇◇	0.32±0.13△△

注：与假手术组比较，**$P<0.01$；与模型对照组比较，△△$P<0.01$；与美满霉素治疗组比较，◇◇$P<0.01$。

（三）讨论

UU 引起男性不育的可能机制很多，其中免疫学相关的机制主要有两个方面：① UU 感染诱导巨噬细胞产生 TNF-a、IL-6、IL-8 等炎症因子的产生，进而影响精子的发生、发育、成熟、获能，降低精子的穿透能力和受精能力；② UU 直接或通过调节机体免疫应答而杀伤精子。抑制 UU 的增殖，减少 UU 导致细胞病变和组织损伤以及对精子质量的影响，是防治 UU 感染所致男性不育的重要策略。

中医学认为 UU 感染所致的男性不育，其病机为肾阴亏虚，兼有湿热。治疗以滋阴补肾，佐以解毒化浊为大法，方用知柏地黄汤。知柏地黄汤出自《医宗金鉴》，由六味地黄丸加知母、黄柏而成。该方六味地黄丸之"三补"，即熟地黄滋补肾阴，山茱萸滋肾益肝，山药滋肾补脾，共成三阴并补而以补肾为主。主治阴虚火旺而致的骨蒸劳热、虚烦盗汗、腰脊酸痛、遗精等症。临床上知柏地黄汤主要用于热淋、郁病、消渴、眩晕、盗汗、阳痿、口糜、牙周炎等之阴虚火旺证的治疗。近年该方在泌尿生殖系感染、血精、精液不液化症以及不孕不育症的治疗中应用广泛，疗效稳定，但其报道主要是疗效观察与结果分析。本文涉及的知柏地黄汤防治 UU 感染所致男性不育的机制国内鲜有报道。

IL-2 是活化的 T 细胞产生免疫反应必需的细胞因子。IL-2 能刺激 T 细胞的增殖、分化、并产生多种细胞因子如 IFN-γ、IL-4、IL-5、IL-6、TNF-β 及 CSF 等而发挥免疫功能。IL-2 还能诱导 CTL、NK 和 LAK 等多种杀伤细胞的分化和效应功能，增强巨噬细胞对病原微生物（包括 UU）等的杀伤作用。IL-2 水平是评价中药免疫增强与调节作用的重要指标之一。TNF-α 是由病原微生物及其代谢产物(如 LPS)刺激单核巨噬细胞产生炎症因子。TNF-α 可以增高微血管壁的通透性和白细胞的趋化作用,并能激活、诱导 T、B 细胞分化,增强单核巨噬细胞系统和 NK 细胞对病原微生物等的杀伤功能。但是,TNF-α 过量分泌与表达,则导致多脏器功能障碍和衰竭。减少感染过程中 TNF-α 的过量产生,则能缓解炎症反应的发生和发展。部分中药具有调节细胞因子的表达水平的作用。本研究表明知柏地黄汤能通过影响 UU 感染大鼠细胞因子的分泌与表达水平而发挥抗感染和免疫调节作用。

(来源:卢芳国,何清湖,张波,刘朝圣,李玲. 知柏地黄汤对解脲支原体感染大鼠睾丸组织 IL-2 及 TNF-α 表达水平的影响. 中华中医药杂志,2011 年第 26 卷第 3 期.)

四、知柏地黄丸对解脲支原体感染不育患者 uPA 的影响

摘要

- 目的:探讨知柏地黄丸对解脲支原体(ureaplasma urealyticum,UU)感染不育患者精子膜尿激酶型纤溶酶原激活因子(urokinase-type plasminogen activator,uPA)及精子质量的影响。

- 方法:2011 年 7 月—2013 年 8 月于东莞市人民医院男科门诊及生殖科就诊的不育患者共 180 例,其中精液 UU 培养阳性患者 130 例,UU 培养阴性患者 50 例。UU 培养阳性患者按就诊顺序随机分为知柏地黄丸治疗组(观察组)72 例与西药治疗组(对照组)58 例。所有患者均服用敏感抗生素 2 周,观察组同时加用知柏地黄丸(6g/ 次,2 次 /d);对照组加服维生素 E(100mg/ 次,2 次 /d)及 ATP(40mg/ 次,2 次 /d)。2 组均治疗 90 天,治疗前后检测精液参数及精子膜 uPA 含量并作对比分析。

- 结果:与 UU 感染阴性患者比较,UU 感染阳性患者精子活率、活力及正常形态精子百分率均降低,精子膜 uPA 含量也降低,差异均有统计学意义(均 $P<0.05$);而精子密度差异无统计学意义($P>0.05$)。观察组与对照组治疗前精子膜 uPA 含量及精子各指标比较,差异无统计学意义($P<0.05$);与本组治疗前比较,两组精子膜 uPA 含量、精子活率、精子活力及精子正常形态均明显增高,差异有统计学意义($P<0.05$,$P<0.01$);治疗后,与对照组比较,观察组精子膜 uPA 含量增高更明显,差异有统计学意义($P<0.05$)。

● 结论：UU 感染会降低精子膜 uPA 含量，使精子活力下降；知柏地黄丸可能通过修复 UU 损伤的精子膜，促使精子膜 uPA 含量升高，提高精子受精能力，有效治疗 UU 感染性不育症。

男性生殖道解脲支原体（ureaplasma urealyticum，UU）感染可改变精浆理化性质并影响精子质量，是造成男性不育的重要原因之一；人精浆和精子膜尿激酶型纤溶酶原激活因子（urokinase-type plasminogen activator，uPA）含量不足或活力异常会影响精子获能，导致精子的受精能力下降，引起男性不育。笔者运用知柏地黄丸治疗 UU 感染性不育患者，并在治疗前后对精子膜 uPA 及精液参数进行检测分析。探讨 UU 感染对精子膜 uPA 的影响，观察知柏地黄丸治疗 UU 感染所致精子活力低下症的作用。报道如下。

（一）资料与方法

1. 诊断标准

（1）男性不育又称精子活力低下症，参照 WHO 诊断标准，即婚后与女方同居 1 年以上，未采取任何避孕措施的正常性生活，女方生殖功能正常而不能怀孕者。精液检测（a＋b）级精子＜50% 或 a 级精子＜25%。UU 培养见生长。

（2）中医辨证标准：参照《中医病证诊断疗效标准》和《中药新药临床研究指导原则》拟定。

肾虚夹湿证

主症：腰膝酸软，五心烦热，头昏眼花。

次症：小便短赤，遗精，或早泄，舌红少苔，脉沉细。

具备主症 2 项及次症 2 项及以上者，即辨证成立。

2. 纳入标准

符合本病诊断及中医辨证标准，未合并其他泌尿生殖系感染，无遗传、免疫、内分泌紊乱等不育因素，无性功能障碍病史，临床检查无生殖系异常；年龄 22～45 岁的男性，不育病程 1～10 年；签署知情同意书。

3. 排除标准

有泌尿生殖道外伤或相关手术史者；有严重呼吸、消化、心脑血管、血液及神经系统疾病者；对多种药物过敏或过敏体质者；重度少精子症、死精子症者；不合作者（指不按规定用药或配偶泌尿生殖道 UU 感染而不同时治疗者）。

4. 一般资料

2011 年 7 月—2013 年 8 月于东莞市人民医院男科门诊及生殖科就诊的不育患者共 180 例,其中精液 UU 培养阳性患者 130 例,UU 培养阴性患者 50 例。精液 UU 培养阳性患者平均病程(2.8±1.9)年;平均年龄(31.6±3.1)岁。精液 UU 培养阴性患者平均病程(3.0±1.8)年;平均年龄(32.3±3.3)岁。一般情况与 UU 培养阳性患者比较,差异无统计学意义($P > 0.05$)。UU 培养阳性患者按就诊顺序随机分为知柏地黄丸治疗组(观察组)72 例与西药治疗组(对照组)58 例。治疗组平均病程(2.5±1.7)年;平均年龄(30.6±3.8)岁。对照组病程(2.9±1.5)年;年龄(31.2±3.5)岁。治疗组与对照组间在年龄、病情程度、实验室检查结果等方面差异无统计学意义($P > 0.05$)。本研究经东莞市人民医院伦理委员会审查通过。

5. 治疗方法

治疗前 2 周停用一切治疗不育症的药物。UU 培养阳性者按药敏试验结果给予相应抗生素,如米诺环素(100mg/ 粒)0.1g/ 次,2 次 /d;或阿奇霉素(0.25g/ 片)0.25g/ 次,1 次 /d;或左氧氟沙星(0.2g/ 片)0.2g/ 次,2 次 /d,等等,口服 2 周,复查 UU 转阴后停用抗生素。同时观察组加服知柏地黄丸(由知母、黄柏、熟地黄、山药、茯苓、牡丹皮、山茱萸、泽泻组成;72g/ 瓶)6g/ 次,2 次 /d。对照组加服维生素 E(50mg/ 粒)100mg/ 次,2 次 /d,ATP(20mg/ 片)40mg/ 次,2 次 /d;其配偶同时针对 UU 进行检查治疗。根据精子发生到成熟时间拟定 90 天为 1 个疗程,观察 1 个疗程。UU 培养阴性者仅作为 UU 培养阳性者分组治疗前比较对象不给予上述治疗。

6. 精液参数检测

所有患者禁欲 3～7 天,手淫法取精液于无菌干燥量杯内,置 37℃恒温水浴箱内孵化,液化时间最长不超过 1h。按照 WHO 标准采用精液分析仪以计算机辅助分析软件系统(CASA)加人工修正方法分析精液参数。

7. 精子膜 uPA 检测

按文献方法,取一定量精液(将精子密度匀调至 $50×10^6/ml$),5 000r/min 离心 30min,弃除精浆,0.01mol/L PBS 洗涤 3 次,各加入 1ml 含 1% TritonX-100 聚乙二醇辛基苯基醚)的 0.1mol/L Tris-HCL 缓冲液,提取与精子膜结合的 uPA,置 −30℃冰箱贮藏待用。临用时取出标本解冻,离心取上清液。按 uPA 试剂盒说明书进行检测。

8. 统计学方法

采用 SPSS 16.0 统计软件进行数据统计,检测数据用 $\bar{\chi}±s$ 表示,组间比较用

成组 t 检验，组内治疗前后比较用配对 t 检验。$P<0.05$ 为差异有统计学意义。

（二）结果

1. UU 感染阳性及阴性患者精液参数及 uPA

含量结果比较（表 9-4-1），与 UU 感染阴性患者比较，UU 感染阳性患者精子活率、活力及正常形态精子百分率均降低，精子膜 uPA 含量也降低，差异均有统计学意义（$P<0.05$）；而精子密度差异无统计学意义（$P>0.05$）。

2. 观察组与对照组患者治疗前后精子膜 uPA 及精子参数

结果比较（表 9-4-2），两组治疗前精子膜 uPA 含量、精子活力、精子活率及正常形态比较，差异无统计学意义（$P<0.05$）；与本组治疗前比较，两组精子膜 uPA 含量、精子活率、精子活力及精子正常形态均明显增高，差异有统计学意义（$P<0.05$，$P<0.01$）；治疗后，与对照组比较，观察组精子膜 uPA 含量增高更明显，差异有统计学意义（$P<0.05$）。

表 9-4-1 UU 感染阳性及阴性患者精液参数及 uPA 结果比较（$\bar{\chi}\pm s$）

组别	例数	uPA 含量（IU/L）	精子活率（%）	精子活力[(a+b)级%]	精子密度（10^6/ml）	正常形态精子（%）
UU 感染阴性	50	302.46±39.71	35.82±7.07	29.39±8.12	40.11±28.36	12.15±5.42
UU 感染阳性	130	284.44±40.53[*]	30.16±5.83[*]	24.25±7.59[*]	38.54±26.92	8.81±5.08[*]

注：与 UU 感染阴性患者比较，[*]$P<0.05$。

表 9-4-2 观察组与对照组患者治疗前后精子膜 uPA 及精子参数结果比较（$\bar{\chi}\pm s$）

组别	例数	时间	uPA 含量（IU/L）	精子活率（%）	精子活力[(a+b)级%]	正常形态精子（%）
观察组	72	治疗前	303.27±37.28	29.03±5.15	22.53±7.03	7.52±4.86
		治疗后	468.53±40.40[**]	62.96±8.52[**]	58.23±8.45[**]	17.42±5.01[**]
对照组	58	治疗前	296.85±38.51	30.57±7.42	23.93±6.69	8.02±5.51
		治疗后	411.64±38.62[*△]	45.54±6.43[*]	37.85±9.11[*]	12.95±4.37[*]

注：与本组治疗前比较，[*]$P<0.05$，[**]$P<0.01$；与观察组同期比较，[△]$P<0.05$。

（三）讨论

UU 是一类缺乏细胞壁的原核细胞微生物，是人类泌尿生殖道感染的常见病原体,可寄生于男性睾丸及附属性腺中,引起精子形态和生理功能以及精浆理化性质的改变,导致男性不育。uPA 是一种丝氨酸蛋白酶,能使纤溶酶原中第 560~561 位的氨基酸间肽键断裂转变为纤溶酶,将不溶性纤维蛋白降解为可溶性纤维蛋白,发挥纤溶效应。uPA 广泛存在于雄性生殖系统并参与精子的发生、成熟、运动、获能、顶体反应、受精等生殖生理过程。体外实验发现 uPA 可提高精子的活动力,诱导精子顶体反应发生,并使精子获得穿透卵子的能力。熊承良等研究发现,精液液化不良的不育患者精浆中尿激酶的含量明显低于正常生育男子;经尿激酶体外处理精液液化不良的标本,能使不液化精液或黏稠度较高的精液处于液化状态。黄勋彬等研究发现弱精子症男子精浆和精子膜结合 uPA 的酶活性均显著性低于正常生育力男子,而且精子膜 uPA 酶活性值与精子活率、活力之间均呈直线正相关,说明精子膜结合 uPA 可能对精子活力的影响是直接的。通过对弱精子症患者应用尿激酶治疗,发现 uPA 给药能显著提高精子的活率,增加前向快速运动的精子数。本研究中,UU 感染阳性患者精子膜 uPA 含量及活力均低于 UU 感染阴性患者;UU 感染阳性患者经治疗后其精子膜 uPA 含量、精子活力均较治疗前升高,说明 UU 感染可以通过使精子膜 uPA 含量下降,影响精子活力。

根据 UU 感染性不育的病因病机,可将其归属中医学"无子""无嗣"等范畴。其病因多因不注重房事卫生染及秽浊之毒,毒邪上扰精室,浊毒久郁化火伤阴导致肾阴、肾精虚损,无以生精养精,或虚火灼精,造成死精、精少、畸形精子增多,或精稠、精子活动力低下而致不育。临床研究发现知柏地黄丸能有效治疗证属阴虚火旺的血精、无精症、精液不液化、免疫性不育以及 UU 感染所致精子活力低下症。方用生、熟地黄滋补肾阴为君药;山茱萸滋肾益肝,山药滋肾健脾,共为臣药;泽泻利水降浊,牡丹皮清泄肝火,茯苓健脾渗湿,知母、黄柏泄相火、清湿热,共为佐药。临床观察表明,知柏地黄丸能够恢复生殖腺体分泌功能,通过抑制 UU 生长及综合协调作用,拮抗 UU 对精子形态结构的损害,减少精子顶体膜破损及顶体酶流失,上调精子顶体酶活性,促进精子的获能。动物实验证实本方能有效抑制 UU 生长、繁殖,促进 UU 损伤组织的修复,降低精子畸形率,提高精子活率和精子活力,改善精子质量;并且知柏地黄汤可以通过改善 UU 感染大鼠的睾丸组织结构保证精子的质量。本临床观察结果表明:UU 感染可能通过破坏精子膜完整性,导致精子膜 uPA 含量降低;知柏地黄丸可能通过拮抗 UU 对精子膜的损伤,避免精子膜 uPA 的流失,促使精子膜 uPA 含量上升。

中医药治疗 UU 感染性不育症有一定疗效,对其机制的研究具有重要的现实意义。本临床观察对知柏地黄丸抗 UU 对精子膜 uPA 的影响进行了粗浅的探索，但 UU 感染影响精子的获能及知柏地黄丸抗 UU 感染促进精子获能的机制尚待进一步研究。

（来源：李轩，何清湖，王益俊，白勇，邝宁子，刘朝圣. 知柏地黄丸对解脲脲原体感染不育患者 uPA 的影响. 中国中西医结合杂志，2014 年第 34 卷第 12 期.）

五、知柏地黄汤对解脲支原体感染模型大鼠精子线粒体通透性转化的影响

- 目的：观察知柏地黄汤对解脲支原体（UU）感染模型大鼠精子线粒体通透性转化的影响。

- 方法：取 SPF 级 SD 雄性大鼠 90 只，随机分成正常对照组、模型组、中药组（知柏地黄汤）、西药组（强力霉素）、中西组（知柏地黄汤＋强力霉素），除正常对照组外，其他组均采用经大鼠膀胱注射 UU 建立 UU 感染动物模型。造模成功后，给予对应药物连续灌胃 21d，末次给药 24h 后取标本，采用 RT-PCR 法测定大鼠精子线粒体 $VDAC_2$ mRNA、ANT_4 mRNA 表达水平，采用 Western 印迹法检测大鼠精子线粒体 $VDAC_2$、ANT_4 蛋白表达水平，采用高效液相色谱法检测精子线粒体 ATP、ADP、AMP 含量。

- 结果：正常对照组、模型组、中药组、西药组、中西药组大鼠精子 $VDAC_2$ 蛋白表达水平分别为 0.626 ± 0.074、0.039 ± 0.011、0.101 ± 0.037、0.236 ± 0.070、0.475 ± 0.064；ANT_4 蛋白表达水平分别为 0.527 ± 0.096、0.044 ± 0.011、0.127 ± 0.040、0.253 ± 0.054、0.367 ± 0.086；模型组大鼠线粒体 $VDAC_2$、ANT_4 蛋白表达水平明显低于正常对照组（$P < 0.05$，$P < 0.01$）；西药组、中西组较模型组大鼠精子线粒体 $VDAC_2$、ANT_4 蛋白表达水平显著升高（$P < 0.01$）；西药组、中西组较中药组大鼠精子线粒体 $VDAC_2$、ANT_4 蛋白表达水平上升显著（$P < 0.05$，$P < 0.01$）；中西组较西药组线粒体 $VDAC_2$ 蛋白表达水平上升显著（$P < 0.01$）。正常对照组、模型组、中药组、西药组、中西药组大鼠精子 $VDAC_2$ mRNA 表达水平分别为 $0.008 \pm 0.001\,035$、$0.000\,79 \pm 0.000\,226$、$0.002\,06 \pm 0.000\,861$、$0.003\,34 \pm 0.000\,229$、$0.004\,85 \pm 0.000\,495$；ANT_4 mRNA 表达水平分别为 $0.026\,50 \pm 0.003\,401$、$0.001\,64 \pm 0.000\,205$、$0.005\,04 \pm 0.002\,537$、

0.008 57 ± 0.000 690、0.013 13 ± 0.000 826；模型组大鼠精子线粒体 VDAC$_2$、ANT$_4$ mRNA 表达水平明显低于正常对照组（$P<0.05$，$P<0.01$）；治疗组（中药组、西药组、中西组）大鼠精子线粒体 VDAC$_2$、ANT$_4$ mRNA 表达水平较模型组显著升高（$P<0.01$）；西药组、中西组较中药组大鼠精子线粒体 VDAC$_2$、ANT$_4$ mRNA 表达水平显著上升（$P<0.01$）；中西组较西药组大鼠精子 VDAC$_2$、ANT$_4$ mRNA 表达水平显著上升（$P<0.01$）。正常对照组、模型组、中药组、西药组、中西药组大鼠精子 ATP 值分别为（203.41 ± 13.16）mg/L、（96.22 ± 12.55）mg/L、（101.99 ± 5）97）mg/L、（159.44 ± 33.16）mg/L、（194.07 ± 9.36）mg/L；ADP 值分别为（129.87 ± 14.68）mg/L、（99.87 ± 3.28）mg/L、（104.99 ± 16.40）mg/L、（118.51 ± 12.99）mg/L、（121.62 ± 9.41）mg/L；AMP 值分别为（149.05 ± 5.65）mg/L、（212.53 ± 19.43）mg/L、（183.97 ± 12.43）mg/L、（160.64 ± 14.19）mg/L、（150.21 ± 12.87）mg/L；EC 值分别为 0.56 ± 0.01、0.36 ± 0.03、0.40 ± 0.01、0.50 ± 0.06、0.55 ± 0.01；与正常对照组比较，模型组大鼠精子 ATP 及 EC 值降低，AMP 值上升，差异有显著性（$P<0.01$）。与模型对照组比较，西药组、中西组大鼠精子 ATP 及 EC 值上升，AMP 值下降，差异有显著性（$P<0.05$，$P<0.01$）。与中西组比较，中药组大鼠精子 ATP 及 EC 值下降，AMP 值上升，西药组大鼠精子 ATP、EC 值下降，差异有显著性（$P<0.05$，$P<0.01$）。

- 结论：UU 感染能使大鼠精子线粒体 VDAC$_2$、ANT$_4$ 蛋白表达水平下降，VDAC$_2$ mRNA、ANT$_4$ mRNA 表达水平降低，使 ANT/VDAC 的转运异常，进而使线粒体能量代谢异常，ATP、ATP/ADP 及 EC 值下降。知柏地黄汤能够使 UU 感染大鼠精子线粒体 VDAC$_2$、ANT$_4$ 蛋白表达水平上升，VDAC$_2$ mRNA、ANT$_4$ mRNA 表达水平升高，调控 ANT/VDAC 蛋白复合体的转运功能，保证了 ATP、ADP 在线粒体与胞质间的有效转运，提升 ATP、ATP/ADP 及 EC 值，维护了大鼠精子线粒体正常的能量代谢。这可能是知柏地黄汤治疗 UU 感染性不育症的机制之一。

据 WHO 调查发现，育龄期夫妻中有 10% 的人患有不育不孕，其中男方因素约占 40%。在众多引起男性不育的因素中生殖道感染是其主要的病因之一，而解脲支原体（ureaplasma urealyticum，UU）的感染率最高。研究表明，男性不育者精液中 UU 检出率达 40%～58%，明显高于正常生育者 10%～31%。

研究表明，UU 感染可致男性生精细胞内线粒体空泡化，线粒体功能受损，影响精子能量供给，进而干扰精子的发生及成熟，引起精子数量减少、活率下降、畸形率增加及膜破损等微结构变化，导致不育。线粒体通透性转换孔（mPTP）是由多种蛋白质复合组成横跨线粒体内外膜之间的非选择性高导电性通道，是线粒体内外信息交流的枢纽，mPTP 的开放在线粒体调控细胞凋亡中起到重要的作用，与线粒体的功能障碍密切相关。mPTP 由外膜的电压依赖性阴离子通道（VDAC）、内膜的腺苷酸转运酶（ANT）、线粒体基质中的环孢菌素 A 受体 D（CyP-D）等组成。本文在以往知柏地黄汤治疗 UU 感染不育的临床研究基础之上，通过动物实验的方法检测知柏地黄汤对 UU 感染大鼠精子线粒体 $VDAC_2$、ANT_4 蛋白及 mRNA 表达水平及线粒体 ATP、ADP、AMP 能量指标的影响，进一步探讨知柏地黄汤治疗 UU 感染所致男性不育症的部分机制，现报道如下。

（一）材料与方法

1. 实验材料

（1）实验动物：SPF 级 12～14 周龄雄性 SD 大鼠 90 只，体重（220±10）g，由湖南中医药大学实验动物中心提供，湖南许可证号：SCXK（湘）2013-0004。

（2）药物及菌株：知柏地黄汤按《医宗金鉴》所载药物组成、炮制及用量执行。药材经中药师鉴定后，严格按照古法炮制，熟地黄、山药、山茱萸、牡丹皮、泽泻、茯苓、盐知母、盐黄柏的用量比为 24：12：12：9：9：9：6：6。煎得药液浓缩至生药 0.94g/ml，分装入 500ml 广口无菌试剂瓶中于 4℃冰箱中保存备用。强力霉素（盐酸多西环素片），0.1g/ 片。临用时用灭菌注射用水配成含强力霉素 2mg/ml 浓度的混悬液。将 UU 标准菌株（冻干品）复苏，接种，体外实验用效价为 $10×10^6$ccu/ml 的菌液。

（3）主要试剂与仪器：酶标仪、Real-time 检测仪、BCA 蛋白定量试剂盒、山羊多克隆 $VDAC_2$ 抗体、大鼠抗羊 ANT_4 抗体、SYBR GreenPCR 试剂盒、逆转录试剂盒。

2. 方法

（1）造模参照何清湖等造模方法。选择 12～14 周龄雄性 SD 大鼠 90 只，随机抽取 75 只，建立 UU 感染动物模型，余下 15 只注射 0.9% 氯化钠注射液。动物于造模前禁食不禁水 12h，造模当天禁水。以 10% 水合氯醛 4ml/kg 剂量腹腔注射进行麻醉，于大鼠外尿道上 2cm 处，以碘伏消毒，打开腹腔，游离膀胱，先用一个注射器抽尽膀胱内残余尿液，然后注射生理盐水或 UU 标准株菌液 2ml/ 只，缝合腹腔。于接种后的第 10 天随机取出 5 只造模大鼠处死，将剪碎的大鼠附睾组织运用培养法检测 UU，判断造模成功否。

（2）实验分组与给药造模成功后，70 只 UU 感染睾丸动物模型造模期间有 6 只大鼠因感染而死亡，剩余的 64 只模型大鼠按照随机数字表法，随机分到知柏地黄汤治疗组（中药组）、强力霉素治疗组（西药组）、知柏地黄汤＋强力霉素治疗组（中西组）、模型组，每组 16 只模型大鼠，同时设置正常对照组，为 15 只大鼠。于动物造模成功后的第 2 天开始给药，正常对照组、模型组用 0.9% 氯化钠注射液灌胃治疗。给药剂量按动物每千克体重占人体表面积的比值计算，知柏地黄汤组给药量为 2ml/d（按体表面积计算相当 60kg 成人用量），强力霉素组给药量为 2ml/d，中西组给予等量的知柏地黄汤与强力霉素。各组均连续灌胃 21d。

3. 取材与指标检测

（1）精子悬液的制备：将 SD 大鼠颈椎脱臼处死后，准备盛有 5ml PBS 液的无菌玻皿将其预热至 37.5℃，再无菌操作取一侧附睾放入其中，用眼科手术剪刀剔除附睾上的脂肪组织，小心除掉小血管，用预温到 37℃的 PBS 冲洗 1 遍，剪碎，摇匀，将含有精子的培养皿置 37℃ CO_2 培养箱中，充分扩散 5min，用无菌镊将精子块充分分离并去除附睾，用 200 目尼龙网过滤，用 PBS 液依照 1:5 比例稀释精子，制备精子悬液。

（2）线粒体 $VDAC_2$、ANT_4 蛋白表达水平检测：样品准备、PAGE 胶的制备，$VDAC_2$、ANT_4、GAPDH 选用 10% 的胶、上样及电泳、转膜、膜上蛋白的检测、膜的封闭及抗体孵育、显色等。严格按照 $VDAC_2$、ANT_4 Western 印迹试剂盒说明书操作。

（3）线粒体 $VDAC_2$ mRNA、ANT_4 mRNA 表达检测：组织总 RNA 的提取、cDNA 第 1 条链的合成、总 RNA 中 DNA 的消除、反转录、Real-time PCR 扩增、扩增动力学曲线。严格按照 $VDAC_2$、ANT_4 RTPCR 试剂盒说明书操作。

（4）ATP、ADP、AMP 定量检测：按照 HPLC 操作步骤进行检测，流动相的制备，对照品储备液及工作液的制备，样品的处理，定性分析，定量分析，精密度和准确度实验，稳定性实验，重复性实验，回收实验，各组 ATP、ADP、AMP 定量检测。

4. 统计学分析

计量资料以 $\bar{\chi}\pm s$ 表示，对样本先进行方差齐性检验，方差齐时，用单因素方差分析检验，并进行组间的多重比较；方差不齐时，用非参数秩和检验，先用 Kruskal-Wallis H 检验比较总的差异，再用 Mann-Whitney U 检验进行两组

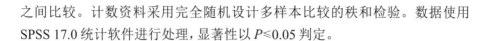

之间比较。计数资料采用完全随机设计多样本比较的秩和检验。数据使用 SPSS 17.0 统计软件进行处理,显著性以 $P \leq 0.05$ 判定。

(二)结果

1. 各组大鼠 UU 感染情况比较

在接种后的第 10 天随机处死 5 只造模大鼠,将大鼠附睾剪碎组织用培养法检测 UU,5 只大鼠附睾剪碎组织均培养出 UU,说明造模成功。实验期间,正常对照组无大鼠死亡,模型组有 2 只大鼠因感染因素致死,中药组有 1 只大鼠因肠道梗阻致死,西药组有 1 只大鼠因打斗致死,中西组有 1 只大鼠因肠道梗阻致死。

治疗结束后处死各组大鼠,将大鼠附睾剪碎组织培养,检测 UU,结果显示:正常对照组大鼠 UU 阳性率为 0,模型组大鼠 UU 阳性率 93.3%,中药组大鼠 UU 阳性率 33.3%,西药组大鼠 UU 阳性率 26.7%,中西组大鼠 UU 阳性率 20%。与正常对照组比较,模型组大鼠 UU 阳性率高,两组间比较,差异有显著性($P < 0.01$)。与模型组比较,中药组、西药组、中西组大鼠培养 UU 阳性率均降低,两组间比较,差异有显著性($P < 0.05$)。

2. 知柏地黄汤对 UU 感染模型大鼠精子线粒体 VDAC$_2$、ANT$_4$ 蛋白表达水平的影响

与正常对照组比较,模型组大鼠精子线粒体 VDAC$_2$、ANT$_4$ 蛋白表达水平降低,差异有显著性($P < 0.05$,$P < 0.01$)。与模型组比较,西药组、中西组大鼠精子线粒体 VDAC$_2$、ANT$_4$ 蛋白表达水平升高,差异有显著性($P < 0.01$)。与中药组比较,西药组、中西组大鼠精子线粒体 VDAC$_2$、ANT$_4$ 蛋白表达水平上升,差异有显著性($P < 0.05$,$P < 0.01$)。与西药组比较,中西组大鼠精子线粒体 VDAC$_2$ 蛋白表达水平上升,有显著性差异($P < 0.01$),见表 9-5-1。

表 9-5-1　各组大鼠精子线粒体 VDAC$_2$、ANT$_4$ 蛋白表达情况比较($\bar{x} \pm s$)

Group	n	VDAC$_2$	ANT$_4$
Normal control	15	0.626 ± 0.074	0.527 ± 0.096
UUI model control	14	0.039 ± 0.011 ▲▲	0.044 ± 0.011 ▲▲
ZDD	15	0.101 ± 0.037 ▲▲	0.127 ± 0.040 ▲▲
DC	15	0.236 ± 0.070 ▲▲△△**	0.253 ± 0.054 ▲△△*
ZDD + DC	15	0.475 ± 0.064 ▲▲△△**##	0.367 ± 0.086 △△*
F		96.556	42.811

注:与正常组比较,▲$P < 0.05$,▲▲$P < 0.01$;与模型组比较,△△$P < 0.01$;与中药组比较,*$P < 0.05$,**$P < 0.01$;与西药组比较,##$P < 0.01$。

3. 知柏地黄汤对 UU 感染模型大鼠精子线粒体 VDAC$_2$ mRNA、ANT$_4$ mRNA 表达的影响（表 9-5-2）

与正常对照组比较，模型组大鼠精子线粒体 VDAC$_2$、ANT$_4$mRNA 表达水平降低，差异有显著性（$P < 0.05$，$P < 0.01$）。与模型组比较，中药组、西药组、中西组大鼠精子线粒体 VDAC$_2$、ANT$_4$ mRNA 表达水平升高，差异有显著性（$P < 0.01$）。与中药组比较，西药组、中西组大鼠精子线粒体 VDAC$_2$、ANT$_4$ mRNA 表达水平均上升，差异有显著性（$P < 0.01$）。与西药组比较，中西组大鼠精子 VDAC$_2$、ANT$_4$ mRNA 表达水平上升，差异有显著性（$P < 0.01$）。

表 9-5-2 各组大鼠精子线粒体 VDAC$_2$、ANT$_4$ mRNA 表达情况比较（$\bar{\chi} \pm s$）

Group	n	VDAC$_2$ mRNA	ANT$_4$ mRNA
Normal control	15	0.008 00 ± 0.001 035	0.026 50 ± 0.003 401
UUI model control	14	0.000 79 ± 0.000 226 ▲▲	0.001 64 ± 0.000 205 ▲▲
ZDD	15	0.002 06 ± 0.000 861 ▲▲△△	0.005 04 ± 0.002 537 ▲▲
DC	15	0.003 34 ± 0.000 229 ▲▲△△ **	0.008 57 ± 0.000 690 ▲▲△△ **
ZDD + DC	15	0.004 85 ± 0.000 495 ▲▲△△ **##	0.013 13 ± 0.000 826 ▲▲△△ **##
F		327.857	359.240

注：与正常对照组比较，▲▲$P < 0.01$；与模型组比较，△△$P < 0.01$；与中药组比较，**$P < 0.01$；与西药组比较，##$P < 0.01$。

4. 知柏地黄汤对 UU 感染模型大鼠精子线粒体能量代谢指标的影响（表 9-5-3）

与正常对照组比较，模型组大鼠精子 ATP 及 EC 值降低，AMP 值上升，差异有显著性（$P < 0.01$）。与模型对照组比较，西药组、中西组大鼠精子 ATP 及 EC 值上升，AMP 值下降，差异有显著性（$P < 0.05$，$P < 0.01$）。与中西组比较，中药组大鼠精子 ATP 及 EC 值下降，AMP 值上升，西药组大鼠精子 ATP、EC 值下降，差异有显著性（$P < 0.05$，$P < 0.01$）。

表 9-5-3 HPLC 测定各组细胞中能量代谢指标的比较（$\bar{\chi} \pm s$）

Group	n	ATP（mg/L）	ADP（mg/L）	AMP（mg/L）	EC
Normal control	5	203.41 ± 13.16	129.87 ± 14.68	149.05 ± 5.65	0.56 ± 0.01
UUI model control	5	96.22 ± 12.55	99.87 ± 3.28	212.53 ± 19.43	0.36 ± 0.03
ZDD	5	101.99 ± 5.97 ▲▲##	104.99 ± 16.40 ▲▲#	183.97 ± 12.43 ▲▲##△	0.40 ± 0.01 ▲▲

Group	n	ATP（mg/L）	ADP（mg/L）	AMP（mg/L）	EC
DC	5	159.44 ± 33.16##△△	118.51 ± 12.99△	160.64 ± 14.19△△	0.50 ± 0.06##△△
ZDD + DC	5	194.07 ± 9.36△△	121.62 ± 9.41△	150.21 ± 12.87△△	0.55 ± 0.01△△

注：与正常对照组比较，▲▲$P < 0.01$；与模型组比较，△△$P < 0.01$，△$P < 0.05$；与中西组比较，#$P < 0.05$，##$P < 0.01$。

（三）讨论

横跨线粒体内外膜之间的非选择性高导电性通道是 mPTP 由多种蛋白质复合组成。mPTP 是线粒体内外信息交流的枢纽，mPTP 的开放在线粒体调控细胞凋亡中起到重要的作用，与线粒体的功能障碍密切相关。mPTP 由外膜的 VDAC、内膜的 ANT、线粒体基质中的 CyP-D 等组成。mPTP 的正常开放依赖于其结构的完整性——VDAC 及 ANT 表达正常。mPTP 开放导致线粒体基质内呈高渗状态，导致线粒体内外 H^+ 梯度消失，呼吸链脱偶联，线粒体氧化磷酸化活性降低、ATP 合成减少、线粒体功能发生障碍；线粒体基质肿胀导致线粒体外膜破裂，使 Cytc 和 AIF 等线粒体凋亡因子释放出来，启动细胞凋亡程序，导致细胞凋亡。

VDAC 是一种在线粒体外膜上的孔道样蛋白，参与多种生理和病理过程，VDAC 是允许穿过线粒体外膜的代谢产物的通道，并参与代谢产物的运输和信号转导。近年在动物实验中发现，$VDAC_1$ 在睾丸组织中主要是分布于支持细胞，$VDAC_2$ 分布在生殖细胞。在成熟的精子中发现 $VDAC_2$ 分布在精子鞭毛的外周致密带及精子的顶体膜中，$VDAC_2$ 与精子的发生及功能密切相关，VDAC 的正常结构与精子的活力关系密切。精子获能是受精活动的前提，是精子活力的基础，其体内蛋白质磷酸化是精子获能的重要改变之一，而发生磷酸化的蛋白质主要集中在精子鞭毛上，研究证实 VDAC 蛋白在精子的获能中发生了磷酸化，故推测 $VDAC_2$ 可能通过参与了精子的获能。另有研究发现精子顶体的完整性受到抗 VDAC 抗体的影响，从而影响精卵结合过程，导致不育。Triphan 等研究发现 $VDAC_2$ 可能通过影响精子鞭毛的 ATP 传递来调节精子的运动能力。赵丹等研究发现精子活力可能受到 VDAC mRNA 的变化的影响。

ANT 位于线粒体内膜，是特异的腺苷酸载体，是线粒体内膜上含量最丰富的蛋白，它就像一座桥梁，与细胞内许多蛋白（Bcl-2 家族蛋白等）结合后构象发生改变,来调控 mPTP 的开放,发挥生物学效应,故它被认为是 mPTP 重要的组成部分。ANT 与 VDAC 形成的 ANT/VDAC 转运蛋白复合体,能将胞浆中的 ADP 转运到线粒体内,为线粒体氧化磷酸化生成 ATP 提供原料,同时将线粒体内生成的 ATP 转运到线粒体外,为精子运动供给能量。ANT/VDAC 转运蛋白复合体转运功能的正常发挥,为线粒体能量代谢的顺利进行提供保障。人类基因组编码多个 ANT 亚型,以组织特异性方式表达,其中 ANT_4 是一个新的生殖细胞特异的 ANT 家族成员,在睾丸组织中表达最为明显,研究发现针对性 ANT_4 缺乏会导致男性不育。

线粒体内氧化磷酸化产生的 ATP 是生命活动能直接利用的能源。线粒体的腺苷酸库的大小不仅反映了线粒体的氧化呼吸活性和生成高能磷酸化合物的能力,同时也反映了细胞的能量储备状态。能荷(EC)是反映细胞能量状态的指标,细胞能量动态平衡的一个参数,EC 能反映高能磷酸键在 ATP、ADP、AMP 之间的相互转换。EC 值高,说明细胞生成 ATP 活跃,EC 值低,说明细胞生成 ATP 不足或机体利用率增加。

本研究结果显示:UU 感染大鼠精子线粒体 $VDAC_2$、ANT_4 蛋白表达水平下降,$VDAC_2$ mRNA、ANT_4 mRNA 表达水平降低,ATP、ATP/ADP 及 EC 值下降。经知柏地黄汤干预后,UU 感染大鼠精子线粒体 $VDAC_2$、ANT_4 蛋白表达水平上升,$VDAC_2$ mRNA、ANT_4 mRNA 表达水平升高,ATP、ATP/ADP 及 EC 值上升。其中中西组改善最为明显,与模型组及中药治疗组比较,均有显著性差异($P<0.05$、$P<0.01$)。

上述研究结果说明 UU 感染损伤下的精子细胞会出现 $VDAC_2$、ANT_4 蛋白及基因表达水平降低,ANT/VDAC 的转运异常,导致线粒体基质内呈高渗状态,导致线粒体内外 H^+ 梯度消失,呼吸链脱偶联,线粒体氧化磷酸化活性降低、ATP、ATP/ADP 及 EC 值下降、线粒体能量代谢发生障碍,精子供能不足,最终导致 UU 感染大鼠精子活力下降;而知柏地黄汤+强力霉素通过调控解 UU 感染大鼠精子 ANT/VDAC 蛋白复合体的转运功能,保证了 ATP、ADP 在线粒体与胞浆间的有效转运,维护了大鼠精子线粒体正常的呼吸链耦联和能量代谢,提升 ATP、ATP/ADP 及 EC 值,增加精子的能量供给,从而使精子的浓度、活率及活力得以提高。

因此,我们认为通过改善大鼠生精细胞线粒体通透性转化,增强大鼠生精细胞线粒体能量代谢,是知柏地黄汤治疗 UU 感染性不育症的机制之一。

(来源:宾东华,王孙亚,周青,何清湖. 知柏地黄汤对解脲脲原体感染模型大鼠精子线粒体通透性转化的影响. 中华男科学杂志,2018 年第 24 卷第 6 期.)

六、知柏地黄汤对解脲支原体感染模型大鼠精子线粒体呼吸链复合物的影响

摘要

- 目的：观察知柏地黄汤对解脲支原体（UU）感染模型大鼠精子线粒体呼吸链复合物的影响。

- 方法：90 只雄性 SD 大鼠，随机分成空白对照组、模型对照组、中药组[知柏地黄汤生药 8.56g/(kg·d)]、西药组[强力霉素 20mg/(kg·d)]、中西药组（知柏地黄汤＋强力霉素等效剂量之和），除空白对照组外，其他组均采用经大鼠膀胱注射解脲支原体建立 UU 感染动物模型，然后，连续灌胃 21d（各组给予对应药物）后处死，取附睾标本检测精子质量，分光光度法检测精子线粒体呼吸链复合物（Ⅰ、Ⅱ、Ⅲ、Ⅳ）活性。

- 结果：①模型对照组、空白对照组、中药组、西药组、中西药组建模 10d 后 UU 培养阳性率分别为 92.9%、0%、33.3%、26.7%、20.0%，模型对照组 UU 阳性率明显高于其他治疗组（$P<0.05$）。②模型对照组、空白对照组、中药组、西药组、中西药组大鼠附睾精子浓度分别为 $(0.97\pm0.23)\times10^6/ml$、$(3.02\pm0.52)\times10^6/ml$、$(1.21\pm0.35)\times10^6/ml$、$(1.02\pm0.31)\times10^6/ml$、$(1.52\pm0.28)\times10^6/ml$，活动率分别为 $(58.62\pm15.36)\%$、$(80.45\pm7.21)\%$、$(75.52\pm8.78)\%$、$(68.43\pm10.25)\%$、$(78.25\pm7.67)\%$，a+b 级精子百分率分别为 $(6.15\pm1.02)\%$、$(10.32\pm1.14)\%$、$(10.12\pm1.08)\%$、$(9.01\pm1.27)\%$、$(10.74\pm1.03)\%$；模型对照组大鼠附睾精子浓度、活动率及 a+b 级精子百分率明显低于空白对照组（$P<0.01$）；各治疗组大鼠附睾精子活动率及 a+b 级精子百分率明显高于模型对照组（$P<0.01$）。③模型对照组、空白对照组、中药组、西药组、中西药组大鼠精子线粒体呼吸链复合物Ⅰ、Ⅱ、Ⅲ、Ⅳ活性分别为 $(31.54\pm16.25)\mu mol/(min\cdot mg)$、$(136.86\pm6.34)\mu mol/(min\cdot mg)$、$(100.68\pm14.41)\mu mol/(min\cdot mg)$、$(81.68\pm6.78)\mu mol/(min\cdot mg)$、$(124.06\pm5.54)\mu mol/(min\cdot mg)$，$(9.50\pm3.86)\mu mol/(min\cdot mg)$、$(20.34\pm0.37)\mu mol/(min\cdot mg)$、$(10.88\pm1.04)\mu mol/(min\cdot mg)$、$(12.93\pm1.07)\mu mol/(min\cdot mg)$、$(16.23\pm0.60)\mu mol/(min\cdot mg)$，$(5.58\pm1.79)\mu mol/(min\cdot mg)$、$(19.60\pm0.61)\mu mol/(min\cdot mg)$、$(11.34\pm1.35)\mu mol/(min\cdot mg)$、$(13.87\pm1.23)\mu mol/(min\cdot mg)$、$(15.96\pm0.69)\mu mol/(min\cdot mg)$，$(9.54\pm1.34)\mu mol/(min\cdot mg)$、

$(28.98\pm3.33)\mu mol/(min\cdot mg)$、$(17.02\pm2.04)\mu mol/(min\cdot mg)$、$(18.41\pm2.67)\mu mol/(min\cdot mg)$、$(21.66\pm2.93)\mu mol/(min\cdot mg)$。模型对照组大鼠精子线粒体呼吸链复合物Ⅰ、Ⅱ、Ⅲ、Ⅳ活性明显低于空白对照组（$P<0.01$）；中药组、西药组、中西药组大鼠精子线粒体呼吸链复合物Ⅰ、Ⅲ、Ⅳ活性明显高于模型对照组（$P<0.01$），西药组、中西药组大鼠精子线粒体呼吸链复合物Ⅱ活性高于模型对照组（$P<0.05$）。

● 结论：知柏地黄汤能够提高 UU 感染大鼠精子质量及线粒体呼吸链复合物活性。这可能是知柏地黄汤治疗 UU 感染所致不育症的机制之一。

目前不孕不育已经成为一个重大的公共卫生问题，日益受到政府与医学界的重视。在各种不育因素中，男性因素占 30%～50%。生殖道感染是男性不育的重要危险因素，而解脲支原体（UU）的感染率最高。研究表明，UU 感染与我国男性不育有明显关系，男性生殖道 UU 感染是精液质量下降的主要危险因素，UU 感染可致生精细胞内出现空泡化线粒体，干扰精子的发生及成熟，从而引起精子数目减少、活力下降、畸形率增加及膜破损等微结构变化，进而导致不育。精子中段的线粒体鞘，通过氧化磷酸化合成 ATP，在精子运动过程中为精子尾部鞭毛供给所需能量，精子线粒体能量合成障碍将降低精子活力及受精能力。本文在知柏地黄汤治疗 UU 感染性不育患者的临床研究基础之上，通过检测知柏地黄汤对 UU 感染大鼠精子质量及线粒体呼吸链复合物活性的影响，进一步探讨知柏地黄汤治疗 UU 感染所致男性不育的部分机制。

（一）材料与方法

1. 实验材料

（1）实验动物：SPF 级雄性 SD 大鼠 90 只，体重（220 ± 10）g。

（2）实验药物与菌株：知柏地黄汤［熟地黄 24g、山药 12g、山茱萸 12g、茯苓（不去皮）9g、泽泻 9g、牡丹皮 9g、盐知母 6g、盐黄柏 6g］水煎后制备成生药 0.94g/ml 煎剂备用。强力霉素（盐酸多西环素片）用灭菌注射用水配成含强力霉素 2mg/ml 浓度的混悬液。将 UU 菌株复苏后接种于无菌的 UU 培养液之中，在 37℃、5% CO_2 环境下培养 24～48h，待培养液出现橙红色清亮菌液时，进行稀释接种，体外实验用效价为 10×10^6ccu/ml 的菌液。

（3）主要试剂与仪器：线粒体呼吸链复合物Ⅰ、Ⅱ、Ⅲ、Ⅳ试剂盒，精子动态检测系统，分光光度仪。

2. 方法

（1）动物模型制备：参照李楠等造模方法。选择 12～14 周龄雄性 SD 大鼠 90 只，随机抽取 75 只，建立 UU 感染动物模型。动物造模前禁食不禁水 12h，实验当天禁水。以 10% 水合氯醛经预试验确定为 4ml/kg 剂量腹腔注射进行麻醉，于大鼠外尿道上 2cm 处，用碘伏消毒，打开腹腔，找到膀胱，先用一个注射器抽尽膀胱内残余尿液，然后注射生理盐水或 UU 标准株菌液（2ml/只），缝合腹腔。于接种后的第 10 天随机取出 5 只造模大鼠处死，在无菌操作下取附睾剪碎组织置于 UU 培养液中，在 37℃、5% CO_2 环境下培养 24～48h，培养液出现橙红色清亮液体且无浑浊者为阳性，5 只大鼠均培养出 UU，说明造模成功。剩下 15 只膀胱内注射生理盐水。

（2）实验分组与给药：将造模成功的 UU 感染大鼠随机分为模型对照组、知柏地黄汤组（中药组）、强力霉素组（西药组）、知柏地黄汤＋强力霉素组（中西药组），同时设空白对照组（即上述膀胱内只注射生理盐水者），按照随机数字表法进行分配，每组 16 只大鼠。于动物接种的第 12 天开始给药，各治疗组给相应药物灌胃，空白对照组、模型对照组给等量生理盐水灌胃，每日 2 次。给药剂量按动物每千克体重占人体表面积的比值计算，中药组给药量为 2ml/d（按体表面积计算相当 60kg 成人用量），西药组给药量为 2ml/d，中西药组给予等量的知柏地黄汤和强力霉素。各组均连续灌胃 21d。

3. 取材与指标检测

（1）精子质量检测：颈椎脱臼处死大鼠后，无菌操作取一侧附睾放入盛有 5ml 已预热至 37℃ 的 PBS 液无菌玻皿中，剪碎、摇匀，将含有精子的培养皿置 37℃、CO_2 培养箱中，充分扩散 5min，用无菌镊将精子块分开并将附睾去除，用 200 目尼龙网过滤，制备精子悬液。参考方详等方法稍加改进，用 PBS 液按 1∶5 比例稀释精子悬液，充分摇匀后置 37℃ 光学显微镜下经精子动态检测系统检测精子浓度、精子活动率、a＋b 级精子百分率。

（2）线粒体呼吸链复合物（Ⅰ、Ⅱ、Ⅲ、Ⅳ）检测：按上述方法制备精子悬液，采用 Clark 等方法分离精子线粒体置于冰槽备用，按照线粒体呼吸链复合物试剂盒说明书设定好分光光度仪，并进行检测。

4. 统计学分析

计量资料以 $\bar{\chi}\pm s$ 表示，对样本先进行方差齐性检验，方差齐时，用 One-Way ANOVA 检验，并进行组间的多重比较；方差不齐时，用非参数秩和检验。计数资料采用完全随机设计多样本比较的秩和检验。数据使用 SPSS 17.0 统计软件进行处理，$P\leqslant0.05$ 为差异有统计学意义。

（二）结果

1. 各组大鼠一般情况及 UU 感染率比较

75 只大鼠在造模期间有 6 只大鼠因伤口感染等因素死亡，在治疗期间模型对照组有 2 只大鼠死亡，中药组、西药组、中西药组各有 1 只大鼠死亡。造模后各组大鼠在饮食量、饮水量、活跃情况等方面均有下降，在治疗 1 周后各组大鼠饮食量、饮水量、活跃情况均已逐渐恢复，与空白对照组差异已不明显。空白对照组未培养出 UU，模型对照组 UU 阳性率 92.9%（13/14），中药组 UU 阳性率 33.3%（5/15），西药组 UU 阳性率 26.7%（4/15），中西药组 UU 阳性率 20.0%（3/15）。与模型对照组比较，中药组、西药组、中西药组 UU 阳性率均降低，两组间比较差异均有显著性（$P<0.05$）。中药组、西药组与中西药组 UU 阳性率两两比较差异均无显著性（$P>0.05$）。

2. 各组大鼠附睾精子参数比较（表 9-6-1）

与空白对照组比较，模型对照组精子浓度、精子活动率，a+b 级精子百分率均有下降，差异均有显著性（$P<0.01$）。与模型对照组比较，各治疗组精子活动率、a+b 级精子百分率均有上升，差异均有显著性（$P<0.01$）。与中药组比较，西药组精子活动率、a+b 级精子百分率差异有显著性（$P<0.05$）。与西药组比较，中西药组精子浓度、精子活动率、a+b 级精子百分率均有上升，差异均有显著性（$P<0.01$）。

表 9-6-1 各组大鼠附睾精子参数比较（$\bar{x}\pm s$）

Group	Dose (g/kg·d)	n	Spermmotility (%)	Sperm conc (×10⁶/ml)	Grade a+b sperm (%)
Sham operation	-	15	80.45±7.21	3.02±0.52	10.32±1.14
UUmodel control	-	14	58.62±15.36▲▲	0.97±0.23▲▲	6.15±1.02▲▲
ZDD	10	15	75.52±8.78△△	1.21±0.35▲▲△	10.12±1.08△△
DC	0.02	15	68.43±10.25▲△△*	1.02±0.31▲▲	9.01±1.27▲▲△△*
ZDD+DC	10/0.02	15	78.25±7.67△△○	1.52±0.28▲▲△△○	10.74±1.03△△○

注：与空白对照组比较，▲$P<0.05$，▲▲$P<0.01$；与模型对照组比较，△$P<0.05$，△△$P<0.01$；与中药组比较，*$P<0.05$；与西药组比较，○$P<0.01$。

3. 各组大鼠精子线粒体呼吸链复合物 I、III 检测结果（表 9-6-2）

与空白对照组比较，模型对照组、中药组及西药组线粒体呼吸链复合物 I、III 活性下降，差异均有显著性（$P<0.01$）。与模型对照组比较，各治疗组线

粒体呼吸链复合物Ⅰ、Ⅲ活性均有上升，差异有显著性（$P<0.01$）。与中药组比较，西药组线粒体呼吸链复合物Ⅰ活性下降，线粒体呼吸链复合物Ⅲ活性上升，中西药组线粒体呼吸链复合物Ⅰ、Ⅲ活性上升，差异均有显著性（$P<0.05$或$P<0.01$）。与西药组比较，中西药组线粒体呼吸链复合物Ⅰ、Ⅲ活性上升，差异有显著性差异（$P<0.05$或$P<0.01$）。

表 9-6-2　各组大鼠精子线粒体呼吸链复合物Ⅰ、Ⅲ活性比较（$\bar{\chi}\pm s$）

Group	n	Sperm mitochondrial respiratory chain complexes Ⅰ（specific），μmol/（min·mg）	Sperm mitochondrial respiratory chain complexes Ⅲ（specific），μmol/（min·mg）
Sham operation	15	136.86±6.34	19.60±0.61
UU model control	14	31.54±16.25▲	58±1.79▲
ZDD	15	100.68±14.41▲△	11.34±1.35▲△
DC	15	81.68±6.78▲△*	13.87±1.23▲△*
ZDD＋DC	15	124.06±5.54△**○○	15.96±0.69▲△**○
F		42.811	1 580

注：与空白对照组比较，▲$P<0.01$；与模型对照组比较，△$P<0.01$；与中药组比较，*$P<0.05$，**$P<0.01$；与西药组比较，○$P<0.05$，○○$P<0.01$。

4. 各组大鼠精子线粒体呼吸链复合物Ⅱ、Ⅳ检测结果（表 9-6-3）

与空白对照组比较，模型对照组及各治疗组线粒体呼吸链复合物Ⅱ、Ⅳ活性下降，差异均有显著性（$P<0.01$）；与模型对照组比较，西药组、中西药组线粒体呼吸链复合物Ⅱ、Ⅳ活性均有上升，差异有显著性（$P<0.05$或$P<0.01$）；

表 9-6-3　各组大鼠精子线粒体呼吸链复合物Ⅱ、Ⅳ活性比较（$\bar{\chi}\pm s$）

Group	n	Sperm mitochondrial respiratory chain complexes Ⅱ（specific），μmol/（min·mg）	Sperm mitochondrial respiratory chain complexes Ⅳ（specific），μmol/（min·mg）
Sham operation	15	20.34±0.37	28.98±3.33
UU model control	14	9.50±3.86▲	9.54±1.34▲
ZDD	15	10.88±1.04▲	17.02±2.04▲△△
DC	15	12.93±1.07▲△	18.41±2.67▲△△
ZDD＋DC	15	16.23±0.60▲△△**○	21.66±2.93▲△△*
F		21.549	30.502

注：与空白对照组比较，▲$P<0.01$；与模型对照组比较，△$P<0.05$，△△$P<0.01$；与中药组比较，*$P<0.05$，**$P<0.01$；与西药组比较，○$P<0.05$。

与中药组比较，中西药组线粒体呼吸链复合物Ⅱ、Ⅳ活性上升，差异均有显著性（$P<0.01$ 或 $P<0.05$）；与西药组比较，中西药组线粒体呼吸链复合物Ⅱ活性上升，差异有显著性（$P<0.05$）。

（三）讨论

线粒体是呼吸链电子传递和 ATP 产生的部位，95% 的 ATP 由电子传递链上的氧化磷酸化反应产生，线粒体呼吸功能正常与否与精子运动能力直接相关。

线粒体电子传递链是位于线粒体内膜的一个酶系，由线粒体呼吸链复合物Ⅰ、Ⅱ、Ⅲ、Ⅳ等组成。线粒体呼吸链复合物通过一系列的氧化还原过程最终形成 ATP，为机体提供能量。如精子线粒体呼吸链复合物活性下降将导致 ATP 的生成障碍，精子的能量代谢障碍，精子活力下降，受精能力下降。据统计，30%～40% 的线粒体病是由于线粒体呼吸链复合物的活性异常或缺陷导致，线粒体病的研究多见于心、脑及肌肉等代谢旺盛的组织或器官，少见于精子细胞研究。

人细胞中存在数以千计的"动力工厂"——线粒体，精子细胞也不例外。有研究表明这些细胞中的线粒体在某种意义上反映了中医"气"的作用，即气的物质属性可能是线粒体。中医认为，UU 感染性不育致精子活力低下的基本病机为肾阴亏虚，兼有湿热瘀滞，可知"气"病是其中的极其重要环节。阴成形，肾精亏虚，化气乏源，因而气不足，湿热瘀滞，阻滞气机，而致气病。气病可表现为相关线粒体的功能受损。因而，我们可以通过监测线粒体功能的变化来判断病势的转归。线粒体功能障碍会导致细胞能量合成障碍，通过一系列继发反应导致细胞死亡。

知柏地黄汤出自《医宗金鉴》，由六味地黄丸加知母、黄柏而成。六味地黄丸之"三补"，即熟地黄滋补肾阴，山茱萸滋肾益肝，山药滋肾补脾，共成三阴并补而以补肾为主。牡丹皮、茯苓、泽泻为"三泻"，合用以淡渗利湿，苦以燥湿，且泽泻尚能泻肾中之热，利水而不伤阴。加上知母清热泻火、滋阴润燥，与苦寒之黄柏相须为用，更增强了滋肾阴清相火的作用。以上诸药，滋阴补肾，清热利湿，颇合 UU 感染性不育肾虚为本、湿热为标之病机，为治疗本病之中医基本方，临证加减每多取效。近年在泌尿生殖系感染、血精、免疫性不育以及 UU 感染所致精子活力低下中应用亦较广泛，且疗效稳定。本实验研究结果显示，UU 感染后大鼠精子浓度、精子活动率、a+b 级精子百分率及线粒体呼吸链复合物活性均有下降，这可能是因为 UU 感染导致大鼠精子线粒体呼吸链复合物活性下降,从而引起线粒体功能障碍,精子细胞能量合成减少,能量供应不足,甚至导致部分精子细胞凋亡,最终导致精子质量发生改变,这可能是 UU 感染所致男性不育患者精子活力低下的病理机制之一。

知柏地黄汤干预后,大鼠精子浓度、精子活动率、a＋b 级精子百分率及线粒体呼吸链复合物活性均有上升,UU 感染率明显下降。中西药组的精子质量、线粒体呼吸链复合物活性上升及 UU 感染率下降最为明显,与模型对照组及西药组比较,均有显著性差异,说明中西药组可能通过杀灭 UU,修复 UU 感染引起的精子细胞损伤,有效上调精子细胞线粒体呼吸链复合物活性,增加精子线粒体 ATP 的生成,提高 UU 感染后大鼠精子质量,增加精子运动能力,这与以往研究发现精子活力与精子线粒体功能呈正相关性的结论是一致的。因此,我们认为抑制 UU 感染,增强线粒体能量代谢是知柏地黄汤治疗 UU 感染性不育的主要机制之一,我们在以后的研究中会进一步深入阐述。

（来源:何清湖,宾东华,周青,韩忠,陈虹历,李迎秋,刘朝圣.知柏地黄汤对解脲脲原体感染模型大鼠精子线粒体呼吸链复合物的影响.中华男科学杂志,2016 年第 22 卷第 11 期.）

第十章　中西医协同

一、促进中西医临床协作"中医＋"思维很重要

观点采撷

　　不论是中医学科内部革新动力的驱使还是医学发展所需，均表明中西医结合医学的产生实际上是中医学发展的必然趋势之一。

　　重大疑难疾病的中西医临床协作，理应以中医学为主导，中医院校及医疗机构牵头。

　　应当促使现有中医院校优势学科、临床专科主动与西医医院、西医院校强强联合形成广泛的合作平台并产生相应的机制和模式。

　　中西医结合作为中医学与西医学的交叉领域，是我国医疗卫生实践的重要方针，更是发轫于临床而具有明确发展目标及独特方法论的学术体系。在笔者看来，这一门学科的产生并不仅仅是历史发展、文明交互的结果，更与中医学学科本身内在的革新动力息息相关，也是中医学乃至医学发展所需的必然探索。

　　近来，为深入贯彻国家"中西医并重"卫生工作方针，探索中西医结合防治疾病的新思路、新方法和新模式，国家中医药管理局联合国家卫生与计划生育委员会决定共同开展重大疑难疾病中西医临床协作的相关研究及实践工作。在这个过程中，"中医＋"思维将进一步促进重大疑难疾病中西医临床协作。

（一）运用"中医＋"思维的必要性

　　中医作为中国传统医学，千百年来以其独特的理论知识体系、技术、方法、药物为人类健康和生命繁衍保驾护航。中西医结合医学的产生既是历史发展、文明碰撞的结果，更是在中医学理论包容性影响下，诸多中医先贤力图

创新所凝聚迸发的学科革新动力的体现。基于此,随着两种医学不断地交融,中西医结合医学终成现今中国医疗领域不容忽视的重要医学力量。

就医学整体发展而言,不能否认,不同的医学都各有短板和不足,传承千年的中医学确有疗效,亦有自身学科的局限性。而医学发展至今,经由历代医学前辈不断地进行临床实践、理论探讨及方药研究,不管中西医结合目前发展到何种程度,也不论两者之间是处在配合、凑合、整合还是融合的关系阶段,中西医结合医学都是中医学乃至整个医学界为进一步提高临床疗效、促进整个医学进步、促进中医现代化而要进行的必然探索。这种探索在促使临床疗效进步提高的同时,也在一定程度上促进了包括中医学在内整个医学学科的发展,拓展了两种医学探索生命问题时的视野并进而促进了当代医学人才的培养。

值得强调的是,中西医结合医学的发展不仅不会掣肘中医学发展,反而更加有利于中医学突破局限与短板、有利于加快中医学现代化进程,也是中医学能够持续良性发展的重要保障之一。总而言之,中医学与西医学是对手——在良性竞争中提高了整个医学的发展,两者更应是朋友——在互助融合中让医学得以发挥更大效能。综上观之,笔者认为,之所以在推进重大疑难疾病的中西医临床协作工作中需要"中医+"思维,是因为不论是中医学科内部革新动力的驱使还是医学外部发展所需,均表明中西医结合医学的产生实际上是中医学发展的必然趋势之一,其本身仍是以中医学为主导而衍生出的新医学学科,因此在进一步发展该学科相关工作的过程中就有必要也很需要以中医学为主导而运用"中医+"思维。

(二)"中医+"思维在临床的运用

基于前述,笔者认为"中医+"思维的运用可以具体到以下三个方面:

首先,整合中医内部资源。

在对重大疑难疾病临床防治的研究过程中,我们有必要充分且积极地发掘中医学宏丰的文献资源,广泛的以援古证今的方式方法类比、采撷并整合中医诊治疑难重症的相关文献知识。事实证明,哪怕是文献中所蕴含医药知识的细枝末节对于现今临床实践乃至科研突破仍有重要的借鉴意义,故而我们不能忽视古为今用的力量,而应进一步着力探索和整合中医学诊治重大疑难疾病的相关文献内容。

中医辨证论治的学科特色使其面对重大疑难疾病繁杂迷乱的临床表现时有着更为灵活的辨治思路和多样丰富的防治方式,一方面是因为中医学历来重视"因时、因地、因人"三因制宜而依据客观情况制订多种解决方案,另一方面不同的医家也因为医学观点的差异而针对某一疾病有着不同的诊治方式,而重大疑难疾病本身的复杂性及多变性本就需要临床诊治手段的多样化和及时变通的灵活性。因此整合当今不同医家医学经验及不同地域各级中医重点学科、临床专科理论成果和诊疗方案亦是必需的中医资源整合方式。

发掘并整合中医文献资料中诊治重大疑难疾病的相关内容,同时整合当下诊治重大疑难疾病多样的经验方法及诊疗方案,是整个中西医临床协作工作的基础,谓之"中医内部 +"。

其次,"病证思维结合"促进中西医临床诊疗方案形成。

重大疑难疾病往往具有病因复杂、病程迁延、病势危急严重、病状驳杂、兼症多而易并发等特点。面对复杂问题,就势必要求我们不能简单地以一种思维方式或一种解决模式应对,必然需要整合不同方法、不同思路、不同技术来提高临床疗效、防治水平,从而得到最优的临床解决方案。

同时,在中西医临床诊疗方案的形成过程中,还要注重保持各自学科的本质特色,求同存异的协调合作才不会伤害学科特性而彼此发挥优势。总而言之,以病证结合的开放思维、视角重新审视疑难疾病规律,遵循疾病客观规律、尊重学科特性而以求真务实的态度、求同存异的方式广泛总结中西医临床优势技术方法,才能使中西医学真正意义上实现优势互补而形成诊疗方案,并最终使疑难重病的诊治疗效最优化。

再次,广泛建立中西医临床的协作平台并形成相关机制。

中西医临床协作的研究及实践工作需要依托平台、依靠机制才能顺利开展。平台的建立,可以首先以各级中医医院及中医高校现阶段、相对尚处于发展之中的优势学科及临床专科为基础,主动促使其与西医医院、西医院校强强联合形成重大疑难疾病的学术科研平台、临床实践平台及教育教学平台。以平台为依托,凝聚中、西医学力量共同探讨中西医临床合作的机制,从而形成中医及西医临床诊疗团队互动机制并创建中西医人员协作会诊、联合门诊、联合查房、联合病例讨论、学术联合、中西医科室负责人交叉任职等一系列协作模式与医疗制度。依托平台促进机制制度化并保证其运行,可以直接为患者提供一站式中西医协作综合诊疗服务,从而进一步真正意义上推动中西医临床协作工作的展开,并能够切实地以实践为基础来提高中西医诊治疑难重病的临床疗效及防治水平。

概而言之,笔者认为重大疑难疾病的中西医临床协作,理应以中医学为主导,中医院校及医疗机构牵头,首先整合并发挥中医学内部诊治重大疑难疾病的优势、特色,以自身医疗资源作为协作基础;再以两种医学思维的结合开拓视野、转换视角来研究重大疑难疾病的发生发展规律,并通过临床实践求真务实的形成中西医结合临床诊疗方案;同时应当促使现有中医院校机构优势学科、临床专科主动与西医医院、西医院校强强联合形成广泛的合作平台并产生相应的机制和模式。最终,自身优势资源、临床诊疗方案及平台机制的建立三者相辅相成、相得益彰才能充分发挥中西医学各自优势实现多学科交叉、全方位协作,形成医疗、教学、科研相结合,产生从预防、治疗到康复全面的中西医协作防治重大疑难疾病的诊疗体系。

(来源:何清湖,孙相如.促进中西医临床协作"中医+"思维很重要.中国中医药报,2016年2月23日第3版.)

二、中西医取长补短,探索最优治疗方案

观点采撷

重大疑难疾病具有病因复杂、病程迁延、病势危急严重、病状驳杂、兼症多等特点,单独以一种思维方式或一种解决模式应对,往往难以奏效;整合不同方法、不同思路、不同技术来提高临床疗效、防治水平,得到最优临床解决方案成为必然选择。本文进一步阐释了中西医临床协作的内涵、原则、方法。

(一)科学联用中西医疗法

2016年国务院颁布的《中医药发展战略规划纲要(2016—2030年)》中指出,要充分发挥中医药"在治未病中的主导作用、在重大疾病治疗中的协同作用、在疾病康复中的核心作用"。其中,发挥协同作用就要让中医、西医两种医学体系优势互补,在重大疾病、疑难病中共同发挥作用。

笔者认为,中西医临床协作就要让中西医两种医学相互融合、相互促进、相互补充,通过研究中、西两种疗法在临床联合应用中的组合原则、规律和方法,科学搭配,发挥两种疗法的协同作用,从而获得"1+1>2"的临床治疗效果。中西医临床协作的实质是要提倡科学合理、协调统一的中西医疗法联用,反对主观盲目、杂乱无序地"混合使用"中西疗法的不合理现象,力求在临床治疗上真正做到中西医的"有机结合",在临床实践基础上形成独具特色的中西医结合诊疗方案。

（二）取长补短有机结合

中西医临床协作的最终目的，就是要博采中、西医之长，克服中、西医之弊，提高临床疗效。但如果盲目认为中西疗法（药物）联用的效果必定最好，这种观点肯定缺乏科学依据。中西医疗法（药物）联用的效果判定，必须依赖大量临床实践和循证医学提供的客观数据加以验证和支持。

中、西医学体系迥异，各有优势，同时，又都存在着一定的不足或缺点。中医学对疾病的认识和治疗缺乏精确的客观指标作依据，不可能做深入细致的客观分析，多以患者的主诉和医生的直观检查为依据，很难排除主观因素的影响，理论阐述也较为模糊。西医学由于受细胞学说、机械唯物论的影响，比较注重分析局部器质与功能的病变，较少注意机体的整体性和各部分之间的密切联系。总而言之，中医学重功能关系而略形态，重类比体悟而轻实证；西医学则重形体结构而略功能联系，重逻辑实证而短顿悟思维。

因此，中西医临床协作，必须坚持辩证唯物主义思想作指导，从总体上对两个医学体系有深刻了解，分析彼此的优势与不足，在具体环节上应权衡两者利弊，取长补短，才能实现"有机结合"，从而切实提高临床疗效。

（三）中西医临床协作的思路方法

中西医临床协作应当以中医及西医的基本理论为指导，遵循中西医结合研究的一般原则，以提高临床疗效为目的。当前中西医结合临床协作的基本思路与方法大体包括以下几个方面：

1. 病证结合

根据临床具体情况如病人、病种、诊疗条件、疗效分析等，按不同的思路，灵活采用中医辨证论治和／或西医病因治疗，不管哪种方法，都必须以提高临床疗效为目的。

若西医病因明确，中医辨证亦清楚，则辨证论治与病因治疗并举。例如胃溃疡（脾胃虚寒证），用黄芪建中汤（补益脾胃，温中散寒）、奥美拉唑、阿莫西林、替硝唑联合治疗。

若中医辨证清楚，西医病因未明或无特效疗法，则辨证论治为主，辅以对症治疗。例如胃癌晚期（痰瘀内结），用膈下逐瘀汤加减（活血行瘀，化痰软坚），静脉营养、胃空肠吻合术或胃肠造口联合治疗。

若病因病理明确，目前辨证不典型，则以病因治疗为主，辅以经验方或协定方。例如上消化道出血，止血，补充血容量加云南白药或三七粉、白及粉。

若病情好转，病因未除，一时无证可辨，则继续病因治疗加康复经验方调理。例如肺结核缓解期，坚持全程正规抗结核治疗加白及补肺丸、白及百部丸。

若有针对西医病症且通过临床与实验研究确实有效的专药专方，则直接辨西医之病，专药专方治疗。例如用半枝莲治疗肿瘤、速效救心丸治疗心绞痛等。

2. 分阶段治疗

针对疾病过程具有阶段性的特征，抓住各阶段病证发展的主要矛盾或矛盾的主要方面，分析中、西医方法在不同阶段治疗上的实际效果以及中西医药配合的疗效优势，灵活运用中、西医方法，彼此有机结合，以取得最佳的治疗效果。分阶段结合是中西医临床结合的重要诊疗思路，虽无特定模式，但这一思路具有普遍适用的重要意义。例如脑出血（中风）中西医结合治疗思路，急性期以西医治疗为主，以手术或内科治疗来控制血压、防治脑水肿、治疗并发症，并加安宫牛黄丸等；恢复期及后遗症期以中医辨证论治治疗为主，主要采用中药、针灸、康复训练等。

3. 中西医融贯结合

所谓"融贯结合"，就是充分了解中、西医两个学科后，使其理论相互渗透，方法彼此借鉴，最终达到融会贯通、有机结合，提高临床诊疗水平。

以中医学理论指导为主。某些疾病以西医方法诊疗有薄弱环节，以中医学理论为主指导中西医结合治疗，疗效显著提高。例如根据中医学"六腑以通为用""通则不痛"的理论原则指导中西医结合治疗急腹症，采用通里攻下、扶正祛邪治法，根据具体情况兼以清热解毒、理气开郁、活血化瘀等法，可分别针对急腹症的若干主要病理过程产生良好疗效，不仅能显著降低手术率，而且更有利于患者的整体康复。

中西医理论共同指导。针对中、西医理论方法临床运用的优势和不足，在医学理论指导下优势互补；或从不同角度配合治疗，发挥协同作用，提高临床疗效。例如中西医结合治疗肿瘤，用放射或化学疗法消除局部肿瘤病灶，并追剿转移灶肿瘤细胞；用中医扶正固本方法调动患者机体整体自稳机制，减轻化学药物治疗造成的损伤，并兼有祛邪抑制肿瘤的作用。

4. 综合诊治法

根据临证实际需要，采用中西医结合治疗，针药并用、内外兼施，综合治疗某些顽、难、重之病症。例如乙型脑炎（暑温）的治疗，在中西医结合分期治疗的同时，综合应用多种办法取得疗效。急性期以中医药透邪为主，应用甘露醇及早防治脑水肿；极期以西医为主，冬眠、物理降温、控制抽搐以防治呼吸衰竭与并发症，并加鼻饲中药；恢复期（气阴两虚、肝肾阴虚）以中医方法为主，用中药清气生津、养阴息风，并加西医对症处理；后遗症期（经络瘀阻）以中医方法为主，用活血化瘀方药化瘀通络，以针灸、推拿进行功能康复治疗。此外，从接治患者开始，就要根据具体的治疗条件，使用包括中草药和验方等多种措施配合治疗。如卧地疗法、头部泥疗、鼻饲羚羊角汤、使用"三宝"等与西医治疗配合，可防治脑水肿、减少后遗症。

概而言之，中西医临床协作要充分挖掘整理中医药治疗经验和特色疗法，统筹中、西两种医学资源，发挥中、西医的特色与优势。从临床入手，针对重大疑难、传染性疾病发生、发展过程中的关键环节，使中西医合理分工协作，实现治疗效果的最优化。同时要运用科学的评价方法，对采取中西医诊疗的技术和药物进行疗效学、卫生经济学评价，形成重大疑难疾病中西医综合诊疗规范和专家共识，提高重大疑难疾病的综合救治水平，更好地满足民众全方位全周期健康服务需求。

（来源：何清湖，王国佐，雷晓明. 中西医取长补短，探索最优治疗方案. 中国中医药报，2016 年 6 月 21 日第 3 版.）

三、用中西医临床协同思维，解决重大疑难疾病

观点采撷

在应对重大疑难疾病挑战中，不管是西医还是中医，靠单打独斗或"局部战争"很难取得令人满意的效果。在临床实践过程中采用中西医临床协同思维，追求中医、西医诊疗方法上的优势互补、病证结合，从而达到临床疗效的最大化是必然选择。

研究重大疑难疾病的发生发展规律，促进中西医结合学科发展。发挥中西医各自优势，坚持以人为本的理念，多学科、全方位协作，形成医疗、教学、科研相结合，从预防、治疗到康复的中西医协作防治重大疑难疾病诊疗体系。

近日，国家中医药管理局、国家卫生健康委员会、中央军委后勤保障部卫生局在京对重大疑难疾病中西医临床协作试点工作进行专题部署，并对各项目实施方案开展专家论证。笔者有幸作为论证专家参加了相关会议，感触良多，拟从原因、内容及应取得的成果 3 个方面解读中西医临床协同思维解决重大疑难疾病。

（一）中西医临床协作势在必行

中西医临床协作是落实"健康中国"重要政策的需要。要充分发挥中医药在治未病中的主导作用、在重大疾病治疗中的协同作用、在疾病康复中的核心作用。我们要找准中医药在健康中国建设中的着力点，积极主动融入深化医改大局，充分发挥中医药临床疗效确切、预防保健作用独特、治疗方式灵活的特色优势，努力为人民群众提供覆盖生命全周期的健康服务。重大疑难疾病周期长、花费大，严重危害人类健康，给国家、社会、家庭带来沉重负担。在应对重大疑难疾病挑战中，不管是西医还是中医，靠单打独斗或"局部战争"很难取得令人满意的效果。而强化中西医临床协作，开展重大疑难疾病中西医联合攻关，形成独具特色的中西医结合诊疗方案，提高重大疑难疾病、急危重症的临床疗效，探索建立和完善国家重大疑难疾病中西医协作工作机制与模式，提升中西医结合临床服务能力就显得极为迫切。

中西医临床协作是中医、西医各自发挥优势及弥补不足的现实要求。中医的整体恒动观、三因制宜的辨证论治临床思维与防治方法更符合现代生物 - 心理 - 社会 - 环境医学模式；中药方剂平和低毒，中医药治疗相对简便验廉，更易为现代人接受；而且中医的摄生防病更符合现代人的养生保健模式。但也存在受传统文化羁绊，学科的现代科学基础薄弱，理论概念较抽象，缺乏当前医学界可以接受的评价方法和技术标准，以经验为主导，临床疗效可重复性低，在发展中较难接受现代科技的成果，从而技术手段落后，使其现代科技含量较低，不利于学术创新发展，迫切需要现代化。

西医立论以实验结果为主要依据，理论严谨，概念明确，诊断规范，疗效确切，可重复性强，而且体系开放，与现代自然科学同步发展，其科学形式和思维方法易为现代人接受。但也存在偏重局部研究，过分依赖定量检测，整体认识复杂生命现象不足，从总体上仍然偏重于生物医学，尚未真正完成医学模式的现代转变，当前医源性、药源性疾病日益增多，医疗费用越来越昂贵等现象，让西医面对临床问题也力有不逮，迫切需要中医协助。

因此在临床实践过程中采用中西医临床协同思维，追求中医、西医诊疗方法上的优势互补、病证结合，从而达到临床疗效的最大化是必然选择。

中西医临床协作是新时代人民群众追求全方位全周期健康服务及幸福生活的需要。随着经济社会的发展，人们新时代的医疗需求从"能看病"发展到"看好病""不得病"，这对卫生与健康工作提出了更高的标准和要求，因此开展重大疑难疾病中西医临床协作攻关工作，提高临床疗效和患者就医满意度，是实施健康中国战略的重大任务,是满足人民群众全方位全周期健康服务需求的重要内容,是实现人民群众幸福生活的现实需要。

中西医临床协同思维取得斐然成果。中国工程院院士吴咸中教授开展中西医结合治疗急腹症研究,其研究成果"通里攻下法在腹部外科疾病中的应用与基础研究"荣获 2003 年国家科学技术进步奖二等奖。另外,中西医结合治疗非典型肺炎的临床研究、中西医结合的"病证结合"诊疗模式方法的确立与运用、中西医结合研发新药服务临床都是中西医临床协同思维指导下取得的斐然成果。

(二)如何协作

国家中医药管理局、国家卫生健康委员会与中央军委后勤保障部卫生局决定共同开展重大疑难疾病中西医临床协作试点工作是为了认真贯彻落实党的"中西医并重"卫生工作方针,充分汲取中医、西医两种医学优势,采用中西医临床协同思维,使之相互融合、相互促进、相互补充,运用中西医结合手段及方法防治疾病、促进健康,提高我国健康服务能力和综合医疗救治水平,保障人民群众身体健康与生命安全。其主要的协作内容如下:

建设重大疑难疾病中西医临床协作平台,促进服务模式标准化。围绕中医诊疗具有优势的重大疑难疾病、危急重症,由中医医院重点专科联合综合医院相关重点专科和优势学科共同组建中西医临床协作组,按照"整合资源、优势互补,强强联合、协同攻关,中西融合、提高疗效"原则,建设重大疑难疾病中西医临床协作平台,充分发挥中医、西医各自特色与优势,从临床入手,针对重大疑难疾病发生、发展过程中的某一阶段、关键环节,挖掘整理中医药治疗经验和特色疗法,开展中西医结合临床协作,以提高临床疗效为目的,在临床实践基础上形成业内专家广泛共识的中西医结合诊疗方案。

建立重大疑难疾病中西医临床协作疗效评价体系,促进协作成果逐步推广应用。对中西医结合诊疗方案的临床实施进行动态管理,强化对临床病例资料的分析、总结与评估,探索中西医结合、病证结合治疗重大疑难疾病的临床疗效评价方法和评价标准,形成中西医协作防治重大疑难疾病的技术中心及推广应用平台;形成基于循证医学研究、长期随访观察和远期疗效评价的机制和模式。

促进临床科研的综合发展。重大疑难疾病中西医临床协作项目不像一般的临床科研项目只强调技术层面的目标要求,定位是"重临床、高门槛、引领性、权威性",希望通过中西医多学科、全方位协作,形成医疗、教学、科研相结合、协同发展,以提高临床疗效为主要目的。

探索重大疑难疾病的中西医协作人才培养新途径,实现人员协作常态化。研究制定西学中、中学西的中西医交叉培养制度,开展中西医领军人才的临床实践对话,明确重大疑难疾病的中西医人员协作职责和任务,形成具有中西医融合思维的中西医协作诊疗团队。

创新重大疑难疾病的中西医临床协作机制,促进运行机制制度化。创建中医临床诊疗团队和西医临床诊疗团队的协作诊疗互动机制,建立中西医人员紧密协作的会诊、联合门诊、联合查房、联合病例讨论、学术联合、中西医科室负责人交叉任职等协作模式与医疗制度,为患者提供一站式中西医协作综合诊疗服务,提高疾病治疗难点处理能力。

研究重大疑难疾病的发生发展规律,促进中西医结合学科发展。发挥中西医各自优势,坚持以人为本的理念,多学科、全方位协作,形成医疗、教学、科研相结合,从预防、治疗到康复的中西医协作防治重大疑难疾病诊疗体系,推动中西医临床协作机制建设和服务模式创新,促进中西医协同创新发展。

(三)应取得的成果

中西医专家采用中西医协同思维联合攻关重大疑难疾病,将有利于中医学突破局限与短板,有利于加快中医学现代化进程,在互助融合中发挥更大效能,这也是中医学能够持续良性发展的重要保障之一。用中西医临床协同思维解决重大疑难疾病,应该能产出 5 方面的成果,即出疗效、出方案、出成果、出人才、出模式。

1. 出疗效

如由上海交通大学医学院附属瑞金医院作为牵头单位,联合上海中医药大学附属岳阳中西医结合医院、上海中医药大学附属市中医医院的再生障碍性贫血项目以中西医专科合作为纽带,开展血液疾病的中西医结合诊疗,西医重在探寻病因、早期诊断,找到有效干预的关键因素;中医通过辨证施治,改善患者的生活质量和临床症状,取得满意的临床疗效。

2. 出方案

重大疑难疾病一般都很复杂,不可能靠中医的单方、验方,或者一个具体方法就能解决,需要中西医相互配合的诊疗方案。中西医临床协同思维能够促进诊疗模式改革创新,建立如中西医人员紧密协作的会诊、联合门诊、联合查房、联合病例讨论、学术联合等协作模式及医疗制度,形成独具特色的中西医结合诊疗方案,促使临床疗效的提高。

3. 出成果

上海交通大学医学院附属瑞金医院王振义、陈竺和陈赛娟 3 位院士领衔的团队已经通过中西医临床协作攻克急性早幼粒白血病复发难题，其项目"全反式维甲酸与三氧化二砷治疗恶性血液疾病的分子机制研究"获国家自然科学奖二等奖，"人类白血病分子机制研究及其临床应用"获国家科学技术进步奖二等奖。未来我们可以期盼通过更多的重大疑难疾病中西医临床协作项目解决目前的医学难题，获得成果。

4. 出人才

协作项目将在一定程度上探索重大疑难疾病中西医协作人才培养新途径，实现人员协作常态化，开展高层次中西医人才交叉培养，完善中西医结合高层次人才培养模式。

5. 出机制

中西医临床协同思维解决重大疑难疾病应该以患者为中心，因病制宜，视不同情况，既可以由西医作为主体，也可以由中医作为主体，还可以中医、西医齐头并进，在学科层面积极推进单病种多学科的综合诊疗模式，真正实现中医与西医的强强联合与优势互补，逐步建立中西医临床协作长效机制。

（来源：何清湖，雷晓明，王国佐. 用中西医临床协同思维解决重大疑难疾病. 中国中医药报，2018 年 5 月 30 日第 3 版.）

四、红外热成像技术在中医学的研究现状及展望

观点采撷

红外热成像技术在中医学的研究是近年来中医现代化发展的趋势之一。本文对红外热成像技术在中医学的应用优势、与中医的理论结合及研究现状等方面进行分析，并提出目前存在的问题和拟解决的方法；对红外热成像技术在近年来中医学的研究方面小结，并对进一步研究的问题提出参考性意见。

红外热成像技术是根据温度高于绝对零度以上的物体，都有辐射红外线的原理，利用红外探测器和光学成像物镜接受被测目标的红外辐射能量分布图形反映到红外探测器的光敏元件上，从而获得红外热像图的一种医用技术。通过收集人体散发的远红外辐射热，经计算机处理形成直观的温度彩色图谱。用不同的色彩显示人体表面的温度分布，依据正常组织与异常组织的红外热

辐射差,准确测量人体温度分布的变化程度,判断病灶的位置及范围,是一种能够反映机体代谢的功能影像。

红外热成像技术自 20 世纪 50 年代后期应用于乳腺肿瘤的筛查开始,其在医学领域的应用越来越广泛。在中医学的研究始于经络穴位的相关研究,之后在中医诊断客观化、辅助辨证治疗、中医体质辨识等方面得到广泛研究,距今已有 30 余年。

(一)红外热成像技术在中医学研究的优势

1. 预测早,信息全

疾病不同阶段的中医证型不同,其表现也有差异。疾病在出现形态结构变化之前通常会出现代谢的异常,因此在病灶区会发生温度的异常改变。而温度异常的范围、形状和温差大小又反映了疾病的性质和严重程度。红外热成像技术能够在人体形态结构发生异常之前就检测到其代谢的异常变化和区域,从而及早进行疾病的预测。而其他影像学检查只能等人体发生组织结构的异常时才能得到阳性的检测结果。红外热成像技术能够进行一站式人体全身各种疾病的诊断、疗效观察和健康评估,能够综合评估人体整体健康状态。

2. 非介入,无损伤

红外热成像技术无辐射,只接收人体细胞代谢中产生的热辐射,且不接触人体,是相对理想的影像学检查技术。其他影像学检查一般有射线、强磁场或者核辐射,或者要被检者服用造影剂,对身体具有一定的伤害。对于传染病、严重创伤性疾病及其他重病无法耐受造影剂等情况,使用红外热成像技术进行中医病证的诊断及疗效评估则有更明显的优势。

(二)红外热成像技术与中医学理论的结合

1. 红外热成像技术与中医学"整体观"不谋而合

中医学的整体观念认为,人体是一个由多层次结构构成的有机整体。构成人体的各部分、各脏腑形体官窍之间,在结构上不可分割,功能上相互协调、相互为用,病理上相互影响。人体的局部与整体是辩证统一的,各脏腑、经络、形体、官窍在生理与病理上是相互联系、相互影响的。因此在诊查疾病时需要从整体上把握,注意各脏腑之间、气血津液之间的相互影响。

人体是一个天然的生物红外辐射源,人体任何部位的病变均会导致其红外辐射的改变,利用红外技术可以获得人体连续的、动态的红外信息。红外热图可反映人体体表整体的温度分布状况，根据中医学藏象理论与经络理论，从不同的脏腑体表对应区域、经络循行区域，以及特定穴位点的温度变化综合判断中医病证，这与中医学的"整体观"不谋而合。

2. 红外热成像技术能够更好发挥中医学"治未病"理论优势

"治未病"理论是中医学的重要思想，同时也是指导亚健康干预的主要理论之一。其首见于《黄帝内经》，历代医家在临床实践中不断丰富对"治未病"的认识。具体而言主要有两层含义：一是尚无病，此时的"治未病"是为了养生强体，以预防疾病发生；二是"已病"，已经产生了疾病（或潜在的，病而未发），此时"治未病"为的是有病早治；也包括疾病发展到了某些阶段，此时"治未病"为的是阻止其进一步加重。

经过历代医家对其理论的不断完善，现代对于"治未病"的理解概括起来有四层意思：①未病养生，防病于先；②欲病救萌，防微杜渐；③已病早治，防其传变；④瘥后调摄，防其复发。

疾病在发生器质性病变之前就已经发生组织代谢和血流的改变，因此在体表温度分布上会产生异常。红外热成像技术作为功能性影像学技术，能够通过捕捉到体表异常温度分布的热图信息，对功能异常区域定位，对其严重程度定性，为疾病的早期发现与防治赢得宝贵时间。红外热成像技术在疾病预警方面体现了得天独厚的优势，是其他影像学技术无法比拟的。这与中医学"治未病"的理论具有相同的意义。结合"治未病"的理论，红外热成像技术能够更好地发挥其优势。

3. 红外热成像技术与中医学"思外揣内"的诊断原理吻合

"有诸内者，必形诸外"，疾病内在脏腑的病理本质都会在体表表现出来。《灵枢·本藏》曰："视其外应，以知其内脏，则知所病矣。"说明脏腑与体表是内外相应的，观察外部表现，可测知内脏变化，从而了解疾病发生的部位、性质。《丹溪心法》总结："欲知其内者，当以观乎外；诊于外者，斯以知其内。盖有诸内者形诸外。"

望诊为四诊之首，且有"望而知之谓之神"之说。中医理论认为，人是一个有机的整体，内在脏腑、经络、气血津液等的病理变化，必然会通过外在的表现反映出来。红外热成像技术作为中医望诊的延伸，捕捉的是人体体表红外热辐射的特点，反映的是体内脏腑、经络、气血津液的动态变化。根据藏象学说及经络学说，在异常的脏腑体表对应区域、经络循行线以及特定穴位产生的体表温度变化，测知其内在疾病发生的部位和性质。这与中医学"思外揣内"的诊断原理相吻合。

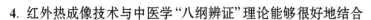

4. 红外热成像技术与中医学"八纲辨证"理论能够很好地结合

八纲辨证是运用表、里、寒、热、虚、实、阴、阳八个纲领对四诊信息进行分析归纳，从而辨别疾病现阶段病变部位的深浅、疾病性质的寒热、邪正相争的盛衰和病证类别阴阳的方法。通过八纲辨证，可找出疾病的关键所在，掌握其要领，确定其类型，推断其趋势，为临床治疗指明方向。

寒、热是辨别疾病性质的两个纲领。病邪有阴邪与阳邪之分，正气有阳气与阴液之别。阳邪致病导致人体阳气偏盛而阴液受损，或是阴液亏虚而阳气偏亢，均可表现为热证；阴邪致病导致人体阴气偏盛而阳气受损，或是阳气虚衰而阴寒内盛，均可表现为寒证。所谓"阳盛则热，阴盛则寒"（《素问·阴阳应象大论》），"阳虚则外寒，阴虚则内热"（《素问·调经论》）即为此意。因此，寒证与热证实际上是机体阴阳盛衰的具体表现。

正常人群热态结构具有一定的稳定性和对称性，疾病状态下人体脏腑或经络热结构出现的凉偏离或热偏离，能印证中医脏腑气血阴阳的异常病理改变。研究表明，红外热像技术可全面客观地测量各脏腑对应体表的温度，使脏腑功能状态变得可视化；生理状态下，人体各脏腑的温度呈现出一定的排列规律。通过测知人体体表温度的状态，能够反映脏腑功能的盛衰，辨别疾病的寒热性质，同时也是疾病阴阳属性的具体表现。通过红外热成像技术辅助八纲辨证，从总体上把握疾病的寒热属性，同时也反映了脏腑的阴阳盛衰。

（三）红外热成像技术在中医学的应用现状

红外热成像技术在中医学的应用主要体现在辅助中医诊断、辨证、疗效评估、经络理论相关研究、中医体质、亚健康等多方面的相关研究，同时也取得了一定的成果。

1. 辅助中医诊断方法的研究

红外热成像技术通过采集人体体表辐射的红外线来分析人体体表温度分布的状态，是中医望诊的延伸。目前红外热成像技术主要应用于面诊、舌诊以及其他局部望诊的辅助诊断。

（1）面诊：面诊是中医望诊中的重要部分，主要包括了面色与光泽的诊断。由于体质禀赋、季节、气候及环境等因素的影响，个体面色存在一定的差异。传统面部光泽判读，主要是依靠临床医生主观评价，缺乏客观化数据支持，成为影响中医面诊发展的重要原因之一。红外热成像技术应用于面诊研究能避开可见光检测技术的难点，通过分析面部皮肤表面的温度来测定对应脏腑的寒热属性。

吴敏等对 700 名学龄期健康儿童进行了面部红外热像望诊,结果表明正常学龄期儿童面部温度均值无明显性别差异。李洪娟等通过测定 316 例健康体检者面部红外热图,分别取额、目、鼻、唇、下颌等部位的平均温度。研究发现平和质者两目温度最高,左右额头次之,男女无差异。鼻子温度最低,男性高于女性。左右面颊温度基本对称,右颊略高于左颊,嘴唇和下颌温度与额头接近,男女无明显差异。

(2)舌诊:舌诊是中医望诊独具特色的诊法之一。舌体与脏腑通过经络构成联系,是反映内部脏腑功能的一面"镜子"。相关实验证明,舌体上布满血管,没有脂肪组织,比起指尖以及手臂等部位更能准确地反映人体内部微循环等方面的信息,是疾病无创诊断的很好的测量点。舌温与年龄、性别、舌色、舌面分区、病证及舌血液灌注率等有关。

刘黎青等应用红外热像技术,观察不同中医辨证分型的红外舌图特征及冷热温度负荷变化规律,之后又对 42 例糖尿病患者不同舌质进行了观察。研究发现糖尿病患者的舌温低于正常人,不同中医证型的红外舌图各有其特征及变化规律。此方法简便直观、无痛苦、可重复性强,可作为糖尿病的中医辨证分型、疾病转归、疗效判断的实用客观指标。

此外,相关研究发现,不同的季节舌体的红外热图存在差异性;老年人不同中医证型的红外舌图也各有其特征。

(3)其他局部望诊:除舌诊与面诊外,专家学者对其他局部望诊也进行了相关研究。张栋等通过分析正常人体背部的红外热图探寻背部温度分布规律,研究发现:①正常人背部的平均温度值为(32.58±0.91)℃;②背部及躯干左右两侧温度较对称,两侧温度差异均无统计学意义;③正常女性背部的平均温度值比男性的稍高;④颈部平均温度值为(34.10±1.21)℃;肩部平均温度值为(33.94±1.18)℃;背部平均温度值为(33.55±1.25)℃;腰部平均温度值为(33.18±1.27)℃,按照从颈、肩、背、腰部顺序向下温度呈逐渐降低的趋势。红外热像图所观察到的背部温度的正常值将为背部疾病的诊断和经络研究提供参考依据。

2. 辅助中医辨证的研究

寒证与热证是人体阴阳盛衰的反映。辨清寒证与热证,是确定"寒者热之,热者寒之"治疗原则的依据,对于认识疾病的性质和指导治疗具有重要意义。红外热成像技术在辅助中医辨证方面的研究主要着眼于寒、热的辅助辨证。

人体是一个复杂的生物体,在同一患者身上,往往出现既有寒证,又有热证的寒热错杂现象;或者出现疾病本质为热证,却表现出"寒象"的真热假寒证，或者出现疾病本质为寒证，却出现"热象"的真寒假热证。通过传统中医望诊进行辨证很容易出现错误，而红外热成像技术通过分析人体体表红外热图数据可以一目了然地发现病证的寒热本质，为中医辨证提供了客观而准确的依据。

李洪娟等通过红外检测发现平和体质人群与冬泳、艾滋病感染者三组人群的督脉、命门等区域热差值有明显差异，说明正气强弱在人体体表温度上有差异。对比寒证、热证两组艾滋病患者的脏腑热值数据，获得两组人群在胸膺（肺）、大腹（脾）等区域热差值的显著差异，为辅助寒热辨证提供研究基础。张越等借助红外热成像技术对手足心热的病因进行分析，结果发现借助红外热图可以比较客观区别阴虚、阳虚及脾虚阴火证等病因，打破了手足心热是由阴虚内热引起的常规认识。张宜等运用红外热成像技术对肾虚型膝骨关节炎患者不同部位的温度进行检测分析，结果发现膝骨性关节炎不但是局部病变，而且与肾阳虚和心脾阳虚相关；运用红外热成像技术可及早识别阳虚与阳虚兼证，从而可辅助中医辨证。

此外，通过对乳腺增生病患者不同中医证型与红外热图的关系研究发现，红外图像变化与不同证型之间有明显的对应关系，乳腺红外探查可作为中医辨证分型及判定临床疗效的观察指标，可望成为中医辨证的客观依据之一。

3. 中医疗效评估方面的研究

正常人体红外热像图与正常解剖结构相同，具有一定的对称性和稳定性。以人体后正中线为中线，以腰骶菱形窝为中心展开，上下及左右对称大致分布均匀。只要打破这种分布规律，远红外热像就提示机体的代谢功能可能出现异常。当人体患病或者某些生理状况发生变化时，全身或局部的远红外辐射热能就会受到破坏和影响，在临床上表现为组织温度的升高或降低。

从中医角度来说，人体健康的"阴平阳秘"状态就是构成人体各个区域热值均匀，脏腑产热散热平衡。当脏腑气血阴阳失衡，对应体表各个区域热值出现寒热偏离时，即为非健康状态；通过中医干预治疗，人体脏腑气血阴阳调和平衡，通过红外热图则表现为全身各区域寒热偏离状态得到纠正。因此，红外热成像技术可作为中医疗法的客观评估指标之一。

诸多专家利用红外热成像技术，对不同疾病的中医干预疗效进行了评估。李洪娟教授等通过对183位艾滋病患者2个疗程的红外热值与118位正常人的红外热值对比，初步揭示了艾滋病患者治疗前后身体热态的变化趋势，从而验证了艾滋病患者治疗的有效性。张立娟等采用红外热成像技术观察血府逐瘀汤治疗早期糖尿病足的疗效，实验证明血府逐瘀汤治疗后红外热图像变化明显,疗效显著。黄进淑采用红外热成像技术,利用热图中炎性病灶热区最长径线改变量及热区温差差值这两个量化指标对 200 例盆腔炎患者不同疗法进行对比评估,从而为中西医结合疗效的客观评估提供理论依据及基础。

4. 经络穴位相关理论的研究

(1)经络穴位客观化研究:经络学说是中医学理论的主要部分之一,其中穴位是针灸治疗的主要靶点。应用红外热成像技术,呈现经络穴位的温度分布规律及走形,观察针灸前后机体的温度变化是分析针灸作用的一个途径,也是经络客观化的重要研究方法之一。

通过红外热成像技术探测经络的存在及循行路线,其探测到的红外高温线带与经络走行基本一致,证实了经络的客观存在。相关研究已基本证实循经红外辐射轨迹是人体生命活动中普遍存在的一种现象,且多表现为经络线下的表皮层的高温线带。该红外辐射轨迹可以在穴位的体表刺激下诱发产生,但温灸是诱发循经高温线的最佳方式,电针次之。

(2)针灸治疗的临床研究:红外热成像技术作为非侵入性的功能性医学影像手段,已经在针灸的临床研究中得到广泛应用,同时提供给我们诸多直观的科学证据。

相关研究表明,艾灸热敏腧穴产生的腧穴热敏现象(如扩热传热),除了受试者的主观感觉,在一定程度上也能被红外成像客观显示。红外热成像技术很好地辅助了经络穴位的相关研究,使患者的主观感受客观化、数据化、可视化。临床研究显示,面瘫患者患侧与健侧存在明显的温差,针灸疗法能调节患病区域表面温度,使之与健侧温度接近对称。而红外热成像技术能够指导临床取穴,提高针灸疗法的有效性。

5. 中医体质相关研究

中医体质是人体生命过程中,在先天禀赋和后天获得的基础上所形成的形态结构、生理功能和心理状态方面综合的、相对稳定的固有特质,是人类在生长、发育过程中所形成的与自然、社会环境相适应的人体个性特征。体质的差异性很大程度上决定了对病因的易感性、疾病的发生发展变化、转归预后的差异及个体对干预措施的不同反应性。红外热成像技术应用于中医体质的辨识,是中医体质辨识客观化的重要方法之一,避免了量表评估法由于个人主观理解及认识的不统一而产生较大偏差的缺点。

研究表明,红外热图能有效地显示出夏、冬两季人体体表温度分布的差异,并与中医体质具有一定相关性。因此,红外热成像技术能客观反映人体的季节性变化,并在中医体质客观化研究方面有重要应用前景。郑霞等对 30

例阳虚质正常人和 30 例非阳虚质正常人的红外热图特点进行评价分析，结果发现正常阳虚体质者和正常非阳虚体质者具有相同的代谢热值规律，头面部和四肢区位是应用红外热成像系统评价阳虚的两个敏感区位。李启佳等采用非制冷镜头的红外热成像仪对 30 例平和质与 46 例阳虚质的正常人的红外热图进行对比研究，得出：①示指、中指、无名指和下肢是应用非致冷镜头的红外热像诊断系统判定阳虚的敏感区位；②无论何种致冷方式的红外热成像仪对膝部、股后区与小腿后区热值差异的研究具有可重复性；③冬季仅行下肢扫描即可进行阳虚评价。

6. 亚健康的相关研究

亚健康是指人体处于健康和疾病之间的一种低质状态。亚健康状态者尚未发生器质性病变，临床生化物理检查无法得到阳性诊断结果。而红外热成像技术作为一项功能型影像学检查手段，能够为亚健康的诊断提供客观化的重要依据。

连志强等通过对 730 例健康体检者的红外热图筛查，诊断为健康组 102 例，亚健康组 355 例，疾病组 273 例，亚健康组的颈部不适部位与热图异常区域符合。因此，颈部红外热像图可作为判断亚健康状态颈部不适的客观依据。王超等以亚健康态胸痹人群作为研究对象，分别设置健康组、亚健康态胸痹组和胸痹组，采用红外热成像技术探索亚健康态胸痹的红外热图特征。结果发现：亚健康态胸痹组的症状表现程度与红外热图异常变化相符，红外热成像技术可作为判断亚健康态胸痹的客观依据之一。

（四）思考与展望

红外热成像技术在中医学的研究已逾 30 年，涉足中医学的各个领域，也取得了一定的成果，但目前的研究中还存在诸多问题。

1. 红外设备在中医学中的研究缺乏统一的标准。红外设备有各种类型，配置不同，性能和功用也各异。哪一种配置的红外设备更适合于中医学的研究，目前尚无相关文献研究。目前红外热成像技术在中医学中的研究采用的设备参数不同，是否会影响研究结果仍有待进一步探讨。

2. 红外热成像技术在人体体表温度数据采集时具有一定的局限性。人体是一个复杂的生物系统。人体内部温度具有一定的稳定性，其波动范围较小，但体表温度的波动性较大。不同人体部位由于皮下组织结构、血流状况、环境温度因素，导致不同部位体表温度差异性较大。因此红外热成像技术在中医学中的研究中无法使用全身统一的温度标准来研究。

3. 红外热成像技术在中医学的研究中缺乏统一的科研路径。目前红外热成像技术在中医学的应用仅仅停留在个人的小样本的研究经验层面，缺乏统一的科研路径和多中心、大样本的临床研究数据。因此，红外热成像技术在中医学的应用研究结论缺乏可比性。

4. 红外热成像技术的数据采集受干扰因素较多。红外热成像技术在采图时对环境的温度、湿度、空气流动度、环境布置等多方面都有严格的要求，采图环境受干扰的因素较多。此外，受检者需要在采图之前禁止能够影响体表温度的活动，且需全裸拍摄。数据采集受干扰因素较多，影响实验结果的准确性。

5. 红外热成像技术在中医学的应用操作缺乏统一的规范。红外热成像技术在中医学的应用尚处于起步阶段，其技术操作缺乏统一的规范。目前红外热成像技术在中医学方面的研究尚缺乏完整系统的学科理论体系，临床医生对红外热成像理论缺乏系统的认识，操作水平参差不齐，对红外图像缺乏完整的认知能力以及综合判断能力，严重制约了红外热成像技术在中医学的科研发展。

鉴于以上存在的主要问题，首要任务是要制定红外热成像技术在中医学研究中的相关标准，包括统一的设备参数、采图环境、受检者要求、采图方法、解图方法等方面。在此基础上进行多中心、大样本的临床红外热图数据采集，经过统计学数据分析后形成红外热图的相关标准，以便规范日后的相关研究。其次，对红外热成像系统的技术不断优化。由于目前红外热成像系统采图受干扰因素较多，如何能够降低干扰，使采集数据更加稳定准确也是今后研究的重点方向之一。

随着科研工作的不断推进，红外热成像技术在中医学的研究会更加科学化、规范化。基于前人在红外热成像技术的相关科研经验基础上，不断优化科研路径，使研究更加深入。这也是实现中医现代化的重要突破口之一。

（来源：张冀东，何清湖，孙涛，李洪娟，孙贵香，刘伟. 红外热成像技术在中医学的研究现状及展望. 中华中医药杂志，2015年第30卷第9期.）

第十一章 一带一路

一、"一带一路"背景下中医药国际化整合营销策略研究 ——基于伯克认同理论

观点采撷

- 从伯克认同理论视角探讨中医药国际化认同问题与认同实现途径，以及国际化整合营销战略，对有效应对"洋中药""化学合成药"对我国中医药的挑战，提升我国中医药品牌认知度和国际影响力，全面实现中医药国际化有重要指导意义。

- 中医药国际化认同的实现途径包括"以进促出"形成体验上的认同，与目标用户形成情感上的认同，与目标市场形成文化上的认同。

- 根据整合营销理念，以及政府、组织、企业在行业发展过程中的互动性与关联性，我国中医药国际化"三位一体"的整合营销战略模型：宏观层面的政府营销、中观层面的行业营销、微观层面的企业营销。

- 中医药国际化营销组合的创新策略包括中医药国际化营销理念的创新、中医药国际化营销模式的创新、中医药国际化产品策略的创新和中医药国际化品牌推广策略的创新。

随着人类对回归自然的渴求，护佑华夏数千年的中医药以其独特的哲学智慧、养生理念与实践疗效，正吸引着全球目光，这为我国中医药事业的发展带来了广阔前景。为促进"一带一路"建设，国家也高度重视中医药发展。2016年国务院发布《中医药发展战略规划纲要（2016—2030年）》，指出推进"一带一路"建设，迫切需要推动中医药海外创新发展。"一带一路"倡议为中医药走出去提供了国际市场机遇，但沿线国家对"一带一路"倡议的不同态度也给中医药国际化带来了一些挑战。在学界，中医药国际化问题也备受关注，学者们从不同视角开辟了不同的研究路径，对中医药国际化有一定的启示作

用,但实践效果不尽如人意。究其根源,可能存在国际营销管理滞后、国际化市场定位模糊等原因,使海外民众对中医药认知受限,认同欠缺。基于此,本文试图从伯克认同理论视角探讨中医药国际化认同问题与认同实现途径,以及国际化整合营销战略,旨在为中医药国际化研究提供新的研究视角。

(一)中医药"认同"问题研究

目前,人们对中医药认同问题有所关注,但研究屈指可数,且主要限于国内学者。系统梳理文献发现,现有文献一般以"认同水平低"为出发点,从宏观层面上分析中医文化认同的危机根源及其中医文化认同的国际传播。张其成指出各国意识形态、文化差异、语言障碍等是导致海外民众对中医药认知受限的主要原因。黄文卿等在其研究中指出缺乏文化认同是阻碍中医药走向国际的主要原因,对中医药文化的不理解,直接导致了不确定性规避的行为。张毅以成都市城区居民为调查对象,从使用、疗效、方法等方面对中医药认同进行了调查。李春燕认为当前西方文化中心论、科学主义及其本土化、消费主义文化等对中医文化的冲击是导致中医文化认同危机的主要根源,指出通过"发掘、重构、输出"三步策略来提高海外民众对中医文化的认同。潘小毅以 Phinney 的民族认同 MEIM 量表和相关宗教认同量表为基础,开发了中医文化认同的测量量表,采用实验法和问卷调查法研究了中医文化认同现状,结果表明中医文化社会总体认同水平并不低,但存在年龄方面的群体差异,并提出了新时期中医文化传播思路。

这些研究均有一定价值与启发意义,但中医药认同体系较为复杂,现有研究着力于宏观层面,无法为中医药文化国际认同的微观构建提供行之有效的实际操作指导。为此,下文引入伯克认同理论,讨论中医药国际化进程中的"认同"问题。

(二)伯克认同理论对构建中医药国际化认同的营销启示

1. 伯克认同理论

认同,是指"个体对自己身份的自觉意识,或对某个群体的理想和特征的内心趋同"。认同理论,作为近几十年人文社科领域普遍使用的一个术语,已被社会学、历史学、国际关系学、组织行为学等领域学者们进行多维多角度诠释。其中,广告学、传播学等领域的学者在研究认同问题时,一般采用伯克认同理论。基于研究目标的需要,本研究也将运用伯克认同理论来探讨中医药国际认同问题。

伯克认同理论指出个体可以通过共同的,或相似的情感、价值、思想或职业等与别人取得认同。认同会影响人们对事物的判断与评价、产品的选择与评价等方面。人们共享的"物质"可以形成人与人之间的"认同"基础。认同建立,就是"物质"的传播者与受众之间关系的形成过程,即传播者促使受众改变他们自己原先的态度或行为,按照传播者的观点行动的关系建立过程。由此可见,能否成功说服受众,取决于受众对传播者传播内容、方式等方面是否认同,是否能使受众与传播者达到融为"一体"的状态。

根据伯克认同理论,传播者可以采用"将欲取之,必先予之"的交换思维,通过"同情认同、对立认同与误差认同"三种方式,使目标受众与传播者达成"同一"。同情认同,是指通过以人们共同的特性来构筑与受众之间的共同情感,有效地使双方在思想、情感、价值、观点等方面产生共鸣而达成"同一"。对立认同,是指传播者与受众双方均对某种共同反对的东西而形成的联合,即通过与受众建立共同关心的问题而创造的"同一"。比如,在现实生活中,环境污染、疾病都是大家反对又关心的问题,传播者可以通过构建受众都关心的环境、疾病等困扰问题,使受众更易于与传播者达到"同一"状态。误差认同是由不正确的认知而引起的认同。

2. 中医药国际化认同的实现途径

(1)"以进促出"形成体验上的认同:所谓"以进促出"是指通过各种营销方式将海外友人请进中国,让其真实地参与中医活动,形成体验上的认同,利用口碑效应促进中医药"走出去"。相关研究表明,文化国际传播可以通过"走出去"和"请进来"两种方式进行。中医药不同于西医,其实际体验与参与中的哲学智慧晦涩难懂,"走出去"进程必定比较缓慢,事实也是如此。在这种情况下,可以通过国内中医药营销战略布局,树品牌、造影响,把海外友人"请进来",通过看、听、用、参与等手段,充分刺激和调动海外友人对中医的感官、情感、思考、行动、联想,让其在感受中医药文化的同时形成对中医药体验上的认同。此外,"请进来"方式可以掌握中医药文化传播的主动权,合法地让海外友人体验"望""闻""问""切"。

(2)与目标用户形成情感上的认同:影响目标市场消费者的购买意愿进而决定其购买行为的关键因素有情感、兴趣、欲望、经验、需求、态度等,其中,心理与情感机制尤为重要。如果忽略目标群体的心理,或对其心理认知不全面,就无法取得有效的营销效果。消费者对中医药的参与行为在很大程度上受其文化认同的影响。根据伯克认同理论,中医药国际营销时,可以通过情感认同,与消费者达到"同一"。如果在海外目标市场的营销方式能引起目标受众的心理共鸣，就能唤起消费者对中医药的情感认同，与他们"同一"起来，缩小彼此间的文化分隔，进而唤起他们积极参与中医药活动的意愿。

（3）与目标市场形成文化上的认同：因不同国家或地区的意识形态、价值观念、风俗习惯、宗教信仰的差异，中医药参与国际竞争必定困难重重。而了解当地文化，并根据当地文化构建与当地市场上文化认同的营销战略是跨国成功经营的关键因素。因此，在中医药国际化进程中，无论是中医药文化国际传播，还是中医药产品的海外营销方式，不仅要考虑中医药自身的市场状况，还要考虑将打入的国际目标市场，构建与目标市场文化"同一"的营销战略。

（三）"一带一路"背景下中医药国际化整合营销战略的构建

到目前为止，中医药已传播到 183 个国家或地区，并成为世人知晓的"中国品牌"，但海外发展"仍未抵岸"，中医药国际营销管理明显不足。针对这种不足，本文从战略框架、分析工具、营销创新策略三个层面构建了中医药国际化营销战略。

1. 中医药国际化整合营销的战略框架

诞生于 20 世纪 80 年代的整合营销理论，是一种以消费者为导向的系统性新营销方式，重点体现在营销主体、营销目标、营销战略，以及信息传播等方面整合。根据整合营销理念，以及政府、组织、企业在行业发展过程中的互动性与关联性，本文构建了我国中医药国际化"三位一体"的整合营销战略模型（图 11-1-1）。

（1）宏观层面的政府营销：政府营销，是指以政府为营销主体，以整体营销理论为指导的宏观营销模式，即政府在现代营销观念指导下，向海外目标市场营销中医药文化，推广中医药产品或服务，推动中医药产业的国际贸易、跨国投资与发展，进而实现中医药国际化的过程。为此，需要政府根据营销的作用原理与传导过程，整合中医药各种资源和优势，构建一个有战略目标、战略规划与战略定位的政府营销模型，开拓中医药市场的地理版图。

在战略目标上，通过建立多双边的政府间合作机制，改善中医药的规管环境，提升中医药的国际话语权和国际影响力，推动其进入主流医学体系，发挥中医药在世界传统医学领域的领军作用。在战略定位上，政府可将"大中医"打造成 21 世纪中国的世界名片，成为"一带一路"建设中的排头兵和生力军。在战略规划上，明确地方政府、行业协会、中医药产业内企业、个体等各

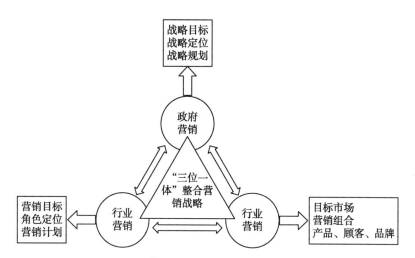

图 11-1-1 中医药国际化"三位一体"整合营销战略模型

利益相关者在中医药国际营销中的使命,有步骤、有计划地布局重点区域、重点骨干企业在中医药国际市场上的战略规划。

(2)中观层面的行业营销:行业营销,是指以中医药行业组织为营销主体,以整体营销理论为指导的中观营销战略模式。具体体现在行业营销目标、角色定位以及计划三个方面。在营销目标上,行业组织应发挥协调宏观政府与微观组织在中医药国际化进程中的桥梁纽带作用,及时掌握海外传统医学的相关政策、中医药产业现状、产业结构、产业趋势、产业驱动力等,为中医药文化、产品、服务、人才、品牌等"走出去"营造良好的服务平台。在角色定位上,行业组织应充当国际营销的引导者与管理者,承担中医药行业自律、组建、维权、协调管理等任务,制订中医药品牌国际营销管理计划,明确中医药行业品牌定位。在营销计划上,逐步推动中医药的标准体系建设、国际服务贸易、国际学术交流、国际培训与人才交流、信息共享。

(3)微观层面的企业营销:中医药国际化企业营销,是指以提供中医药产品或服务的企业为营销主体,运用现代市场营销工具,进行中医药产品或服务的国际市场细分、目标市场与定位分销,在此基础上构建中医药国际营销组合策略。在"走出去"形式上,可以通过开展合作营销,推动中医药产品或服务多角度、全方位地走出去。

2. 运用营销 STP 分析工具,有效开拓中医药国际市场

STP 分析,即市场细分(segmentation)、目标市场的选择(targeting)与市场定位(positioning),是进行国际市场营销战略,有效开拓国际市场的经典框架。中医药"走出去",是一个不断探索的过程,在这个过程中,就需要根据国际市场的差异性需求,分类突破,逐级覆盖。在不同目标市场上,找到路径与突破口,创造不同国际目标市场的定位和角色。

在国际市场细分上,首先根据中医药所蕴含的道教、儒家等中华传统文化思想,以"文化相似性"为细分标准,将全球市场分为中华文化圈(道家文化和儒家文化)、非中华文化圈。其次,以沿线国家对"一带一路"认同态度为细分标准,可以将全球市场分为积极响应、竞争态度与模糊态度。最后,根据文化相似性和对"一带一路"认同态度两个细分指标,我们发现中医药国际化将出现六种不同的细分市场(表11-1-1)。

表 11-1-1　中医药国际化的六种不同细分市场

	中华文化圈	非中华文化圈
积极响应	积极响应的中华文化圈市场	积极响应的非中华文化圈市场
竞争态度	持竞争态度的中华文化圈市场	持竞争态度的非中华文化圈市场
模糊态度	持模糊态度的中华文化圈市场	持模糊态度的非中华文化圈市场

细分后,接下来是通过科学的方法(如市场调查)评估这六大国际细分市场。在评估过程中,各营销主体应考虑不同细分市场的大小和成长性、市场结构的吸引力,以及进入的目标和资源。评估后,再根据中医药国际化认同等情况,锚定优先进入或推迟进入的国际目标市场。对"一带一路"建设持积极态度的中亚国家,可以采用标准化营销战略,让中医药优先进入这些地区。相反,对"一带一路"倡议持竞争态度的国家,如美国与日本因双边关系,印度因地缘政治考量,将中国视为威胁,可以通过微观企业的市场行为,采用适应性营销战略有选择性地进入。

最后,创造不同目标细分市场中医药的产品定位和品牌定位,为目标市场提供差异化价值,让中医药真正"走进去",让海外目标市场上的医生、患者和消费者均能够认知与信任中医药。

3. 中医药国际化营销组合的创新策略

(1)中医药国际化营销理念的创新:国际营销活动是一个系统工程,需要系统考虑中医药国际营销活动所涉及的各种资源,如政府、行业协会、企业、教育者、海外华人等。因此,中医药国际营销需要具有协同式创新营销理念,具有整合营销理念,采取不同方式,从不同层面上激发各种营销主体发挥各自竞争优势,共同面对国际化中的挑战,提升中医药国际营销系统的整体效益。

(2)中医药国际化营销模式的创新:事实证明,与当地企业合资,是更好地了解当地政治制度、社会文化和消费趋势,顺利开拓海外市场的一种主要模式。对于中医药行业的众多企业而言，可以依托自身优势，有效整合和利用国际目标市场当地企业资源优势，"借船出海"，如采用国际合资、合作、并购等模式开展合作医疗（如在外办医院、开诊所）、合作办学（在目标市场提供中医药学学历教育或培训）、合作办厂或开药房等，有效借助目标市场合作伙伴的渠道、品牌影响力或其他资源，以较低的市场风险拓展国际市场。

（3）中医药国际化产品策略的创新：近年来，韩医、印度医术等也在走出去，甚至有些国家还出口中药材。为此，我国中医药只有通过创新产品策略，才能在西方医学与传统医学的国际竞争中凸显优势。营销者需要就不同市场用户的中医药产品认知和需求特性、制度环境和论证等方面进行深入的调研，在此基础上运用"产品整体概念理论"，从中医药产品（或服务）的核心基本功能向一般产品、期望产品、附加产品和潜在产品延伸与拓展，开发符合目标市场对中医药产品或服务需求的产品组合策略。比如，在国际营销中，以中医医技＋器械＋中成药等因素进行产品组合，重点开发中医药产品如何与针刀、穴位、推拿、按摩、贴敷、埋线等中医技术相结合的适销对路的养生、保健、中医药旅游等产品，包括在包装、商标、产品定位、产品生命周期、品牌等方面的具体营销策略。

（4）中医药国际化品牌推广策略的创新：品牌，作为一种稀缺资源，是企业乃至国家核心竞争力的重要标志。中医药品牌建设不仅需要微观企业着力提升品牌形象，也需要国家顶层的品牌战略规划与管理。首先，政府可以成立一个相对独立的中医药品牌国际化推广机构，利用各种机会，加大对中医药品牌的海外推广力度，并协调与解决有关我国中医药品牌质量安全、品牌形象统一、品牌涉外危机等问题。其次，中医药企业在开展国际化时，要以中华老字号品牌推广与目标市场进入相结合，丰富中医药品牌推广内容，创新品牌推广形式，拓展品牌推广渠道，形成多层次、全方位、立体化的中医药品牌国际推广格局，提升中医药品牌在国际市场上的知名度和影响力。

在中医药品牌推广时，根据不同国家社会文化及消费者需求状况，选择不同的传播渠道与传播内容。在传播受众上，先得到全球华人对中医药的认可，再通过相关推广策略，得到在华留学生和来华旅游者对我国中医药文化、服务等方面的认同，如利用互联网传播"广而快"的特点，进行广泛性推广；利用互联网的知识共享性，进行精准推广；利用互联网的社交性，进行社会化推广等，以点带面。在推广渠道上，可以利用政府、民间、企业之间的中医药国际合作、国际中医药协会、国际学术交流研讨会、中医药博览会和文化节、合作就医、合作办学等方式，将品牌跨文化传播与目标公众关系协调结合起来，通过互惠互利形成利益共同体开展传播。在推广内容上，善于讲"品牌故事"，通过有效内容传播，借助不存在文化争议的情感元素，克服文化差异。

（四）小结

"一带一路"倡议，为中医药国际化提供了良好的国际市场机遇，但因沿线国家对"一带一路"倡议的不同态度给中医药国际化带来了严峻挑战。中医药走向世界，是一个不断探索而漫长的过程，任重道远。着眼于伯克认同理论，探索其对中医药国际营销的相关启示，运用国际市场营销理念构建政府、行业、企业"三位一体"的整合营销创新策略，对有效应对"洋中药""化学合成药"对我国中医药的挑战，提升我国中医药品牌认知度和国际影响力，全面实现中医药国际化有重要指导意义。

（来源：王辉，何清湖，唐婧，夏新斌，胡正东."一带一路"背景下中医药国际化整合营销策略研究——基于伯克认同理论. 世界科学技术 - 中医药现代化，2017 年第 19 卷第 6 期.）

二、"一带一路"背景下中医药跨文化传播的问题和对策
——以英国为例

观点采撷

- 在英国移民中医界，笔者常闻哀叹：长此以往，世界的中医药会由外国人掌握！外国人已经发现了中医是个好东西，虽然不是所有外国人都认识到了，但已认识到的那部分外国人已经能够使得中医在国外发展得很好。若中国人还以小农经济的运作方式"各种门前三分地"，那不久的将来会被他国有战略有手段地把控全球中医药市场和话语权，到时候全世界都在用中医药，但并不是由中国人主导！

- 中医药跨文化传播目前存在众多问题：传播隔阂非常明显，传播系统不够完善，传播手段简单，传播能力有限，"去中国化"现象明显。

- 中医跨文化传播的建议包括：①树立传播意识，多领域多学科介入，完善传播体系，把传播作为一个系统工程；②完善传播途径，改善传播手段，提高传播有效性；③注重人才培养，普及跨文化交际培训，提高传播能力；④发展国内中医，形成对海外中医的有力支持；⑤政府主导作为传播的组织者，把中医作为国家文化软实力的重要部分来打造；⑥把握话语权，注重知识产权保护。

跨文化传播，必然包括至少两个文化。谈中医药的跨文化传播，必然涉及目标文化。而"一带一路"沿线国家国情不同，作为不同的目标文化需以国别分而论之，笼统地一概而论其实不妥。故本文以进行过田野调查的英国为例。但英国的问题在全世界也有共性，故其对策建议也有推广价值，供同仁参考。

（一）中医药跨文化传播的问题

传通不简单，跨文化传通更是复杂，中医药这个深奥的事物作为传播内容更是加大了传播的复杂性和不确定性。中医药跨文化传通目前存在众多问题，一方面是传播环境的严峻，另一方面是传播者自身的窘迫。

1. 传播隔阂非常明显

传播隔阂是指传播过程中个体之间、个体与群体之间、成员与组织之间、群体之间、组织之间、元文化与异文化之间的隔阂。

在中医药跨文化传播中，传播隔阂非常明显。在学界讨论最多的是中西方文化、中西医文化之间的差异与隔阂，笔者亦认同这是导致跨文化的个体之间、个体与异文化群体之间、异文化的群体之间的隔阂的根本原因，可以说是文化壁垒。但因为学界对此文化差异问题著述讨论甚多，本文不在此赘述。作为人类学者，笔者更关注具体到个体身上所体会到的传播隔阂和他们的应对，比如：中医执业者在与就诊者的沟通中有意识地避开中医术语并进行概念转换，如"气"简化为"energy（能量）"；某英国大学针灸专业学生在上中医基础理论课时说有些听不懂，而老师说听不懂没关系，先告诉你们其（指中医和中国文化）水平在哪儿，让你们知道往哪个方向努力；很多中医执业者不会与就诊者有临床之外的接触，不会参与他们的生活，有的华裔甚至一直只生活在很小的一个圈子里，与当地社会来往甚少，文化融入度较小；华裔和非华裔主管的几个行业协会相对泾渭分明，华裔与非华裔执业团体间往来不多等。

"由于社会信息系统的参与者——无论是个人、群体还是组织——都是具有既定利益、价值、意识形态和文化背景的主体，这里的传播隔阂，既包括无意的误解，也包括有意的曲解。"传播障碍和传播隔阂的存在会造成社会个体的认知、判断、决策和行为的偏差，带来一系列的传播问题，这些问题如果不及时妥善地解决，必会影响中医药跨文化传播的正常发展。

2. 传播系统不够完善

根据传播学经典的划分方法，传通信息系统可包含 5 个类型的子系统：人内传播、人际传播、群体传播、组织传播、大众传播。

在英国，中医药的人际传播主要是医生 - 就诊者、教师 - 学生、普通民众之间顺着人脉关系网进行的口口相传；组织传播主要是由中医药行业学会和中医药教育机构承担的，而且其中非华人主管的行业协会，如英国针灸协会（British Acupuncture Council，BAcC）的大众传播功能明显比华裔主管的行业协会要更强更广；大众传媒在20世纪70年代和90年代曾出现过追捧中医的热潮，然而近十几年对中医负面新闻曝光产生的影响力远远超过对中医的推广。

这样的中医药传播系统并不完善。虽有组织传播，但没有专业的中医药跨文化传播组织，行业协会和教育机构主要是针对目标人群（针灸师、中医师和学生），并不能取代针对普通民众的专业传播组织的功能。大众传媒方面，英国的中医界极少主动地去利用英国社会的大众传媒平台进行宣传 [中文报纸上有中医药相关广告和报道，主要依靠英国中医师学会（Federation of Traditional Chinese Medical Practitioners UK，FTCMP）和泰康医药这两个信息源，且这只针对华裔小圈子]，只是作为被动的、被报道的对象在媒体呈现的海量的社会事实中偶尔冒个泡，且往往淹没在对补充替代疗法和自然疗法的追捧里。

3. 传播手段简单，传播能力有限

英国进行中医药跨文化传播的主要人群是一线的中医执业者和教育者，他们担任着人际传播中主要传播者的角色。但这两个人群并不是传播专业人群，其本职工作是临床和教育，主要针对顾客和学生，严格意义上来说并不是针对普通大众的，有的甚至没有明确的传播者角色意识。其传播手段也主要是诊疗和教学，对外宣传一般依靠纸媒广告（如名片、宣传小页、纸媒体广告等）和店面广告、个人网页或学校官网，有的会用到网络社交工具。有的执业者会在门面上设置屏幕，播放针灸推拿的视频，这就算是用到现代科技手段了。

组织传播者除开上述简单手段之外，还会组织聚会、会议和一些宣传活动。如 BAcC 在每年 3 月组织一个"acupuncture week"（针灸周），统一制作一些宣传资料和广告，免费分发给协会所属针灸师一起进行宣传，以此活动来扩大针灸的社会影响力——这是笔者在英国所见闻的最大规模的中医相关传播活动之一。

中国和英国的中医出版业者虽是中医传播的生力军，也可说是传播专业人士，但其主要针对中医专业受众编书，而在中医科普出版方面远不如日本、韩国、美国等出版业者的影响力。

4. "去中国化"

中医药在世界的传播令人瞩目，但中国在其中作为主动传播者的角色力量并没有获得同速、平行的发展，反而近年来屡屡出现"去中国化"事件（如美国干针）和现象。"去中国化"不一定是文化意义上的，而是更多地体现在中医药相关的话语权、政治、经济、贸易等方面。

以英国为例：在中医临床界，据说目前非华裔执业者是华裔的10倍。在行业协会中，非华人主管的 BAcC 的会员人数是几个华裔主管中医协会会员总人数的几倍。在教育界，非华裔主办中医教育机构越来越多，但课程长短不一，甚至呈现无序化，教学质量也参差不齐。在中药界，中国主要是作为原料输出地，产品附加值很低。在欧洲及欧盟国家的市场，多年以来，中草药出口商品主要为中药材、中成药、中药提取物三大类别，一直以来中药材的出口额最高，而中成药的出口额最低。中药创新不够，低水平重复现象严重。

在英国移民中医界，笔者常闻哀叹：长此以往，世界的中医药会由外国人掌握！外国人已经发现了中医是个好东西，虽然不是所有外国人都认识到了，但已认识到的那部分外国人已经能够使得中医在国外发展得很好。若中国人还以小农经济的运作方式"各种门前三分地"，那不久的将来会被他国有战略有手段地把控全球中医药市场和话语权，到时候全世界都在用中医药，但并不是由中国人主导！

（二）中医药跨文化传播的决策建议

无论传播环境多么严峻，我们必须面对，而且要努力改善；出现越来越多"洋中医"的趋势不是中国人可直接左右的，这需要在利益博弈中引导其携手传播；因此，笔者认为首要就是做好自己，从自身出发提出建议。

1. 树立传播意识，多领域多学科介入，完善传播体系，把传播作为一个系统工程

中医业界和相关传媒界需明确自己作为传播者的主体意识，积极致力于中医药跨文化传播事业；需树立全球化跨文化传播的全局意识，摈弃小农经济意识和运作方式，积极参与全球化竞争；要树立战略意识，改变业界陈旧观念，运用现代传播理念和传媒手段，有目标、有计划地发展中医药海外传播。

中医药跨文化传播必须作为一个系统工程进行运作，需要多学科、多领域交叉合作。社会科学工作者应承担起与时俱进地把握中医药跨文化传播动态，利用学科工具发现问题、分析问题和做出决策建议的职责；政府主管部门、全球性和各国地区性行业协会、中医药传播专业组织必须承担起制定战

略政策和各部门资源协调的职责，并落实组织传播，以发挥整体效应；中医药业界要和各领域联合起来，尤其是传播传媒、国际化发展、商业经营、文化创意产业、现代企业管理、现代化教育等领域，充分利用已有的专业工具和专业人员，合作运转系统。

完善和加强国内政府主管部门和海外行业协会作为组织传播者的角色和功能，并成立以中医药主管部门领头、多部门合作的专业的中医药海外传播主管机构，策划和控制传播活动，培训传播者。中医药跨文化传播事业的重担要从一线的中医药从业者和教育者身上转移到传播组织，才可能打破个体或小集团单打独斗、势单力薄的局面，只有统一策划、统一制作，才能分担成本，形成合力。

2. 完善传播途径，改善传播手段，提高传播有效性

要提高传播有效性，必须要明确以受众为中心的传播意识，传播途径和手段都要在此基础上进行改善，不说话或者自说自话都无法传达，只有真诚地针对"他者"的言说才有被接受的可能。要使中医药教育和中医药文化传播更加大众化、趣味化，建议从以下几方面入手：

（1）充分运用现代科技手段，推进产品形式创新：现有的一个成功案例是 *Journal of Chinese Medicine*（《中医杂志》）推出的一本针灸穴位的工具书，内容讲述各经脉上各穴位的定位、局部解剖、功用、针刺要领和注意事项，在纸质版的基础上推出了可在手机和平板电脑上阅读的电子书，电子版售价25英镑，可在官方网站上购买。该书在英国针灸学生群体中几乎人人都有，在"洋中医"中普及面也很广。这款电子书的成功是建立在其纸质版的经典实用之上的，而电子书这一现代科技手段又进一步提升了其销售量和业界影响力。

影视作品是一个极具魅力的现代传媒方式。许多中医店会在对街橱窗或顾客的休息等候区播放中医针灸推拿的视频，用的主要是国内出版的教学录像，有的甚至是中文录像。若能够针对海外民众制作中医科普纪录片，可以在中医门店播放，或赠送给长期客户以利用他们的社会人际关系网进行传播，也可以进入全球出版市场零售，或出售版权供全球各地电视、网络平台播放等。由于外国人对中国和中医的好奇心和兴趣驱使产生了不小的目标市场，使得带动消费、收回制作成本成为可能。关键是要做好产品，令外国人感兴趣，做出高质量的作品，需要画面、音乐、脚本、信息量（科普性）、述说方式（趣味性）无一不精，能够让外国人看得津津有味、津津乐道，守在电视机前等着看。打造这样的作品，需要优良的摄制团队、中医文化专家、有海外经验的中医专家和传媒业者、研究海外中医的社会科学学者等多方合作。

（2）加强中医科普工作，从儿童入手：目前市场上亟须高质量的中医科普产品，针对没有中国文化基础的外国普通民众，其中从儿童科普产品入手是个很有效的切入点。有一本比较成功的小儿中医科普绘本 *Maya & Friends Visit The Acupuncturist*（《玛雅和朋友们拜访针灸师》），其作者和插图画家都是地地道道的美国人，他们还创办了一个中医儿童科普的网站。绘本以图为主，童趣盎然，以极简的文字述说故事，整个绘本没有说教，没有高深的理论，简单活泼的情节和人物，却能吸引小朋友甚至大朋友读下去。科普的关键是要做对形式、做对趣味，让人想读。如果能在儿童中普及中医，使中医成为日常生活中的一部分，无疑对中医的传播有着极其深远的影响力。

（3）积极探索国际出版市场的游戏规则，以实用性为原则，树立精品意识：在着手做出版物之前，市场研究是必须的，研究那些经典畅销作品，分析其畅销的原因，琢磨外国人的需求，尊重读者的文化和思维方式，寻求其兴趣点，考量表述方式，掌握国际出版市场的游戏规则，有的放矢，投其所好。出版业的发展不能只追求数量和业绩，要追求质量和影响力，出版了就堆在仓库里的东西只是在浪费人力物力。需戒除急功近利的心态，扎扎实实做精品，这是海外市场的现实要求。

（4）将中医药的文化价值贯穿对外传播的全过程，保持民族性：民族的就是世界的，保持民族文化自觉和自信，才能保持国家软实力。外国人对中医药感兴趣有两方面：一是不可替代的疗效，二是独具特色的文化。中医"走出去"需要以这两条腿走路，缺一不可。文化特有的渗透功能，对克服传播隔阂，减少传播的不确定性，实现有效传播有不可忽视的作用。

（5）培养复合型人才，探索切实可行的翻译模式，扎实做好中医药典籍和科普作品的翻译工作：中医的翻译不仅仅是语言的翻译，而且是医学和文化的翻译。要译好中医，既需要语言功底，也需要中医功底。目前国内中医译者多见两种，非中医专业而出身于外语专业的译员，常见对中医和文化概念把握不到位；或是中医专业出身的译者，常见语言不够地道。国内亟须培养复合型人才，才能胜任中医的翻译工作。

3. 注重人才培养，普及跨文化交际培训，提高传播能力

"个人……是发展文化的主体，是发展文化的原子，是发展文化的起点。所谓某个社会的文化，影响或传播到别个社会，严格地说，是前者的个人影响或传播到后者的个人"。归根结底，中医药跨文化传播这个系统工程得由无数个体协同进行，而且在目前状况下最重要的传播者仍是一线的执业者和教育者，对这些人群及其潜在的后继者普及跨文化交际培训对促进中医药的有效传播是十分必需的。

在跨国企业中，跨文化交际培训是必备的，已形成较成熟的模式。中医药跨文化传通可以借鉴已有经验，探索一套培训模型。笔者初步设想如下：

（1）外语学习：中医专业英语和医学英语，由有海外经验的英语专业人员、跨文化传播专业人员和海外中医临床人员负责，注重实用性，其内容包括中医文化、中医概念的跨文化传播用语等。

（2）培养传播与适应能力：由跨文化传播专业人员和海外中医人员负责，就传播手段、途径、跨文化广告、跨文化营销等做实例培训。

（3）对异文化的认识和敏感训练：由海外研究领域的社会科学学者和跨文化传播专业人员负责，模拟异国异文化环境。

（4）跨文化沟通与冲突处理：由海外中医研究的社会科学学者和海外中医人员负责，先实地调查收集案例，分析总结经验，再作为培训内容。

（5）跨文化医患沟通与关系经营：由海外中医研究的社会科学学者和海外中医人员负责，先实地调查收集案例，分析总结经验，再作为培训内容。

（6）中医药知识产权保护培训：由相关专业人员负责。

此外，其他专业出身的跨文化传播人员需普及中医基础知识。

4. 发展国内中医，形成对海外中医的有力支持

中医药在跨文化传播中存在明显的不确定性，主要表现在三方面：中医认识的不确定性、中医药作用机制的不确定性、中医药标准的不确定性。除异文化传播环境导致的误读，中医药本身的不完善也是客观问题。中医药本身的发展主要还是要依靠国内的人力、物力，当务之急是什么？怎样发展？如何形成对海外中医的支持？这些是国内中医发展时需要考虑的。

第一，科研方面，受条件所限，移民中医参与中医科学研究的不多，海外中医亟须国内中医的科研支持。笔者有几点建议：

（1）国外最感兴趣的、在海外传播中辅助作用最大的是临床疗效研究，应重点着力于在国际重要刊物上发表相关高质量、诚信的外文论文，而在动物身上实施的基础原理实验和疗效观察不是当务之急。

（2）国外对国内的研究数据信任不足，要规范国内学术不正之风，应急之道是积极开展国内外联合科研，外国人更相信他们自己提供的实验数据。

（3）探索适用于中医药研究的科研方法，既要符合西方科学价值体系和规范，也要兼顾中医特点，比如针灸的临床随机对照试验方法，国外已认识到其不足之处但无法可解，中国可以探索和把控适于中医的科研方法标准的制定。

（4）针对中药毒性，需探索出一套外国人能接受的解释方剂配伍减弱毒

性的理论和试验方法，以理服人，化被动为主动。

第二，教育方面，为支持中医药海外发展，国内教育需保证以下两点：

（1）保证国内中医教育质量，保证中医接班人的临床能力水平，保证培养出能胜任海外中医形态的全科全能的中医师，做到既能开方也能做针灸等操作；

（2）保证国内的中医留学生教育质量，减少短期课程和文凭的发放，以减少"半吊子"洋中医打着中国受训的旗号在世界各地招摇撞骗、破坏中医形象；加强中医药国际教育的跨文化能力，使留学生回国后能成为中医药跨文化传播的优良种子；加强中医药国际教育的标准建设，牢牢把控中国作为中医教育"金产地"的地位和话语权。

第三，加强国内中医立法，在法律中明确中医的科学性，制定中医药规范化管理的标准，避免用西医规范管制中医，为海外中医药确立立法范本。

5. 政府主导作为传播的组织者，把中医作为国家文化软实力的重要部分来打造

考虑到中医药跨文化传通系统工程的庞大和复杂性以及资金投入，前述诸多建议都必须由政府主导、统合资源才有希望完成，其至单个政府部门（如国家中医药管理局）亦无法负荷此重任，必须以国家之力承担，高瞻远瞩，统筹规划，多部门联合，成立一个联合机构统筹规划、合作实施。此工程所需人力物力之大令人望而兴叹，无从下手，但国际形势之紧迫却迫使我们须得尽快着手。这方面可借鉴英国文化创意产业发展的经验，制订一个分阶段的计划，由低级到高级地渐次实施，在摸索中积累经验不断进步。

有计划、有范式地细致地进行海外中医的各个区域研究，汇合成"外面的世界"的全景图，从而理性地认识跨文化传播的共性和个性，制订出一个对外传播的路径模型，结合各国特色具体实施。跨文化传播是一个宏大的系统工程，非个体的学者和机构所能胜任。这些策略只能由政府部门来组织制定，这些研究也只能在政府组织领导和支持下进行。

作为组织传播的主要实施者，政府主管部门和行业协会需有全局观，制订出发展路线图（roadmap）之类的共同目标和具体路径，应用现代传播学理论和手段，借鉴跨国企业的运作模式，从宏观到微观地组织和控制传播。若没有政府领导的健全的传播体系，就英国的情况而言，就如同是小农经济与帝国主义的比拼，无疑是相当被动的。在此过程中，人类学者和传播学者等有跨文化经验的社会科学学者可以为政府决策提供学术支持。

但是在对外时要注意"去政治化"。孔子学院在英国的学界和民间有负面风评,被批判具有政治色彩,这种情况在世界各地也多有报道。中医应避免作为"文化侵略"工具的形象。关起门来我们在国内可以大谈文化外交、国家文化软实力,但在实际的传播情境中,这些词汇应避免,以免中医无辜遭受"民族戒心"的抵制。

6. 把握话语权,注重知识产权保护

本人对中医的跨文化传播持乐观预见,在不远的将来,全世界都会用中医药,因为其具有确实的疗效和迷人的文化;但问题在于,在全球化的中医领域和植物药市场,中国能多大程度上保有原创优势,占有怎样的战略地位,拥有多大的话语权。这个问题并不乐观,甚至危及国内中医的可持续发展——外国有可能通过抢占国际专利和知识产权来限制国内中医发展。这是一场没有硝烟的现代战争,需要站到国家战略高度来考虑。中医药跨文化传播的目标导向"全世界都使用中医药"的局面,但在这过程中中国首先需要解决一个关键问题——如何把握话语权。知识产权保护是一条出路,但这也是一个系统工程。

(1)由专业学者研究国内外知识产权制度于中医药的应用和中医药国际化的应用,分析国内外现状,研究制订出具有可操作性的保护模式,如专利的战略设计,研究国外政府、企业、个人常用的抢夺、盗用中国中医药资源的手法,提供应对策略。提供开放平台,对相关个人和机构给予专业咨询和指导。

(2)国家相关部门在智库的支持下制订"游戏规则",按照中医药特殊规律建立一套专门的中医药知识产权保护制度,以保护促发展,为国际中医药领域的知识产权保护树立范本;坚持行政保护与知识产权保护相结合,在知识产权法覆盖不到的领域制定中医药专有权法律制度,完善相关法律法规;制订保护规划,抓住重点、分急缓地有计划地分批保护起来。

(3)建立中医知识产权保护相关的管理机制和运行机制,由专业部门主管实施保护规划和法规。

(4)加强教育、宣传,大力普及知识产权保护相关知识。建议把中医药知识产权保护加入中医相关专业学生的课程体系,从年轻一代抓起;加入中医药跨文化传播能力培训计划,通过行业学会对海外中医从业人员发放培训资料,普及相关知识;给国医大师师承继承人(或其研究团队)、中医中药老字号、中医药知名企业等做培训。

(来源:严暄暄,陈小平,朱民,李红文,胡以仁,盛洁,何清湖."一带一路"背景下中医药跨文化传播的问题和对策——以英国为例.世界科学技术-中医药现代化,2017年第19第6期.)

三、从编码解码角度探讨"一带一路"视域下中医养生国际化传播

观点采撷

- 从传播学编码解码的角度来分析，中医养生国际化传播的问题与障碍体现在四个主要方面：文化隔阂与冲突、受传者认知不匹配、国外医药行业环境压力、缺少系统的组织规划。

- 应明确中医养生国际化传播策略的根本原则，通过确立一段时期内相对稳固的长期传播目标，以及细分化的、灵活变化调整的周期性传播目的，可以既从大方向上把握和引导有效的中医养生国际化传播方向，又能根据国际传播实际情境处理相应的传播问题和障碍。

- 如何根据"一带一路"沿线国家的不同文化经济特征，推动开展中医药领域服务贸易，加强中医药养生、健康旅游、食疗药膳等特色产业经济融合，从而确立在该国适用的中医养生发展线路和规划将是未来中医养生国际化传播的重要内容。

2015年3月28日，国家提出共建"丝绸之路经济带"和"21世纪海上丝绸之路"（合称"一带一路"）两个重要合作倡议。在国家"一带一路"倡议的体系下，为进一步扩大和加深与"一带一路"沿线国家在中医药（包括民族医药）领域的交流与合作，开创中医药全方位对外开放新格局，国家中医药管理局、国家发展和改革委员会于2016年联合印发了《中医药"一带一路"发展规划（2016—2020年）》。在该项发展规划中，中医药养生保健项目建设受到了极高的重视。本文将从传播学编码解码的角度，重点探讨中医养生国际化传播中所面临的重要障碍，通过分析传播问题探索和提出科学有效的国际化传播策略，促进中医养生在中医药"一带一路"倡议下的国际化传播。

（一）中医养生的国际化传播背景

中医养生在中医药"一带一路"的国际化传播中具有独特的传播魅力，它所包含的医学理念、饮食烹饪、运动健身以及传统文化等丰富内涵，既能充分体现中国人文哲学特色，又能全面展示中医医学内容，更伴随着中医药2000余年的传承发展在世界医学文化中发挥着举足轻重的作用。其在国际化传播中的突出优势主要体现在以下三个方面：

第一，中医养生作为"一带一路"国际化传播中的传播主体，自身具有医学、民族、文化、地理、历史等方面的复杂性，这些复杂性将有助于传播编码更加多样化，并由此形成不同的信息符号，最终在非本文化的国际受众解码中获取更高的传播成功率。

第二，中医养生作为传播主体，除了具有自身背景的复杂性，其更是一门医学科学体系，因此相较于其他较为单一、形而上的文化传播主体，更具有医学实用性，也就更容易在国际化传播域场上被受众感知和接受。

第三，国内国际的外部环境正在变得更加有利于中医养生的国际化传播。《中医药国际化战略研究报告》《中医药国际科技合作规划纲要》等国家层面文件的相继出台，表示"推动中医药现代化和国际化是中华民族的历史责任"已经成为当代中医药相关工作者的共识。而2016年发布的《中医药"一带一路"发展规划（2016—2020年）》，更是从政策、资源、民心、科技、贸易等多角度对中医药"一带一路"发展提出了具体的任务要求。从全球来说，近年来随着中国经济、文化、社会的飞速发展，中国在国际社会中的影响力日益扩大，因此越来越多人对于中国文化、中医学等产生了浓厚的兴趣，尤其是中医药养生保健的价值，包括中医药健康旅游项目，被"一带一路"沿线民众广泛认可，由此提供了更为有利的传播环境。因此，中医养生作为传播主体自身所具有的文化复杂性与医学科学性，随着来自国内的中医药"一带一路"国际化政策支撑，以及来自国外的不断提升的关注度，共同构成中医养生进行国际化传播的重要优势背景。

（二）中医养生在国际化传播中的问题与障碍

尽管中医养生具备独特的优势魅力和政策背景支持，在实际的国际化传播域场中却并不是处处逢源，而是面临着诸多难以忽略的传播问题和障碍。从传播学编码解码的角度来分析中医养生国际化传播的问题与障碍，可以从以下四个主要的方面进行阐述：

1. 文化隔阂与冲突

在中医养生的国际化传播过程中，文化隔阂与文化冲突是最主要、最突出的传播障碍。

首先，对于中医养生传者以及他文化受传者而言，文化隔阂与文化冲突将直接影响传播信息的编码与解码过程。在跨文化与国际化传播研究领域，文化隔阂与文化冲突是一个经久不衰的议题。尽管麦克卢汉早在20世纪中叶就预测随着传播技术的不断发展和现代信息的高速流动，未来的世界将形成一个"地球村"，但是研究学者们却对这一经典概念越来越持谨慎的态度，认为文化隔阂与文化冲突只能在一定程度上被缓解和减轻，却无法完全消失。在本研究中，来自不同社会历史文化体系的中医养生传播者以及他文化受众（除本体文化之外的其他文化的受众群体），从属于不同的知识语言架构，各自形成了不同的文化观、世界观、价值观，以及迥异的理解和推理认识。这意味着，中医养生国际化传播者在信息编码过程中，不可抗拒地携带有自身文化、社会、历史等方面的因素，而受传者在信息解码过程中也将强烈地受到其所在的文化社会系统的影响。即便是对于那些努力保持文化中立的研究者，民族方法学中依然指出，人们对于社会和常识的理解和推理过程，无意识地受到了本文化系统的影响，这是深入骨髓、难以改变的。

"一带一路"倡议让中国和欧亚大陆共建繁荣、共谋合作，文化冲突与文化隔阂将成为极大的挑战。中国所代表的亚洲文化在世界文化学中最突出的特征体现在儒家文化领域，崇尚和谐、节制以及伦理和道德规范等；而典型的盎格鲁-萨克逊文化（Anglo-Saxons）影响下的英语国家，更倾向于彰显其批判性的、怀疑性的、好辩的文化特质。因此，当面对来自"一带一路"沿线受到盎格鲁-欧洲文化熏陶的受传者强烈的怀疑与批判时，中国文化传播者常常并不能有效地理解他们的态度而倾向于保持沉默，并感到受到侵犯和歧视。反过来，他文化受众又因为得不到中国传播者的积极回馈，而认为对方受到控管或太过专制，最终产生了互相不信任的文化隔阂甚至于冲突。例如，笔者曾采访过一位来自英国伦敦的女性患者，她对中医刮痧疗法持有较强的怀疑和否定态度，但当她向中医诊所的医师进行询问时，对方却只是要她完全信任，并草草告知这是一种在中国很常见的传统疗法，这最终使得她对中医形成了非理性的印象态度。

另外，从两千多年前的"丝绸之路"到如今的"一带一路"，中国与世界的沟通与交流历史悠久，一些文化隔阂与文化冲突已经形成了固有偏见，而中医养生想要打破和扭转这一固有认识并不是一件容易的事。传播学家认为，在跨文化交际中，如果人们对某一文化群体形成了一种长期、固定的认识，这将难以轻易改变，因为他们会更倾向于选择去接受能够巩固固有意识和印象的信息，而对提供相反意见的信息感到难以抗拒的不悦。

2. 受传者认知不匹配

他文化受众的认知不匹配或信息解码错误是中医养生国际化传播中面临的另一个突出问题。

信息解码错误是一个相对概念，指的是他文化受众解码所得出的最终结论与传播者的编码目的不一致的情况。信息解码错误是传播学研究领域的一大重要课题，并尤其体现在国际传播领域，因为这一域场上的受传者个体更加多样，对于信息的解码也愈加复杂。这是因为，除去上文所提到的宏观社会、文化、历史系统等对解码过程的影响，微观来说，解码也受到了受传者个体认知、情绪的影响。

图 11-3-1 是根据国际化传播学者比默的认知匹配过程图翻译的中文版本。

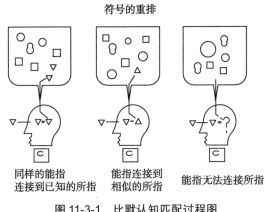

符号的重排

同样的能指
连接到已知的所指　　能指连接到
相似的所指　　能指无法连接所指

图 11-3-1　比默认知匹配过程图

从图中三种不同形式的解码结果来看，最后一种应是所有传播者不愿看到的传播失败。其中表现的是，受传者在接收众多编码信息后，找不到任何内容能够与自己已知的知识进行匹配，而导致他最终无法识别传播信息符号，在这种情况下，无论传播者制作出多么精彩绝伦的内容，都无法有效传播信息。

中医养生在"一带一路"国际化传播中将很容易遇到这类问题。首先，"一带一路"沿线国家的语言文字翻译将是一道重要难题。"一带一路"沿线国家众多，所使用的语言文字迥异，如何既能契合原意又能符合用语习惯是语言学家们一直面临的课题，尤其在中医学和中医养生领域，许多专有名词和概念甚至无法找到相应的当地语言契合。例如，笔者在英国看到的十几张中医宣传手册上，单是"辨证施治"的概念就有多种不同的翻译，而专业名词和更细化的中医养生术语翻译更是不一致。以中医导引养生的英文翻译为例，国际上一般直接引用其汉语拼音"daoyin"，但在对这个单词毫无任何知识储备的他文化受众眼里，这样的国际化传播正如比默认知匹配过程图中的第三种情况，任"中医养生"传播内容多么精彩，仍然无法达到传播效果。此外，造成受众认知不匹配的另一个原因是他文化受传者缺少相关知识储备。以英国地区为例，普通英国人通常没有将饮食与药物结合起来进行调养身体的习惯，这直接导致了中医饮食养生文化在进行国际化传播时，常常会发现受众在解码过程中完全无法理解和接受我们的传播内容，这也同样是"能指"无法连接"所指"的情况。

3. 国外医药行业环境压力

中医养生的国际化传播之路还面临着国际医药系统对整个中医行业施加的市场压力。

以英国为例，笔者于 2014 年下半年在伦敦拜访了英国皇家医学会终身院士、全英中医药联合会主席马伯英教授，其时正是英国药监机构（MHRA）5 月开始正式实行中成药限制令之后的时期。马教授表示，这一限制令尽管未有对伦敦地区的中医药诊所造成特别明显的影响，但是对中医药在英国的传播肯定具有负面作用。此外，笔者通过 MHRA 的官方网站查阅有关中医药的信息时，搜索出的大部分信息都是由药物安全部门（drug safety）上传的，意在阐述非法的草药和部分中医药对人体的负面影响。例如，由 MHRA 发表的一篇有关英国公众对中草药认识的调查中，就将安全问题放在质疑的首位；在 MHRA 另一篇讨论中医药的公文中，则直接指出中医药的毒副作用，如雷公藤对人体的肝脏、肾脏、心脏等器官的影响，却较少言及其他中药在治疗方面的正面作用。而在受到中华文化广泛影响，对于中医药接受度更高的东南亚国家如马来西亚，中药产业水平也依然较为落后，法规也不甚完善，监管机构对中草药产品的认知也较不足。在这种大的国外医药行业环境压力下，中医养生的国际化传播无疑也将在一定程度上受到挑战。

4. 缺少系统的组织规划

中医养生在国际化传播中面临的另一个问题就是自身缺少系统的统合与规划传播。

在上文阐述中医养生的国际化传播优势时就已提到，中医养生是一个复杂的文化传播主体。因此，中医养生如果想要进行长期的、有效率的国际化传播，一个能进行统一管理、系统筹划的官方机构或组织将更能有效地规划资源、锁定目标受众、协调传播方式。尽管就国家层面而言，国家中医药管理局、国家发展和改革委员会联合发布了《中医药"一带一路"发展规划（2016—2020 年）》鼓励中医养生项目的国际化，国务院印发了《中医药发展战略规划纲要（2016—2030 年）》倡导大力发展中医药养生保健服务；就行业协会层面而言，世界中医药学会联合会已拥有来自 67 个国家和地区的 251 个团体会员和 117 个专业（工作）委员会；就海外中医教育如中医孔子学院而言，伦敦中医孔子学院和澳大利亚中医孔子学院的建立对于传播中医文化知识、促进中医国际教育起到了十分重要的作用；但值得指出的是，离具体落实到"一带一路"沿线每个地区的系统组织规划还尚有一定距离，因而到目前为止其传播方式仍然显得比较分散和凌乱。

（三）中医养生在国际化传播中的策略探索

以上是对于中医养生国际化传播中所遇到的问题与障碍的归纳阐述，针对这一系列传播障碍，将着重采用传播学中编码解码的理论来进行策略探讨。

首先，应明确中医养生国际化传播策略的根本原则，通过确立一段时期内相对稳固的长期传播目标，以及细分化的、灵活变化调整的周期性传播目的，可以既从大方向上把握和引导有效的中医养生国际化传播方向，又能根据国际传播实际情境处理相应的传播问题和障碍。

为了更清晰地阐释这一基本原则，笔者根据当代传播学家们所做的国际化传播适应模式图，翻译如下（图 11-3-2）：

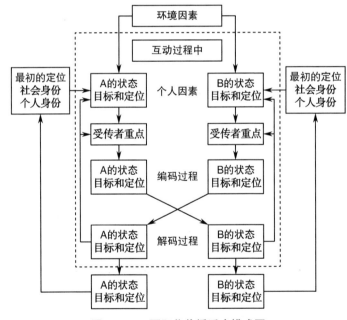

图 11-3-2　国际化传播适应模式图

其中 A、B 两者在国际化传播中既是传播者也是受传者，在他们的整个编码解码过程中，外部环境因素和内部个人因素都对他们产生了重要影响。此模式图强调了传播目标和定位的重要性和持续性。由于到目前为止，中医养生的国际化传播尚处于较为初级的阶段，针对上述中医养生在国际化传播中所面临的各种问题和障碍，可以发现传播目标和定位的建立在本研究中尤为重要。因此，确立一段时期内相对稳固的长期传播目标可以更前瞻性地指导传播策划，更有的放矢地编码传播内容，更高效性的评估传播结果。同时，细分化的、灵活变化调整的周期性传播目的又可以更积极地回应受众解码，更灵活地适应国际环境，更快速地修正传播错误等。

具体来说，中医养生可以通过确立一段时期内相对稳固的长期传播目标，如加深他文化受众的文化理解，配合适应性的周期目标，以支撑未来的国际化传播。譬如，在解决文化隔阂与冲突方面，文化理解这一传播目的，能从根本上促使传播者在信息编码的时候，愈加重视与非本文化受传者的沟通。细分化的、灵活变化调整的周期性传播目的则可以定位为改变某些固有认识、解决某些误解问题等方面，进行具体化的传播操作。在受传者认知不匹配方面，文化理解更是非常契合地将重点放在了受众解码议题上，因此，为了达到这一目标，中医养生在传播过程中将更注重翻译问题和知识说解，并在与受众的不断交流中及时调整周期传播。在国际医药系统影响方面，一脉相承的长期传播定位将令受众对中医文化产生信赖的印象，从而减弱各种负面新闻导致的信任危机；而周期性的传播调整方式，又能使中医养生根据受众态度变化和国际医药形势，进行危机管理或形象稳固。最后，稳定的长期传播目标和周期性的传播目的，又能在一定程度上缓解中医养生国际化传播缺乏统一机构指导的这个现状。不过值得指出的是，要保持上述提到的长期传播目标，最终还是需要一个固定的组织机构来统筹安排。

在建立了根本原则的基础之上，应针对"一带一路"沿线不同区域的特征，对相应的中医养生国际化传播方式和传播内容等进行调整。第一，最迫切的就是建立"中医"官方传播机构或组织，来指导这些传播方式和内容的调整。所谓有兵无将难成形，更何况是在复杂的国际传播域场上。第二，在调整了相应的传播内容后要采取适合的传播媒介，由于中医养生国际化传播的传播主域场是针对"一带一路"的沿线国家，每个国家的媒介宣传侧重点也有所区别，因此建议在通过传统媒介宣传如电视、报纸、杂志等基础上，应充分利用新媒介如网络、手机通信、SNS 互动传播等方式，并适当地增强大众传播力度。前文已述及，他文化受众由于缺少我们的文化知识体系，而常常无法准确解码中医养生。在这种情况下，想要通过普通的大众传播从根本上改变国际受众理解方式，是不太现实的。因此，笔者更倾向于呼吁中医养生传播主体通过网络的实时交流，来不断更新、转变非本文化受众知识储备，最终减少文化隔阂与信息误解。第三，传播内容调整方面，则建议中医养生国际化传播应先易后难。所谓先易后难,主要是针对他文化受众的解码隔阂而言的,指的是先行传播易理解、易模仿、易跟学的气功、太极等养生理论内容,而后传播中医其他更深刻的养生理论内容。这是因为,气功健身运动的国际化传播基础较久远,且内容、动作对于他文化受众来说更为直观、清楚,因此在传播内容编排上将更为容易,从而能为后面较难的传播积累编码经验。第四,充分融合中医健康旅游项目传播中医养生。中医健康旅游项目是《中医药"一带一路"发展规划(2016—2020年)》中着重强调的中医药国际贸易体系建设项目,它能够通过直接体验的传播方式,春风化雨般地将中医医疗、养生、保健等内容传播开去,对于"一带一路"沿线各国的贸易和民心相通具有极大的促进作用。

在国家"一带一路"大战略政策的引导下,在中医药"一带一路"发展规划的具体推动下,中医养生国际化传播正在得到积极的响应与实施。尽管也许道路崎岖,问题与障碍并存,但是如何根据"一带一路"沿线国家的不同文化经济特征,推动开展中医药领域服务贸易,加强中医药养生、健康旅游、食疗药膳等特色产业经济融合,从而确立在该国适用的中医养生发展线路和规划将是未来中医养生国际化传播的重要内容。

(来源:魏一苇,何清湖,严暄暄,陈小平. 从编码解码角度探讨"一带一路"视域下中医养生国际化传播. 世界科学技术 - 中医药现代化,2017年第19第6期.)

四、从跨文化传播理论的反馈角度谈"中医药"的英译

观点采撷

- 伴随国家政策的扶持和中医药的大力发展,中医药已经从中国开始大踏步走向世界,作为一项专业的学术研究领域,其英译的统一化与标准化不仅影响到学术的规范,也将影响到其跨文化交流的便利性与实效性。对于"中医药"等词的英译实在应该予以规范,尽量避免一义多词。
- 去掉"中医药"英译中的 traditional,既不是否定中医药学属于传统医学,也不是对中医药学作为传统医学范畴时的不自信,而恰因为"CM"这一译名更为直截了当,减少疑义。
- 从跨文化传播的语内反馈和语际反馈两个角度进行分析,对于"中医药"一词,"Chinese Medicine(CM)"的译法都是更佳选择,应当将其作为新的英译标准,并大力推广之。而为了便于交流和传播,我们有责任让新一轮的约定俗成进程加快。

"中医药"包含了中医与中药,两者不可完全分开,是西学东渐之后为区别西医而命名的。目前关于"中医药"英译争议的焦点在于"Traditional Chinese Medicine(TCM)"合适还是"Chinese Medicine(CM)"妥当。此争议由来已久,两者的拥护者各自坚持相应的合理性与实用性。翻译的本质在于信息的跨文化传播。从跨文化传播理论的反馈角度讨论翻译,可以检验翻译效果的好坏及标准的可行性。本文拟从语内反馈和语际反馈角度进行讨论,TCM、CM 两者哪一个更适合作为"中医药"的英译标准。

(一)TCM 与 CM 译法之溯源

据了解,中国中医研究院(中国中医科学院的前身)在成立的时候考虑英译,原本采用"Chinese Traditional Medicine",意在将当时主要的两种医学体系即西医和中医分开,并且从历史与现实的角度出发,用 traditional 说明中医的历史客观性。马堪温教授,原燕京大学西语系毕业,应该院院长鲁之俊之命将该院的"中医"名称改译成"Traditional Chinese Medicine",其依据是英语语法中,重要形容词应紧跟修饰的名词之后。Giovanni Maciocia 在其著作的序言中重点提及了"Traditional Chinese Medicine"使用的源头是西方人来华学习中医时发现所有中医学校的名称均译成"Traditional Chinese Medicine"。采用"Traditional Chinese Medicine(TCM)"作为英译,在很长一段时间似乎成为约定俗成的标准译法。李照国指出,将"中医"译为"Traditional Chinese Medicine(TCM)"是基于 WHO 关于医学的界定,将现代医学(Modern Medicine)以外的其他各种医学体系统称为传统医学(Traditional Medicine),而在高度现代化的西方,"traditional"一词的联想意义比"modern"更佳。2007 年 9 月 WHO 西太平洋地区制定的《WHO 西太平洋地区传统医学名词术语国际标准》,便是采用"Traditional Chinese Medicine"作为"中医药"的英译。

但是,在传播实践过程中,中医药所涵盖的是从古到今的中国医药学,包含了现代中医药而并非一味强调传统中医药,相比较之下,"Chinese Medicine(CM)"这一译法体现了更大的时间包容性而模糊了传统性,从而"在医学和教学实践中,Chinese Medicine 更有便当交流之宜"而成为又一常用译法。马伯英教授旅居英国多年,认为西方人眼中的"traditional"(传统的)都是落后的、被淘汰的,登不上科学殿堂。中医既然在英文中叫 TCM,那自然就是落后、不科学、应被淘汰的了。中医在当今西方社会之所以还能存在,那只不过是因为他们容许多元文化共存。不是所有文化都是科学的,这种印象特别在西医师那儿,可以说是根深蒂固的。世界中医药学会联合会(WFCMS)制定《中医基本名词术语中英对照国际标准》，"中医药"的英译首选为"Chinese Medicine"，次选为"Traditional Chinese Medicine"。

近年来，由于信息缺乏流通以及标准并未有效实施，至今 TCM 和 CM 的使用者仍旧各持己见，争议不断。从 2015 年 1 月搜索得到结果来看，以国内各中医药大学的门户网站关于校名的英译为例，北京中医药大学、上海中医药大学在内的十多所高校采用如"Beijing University of Chinese Medicine"等作为英文名称，而包括成都中医药大学、天津中医药大学在内的另外十多所高校则采用如"Chengdu University of Traditional Chinese Medicine"等作为译名。世界中医药学会联合会网站采用"World Federation of Chinese Medicine Societies"，而中华人民共和国国家中医药管理局的门户网站则采用"State Administration of Traditional Chinese Medicine of the People's Republic of China"。维基百科采用"Traditional Chinese Medicine"，但补充说明书面语可用"Chinese Medicine"。作为美国最大的医疗健康服务网站，在 Web MD 的搜索引擎上输入"Chinese Medicine"，得到 187 条信息（剔除 175 条 Traditional Chinese Medicine 的信息）；输入"Traditional Chinese Medicine"，搜到 175 条结果。

除了目前使用广泛的 TCM 和 CM，还有樊荣曾提出用"China's medicine"，吴振斗曾提出"Chinese medicines"的译法。笔者认为这些说法也有其道理，但是值得商榷，由于篇幅有限，在本文中不能一一讨论。

（二）从跨文化传播理论的反馈角度看翻译

翻译是用一种语言的文本（text）来代替另一种语言文本的过程，其目的在于帮助受众获得对事物本身意义的最佳理解。而在一定社会背景下的翻译活动也是一项语际交流活动，将一种文化中的语言代码转换成另一文化中的相应代码，从而成为跨文化传播的语言载体，发挥着文化传播与交流的重要作用。可以说，翻译实质是一种文化的信息传播，我们势必要把翻译过程视为一种跨文化传播过程并纳入传播学的框架。

跨文化传播指来自文化概念和符号系统完全不同的人们之间的互动。英译作为跨文化传播的活动，其过程至少包括了语内传播和语际传播两个阶段。语内传播指的是源语言使用者，即汉语使用者对翻译的传播；语际传播指的是目的语使用者，即英语使用者对翻译的传播。两类传播过程中都有反馈活动。语内反馈即源语言使用者对翻译的评价、反应及认可度。语际反馈指目的语使用者对翻译的评价、反应及认可度。在翻译活动中，语内反馈和语际反馈同等重要，都能为翻译者提供建议和指导，确保跨文化传播活动的顺利及有效进行。就"中医药"的英译而言,应称其为"TCM"还是"CM",作为一项翻译活动,同时也作为文化交流活动的一部分,从跨文化传播理论考察其英译是有必要的,其译名的合理采用势必要从语内反馈与语际反馈两方面进行斟酌与思考。

(三)跨文化传播视角下的"中医药"英译

翻译的实质在于信息的跨文化传播。从跨文化传播的反馈理论角度讨论"中医药"的英译,笔者认为"Chinese Medicine(CM)"的英译法应该成为标准并予以推广规范。

1. 语内反馈视角下的"CM"

就语内反馈而言,"CM"更能够保证翻译符号所指信息的对等和忠实化。奈达指出"翻译首先是意义上的对等,之后是风格上的对等"。费米尔也指出,翻译目的论基于三个基本原则,即目的原则、连贯性原则和忠实性原则,其中忠诚原则认为,译者必须忠诚于原文作者。对等与忠诚成为英译过程中的首要原则。就"信"这一原则而言,"CM"无疑更为契合。"TCM"将 traditional加之于前,其本意在于国内学者希望强调中医药在时间上的传统性,强调中医药植根于传统的中国文化,即使现在各方面都在不断发展现代化,中医药学的根基终归是中医基础理论,基于传统的阴阳、五行等理论基础之上,有着数千年的悠久历史。但实际上,突出强调古典中医理论和研究方法的中医流派可以称之为经典中医学,而非传统中医学。这样的流派应译为"classical Chinese Medicine",如果译为"TCM"实际上造成了翻译中信息反应的不对等。而如今的中医与现代科学技术实现了融合,不仅是传统的,也是现代的,"CM"在时间上的涵盖性更大,能包含现代趋势。况且,"CM"的译法亦涵盖而并未否定中医药属于传统医学的观点。去掉"中医药"英译中的 traditional,既不是否定中医药学属于传统医学,也不是对中医药学作为传统医学范畴的不自信,而恰因为"CM"这一译名更为直截了当,减少疑义。根据语内反馈理论,采用"TCM"的学者究其原因,有些正缘于源语言传播者担心信息不对等而导致语言信息(对传统性的强调)的丧失,正是这种多虑带来了在传播过程中符号语义反馈的不忠实(涵盖范围的缩小,忽略中医的现代性)。

亦有学者认为 TCM 是语言的"约定俗成"现象,应予以沿用,而笔者认为,约定俗成亦处于变化发展中,"CM"应该成为新的约定俗成。语言学家索绪尔将语言定义成为一种约定俗成的东西,是一种社会制度,同时又是一种表达观念的符号系统。语言如此,翻译亦然。然而,翻译实践研究表明,约定俗成永无终结,伴随人类漫长的翻译实践而完善。随着人的认识在深度和广度上的提高,约定俗成的翻译也应当与时俱进,寻找更佳的翻译标准,并努力使之成为新一轮的约定俗成,如"science"的中译过程便经历了从"格致"到"科学"的转变,其间经历了数十年。关于"中医药"的英译,前文中提到,据笔者统计,国内二十多所中医药院校的校名,将近一半用的是"CM",这说明我们正在理性地编码一种语内传播和语际传播效果更好的译法,并努力将之成为新的约定俗成,而为了便于交流和传播,我们有责任让新一轮的约定俗成进程加快。

2. 语际反馈视角下的"CM"

从跨文化信息传播理论的语际反馈角度分析,当目的语受者接触到译码时,有三种情况:第一,受者完全了解源语言背景并熟悉能指符号的所指;第二,译码带有模糊性进而通过逆向寻找获得能指的所指;第三,受者完全不了解源语言背景所指的符号,并对内容毫无兴趣。理想的跨文化翻译行为无疑是最大可能地保留符号所指的文化信息与内涵,以应对这三种情况。就这一目的而言,"CM"在跨文化传达信息方面优于"TCM"。

针对第一种情况,如果受者了解中医药,自然知道中医药根基于中国的传统文化,历史悠久,我们无须再加上"traditional",用"CM"足矣。针对第二种情况,"CM"虽没有明确强调中医药的传统性(译码带有模糊性),但如果受者进行逆向寻找也会很容易地发现其传统性。针对第三种情况,如果受众不了解中医药根基于中国传统文化且没有兴趣进行逆向寻找信息,那么加上"traditional",恰恰会误导他们认为中医药仅仅属于过去的传统,而不能准确传达中医药的时间涵盖范围。

此外值得一提的是,即使有些译者在英译过程中极力强调的是传统的中医药,且有些国外受众所想要接受与了解的也就是传统中医药而对现代中医药缺乏兴趣,但"CM"这一英译在语际反馈中可能带来的模糊性能够给受众带来更为深刻的印象,并使他们在疑问的促使下更为积极主动地寻找符号的所指。在此,模糊性的产生并不代表着文化信息传播的失败,相反,这一模糊性在推动受众对传统中医药探索的同时,也随之带来了对现代中医药的附加关注,从而引发对中医药更为全面与深入的研究与讨论。可以说,"CM"这一译法在翻译的过程中,不仅充分保持源语言文化的最大信息,同时也使这一跨文化传播活动获得更大的传播效果。

(四)结语

伴随国家政策的扶持和中医药的大力发展,中医药已经从中国开始大踏

330

步走向世界,作为一项专业的学术研究领域,其英译的统一化与标准化不仅影响到学术的规范,也将影响到其跨文化交流的便利性与实效性。因此,对于"中医药"一词的英译实在应该予以规范,尽量避免一义多词。翻译的本质是跨文化传播,翻译应当充分保持源语言文化的最大信息,使传播活动获得最大的意义。通过以上分析,从语内反馈和语际反馈两个角度来说,对于"中医药"一词,"Chinese Medicine(CM)"的译法都是更佳选择,应当将其作为新的英译标准,并大力推广之。

（来源:丁颖,严暄暄,何清湖.从跨文化传播理论的反馈角度谈"中医药"的英译.中医药导报,2016年22卷第3期.）

五、中医本科留学生的学习动机及其影响因素
——以湖南中医药大学为例

观点采撷

- 中医本科留学生的学习动机不仅受个体的需要与目标结构、性格特征、性别与年级、焦虑程度等主观因素影响,也与学校及家庭社会等客观环境密切相关。

- 受访的来华中医本科留学生接受的是与中国学生的趋同式教育,即与中国学生一起上课、考试。受访生一方面对趋同式教育给予肯定,认为只有跟着中国学生一起上课,才能保证自己学到最多的知识,另一方面对趋同式教育所带来的问题和困难也表示抱怨,这些对其学习动机有一定的影响。

- 来源国的社会环境主要包括来源国中医行医的政策环境和中医是否受欢迎的大环境。绝大多数学生表示,其来华学习中医的初衷与中医在来源国的日渐受欢迎的大环境密切相关。

- 如果学生的家庭对于中医抱有积极的认同态度,则会正面加强学生的学习动机;值得一提的是个别学生由于为独生子女,家庭对学生寄予了过大的期望,造成学生学习动机的过分强烈。

学习动机指在自我调节的作用下,个体自身的内在要求与学习行为的外在诱因相协调,形成激发、维持学习行为的动力因素。学习动机与学业成就息息相关,并且对其有预见作用。学习动机不仅受主观因素影响,也与客观因素密切联系。研究中医本科留学生的学习动机,客观具体地描述中医本科

留学生的学习动机现状,探索和分析学习动机的影响因素,可以激发和增强今后中医本科留学生的学习积极性、自觉性和持久性,为提高中医对外教育质量提供依据。

(一)研究相关文献

国外学习动机理论主要有行为主义的强化论、人本主义的需要层次理论、认知动机理论、成就动机理论;学习动机影响因素的研究主要集中在自我效能感、环境、教师等方面。国内对学习动机研究起步较晚,20世纪80年代初才开始起步。目前关于留学生学习动机有限的研究主要集中在他们对留学国家官方语言的学习动机层面,比如国内关于留学生学习动机的研究内容基本上关注来华留学生汉语学习动机,研究方式主要套用国外的学习动机理论,利用调查问卷或者教师经验简单描述其学习动机并提出对策。

已有文献中,针对其他研究对象学习动机的研究思路、方法和范式可为本研究的设计提供借鉴。但是中医本科留学生作为中医对外教育的重要对象,具备其个性,需要单独研究;而现有的学习动机研究方法待纳入适用于微观层面进行深入细致研究的质性方法,纳入质性方法可对现行流行的量化方法进行补充。

(二)研究对象与方法

本研究采取目的性调查及访谈的质性研究方法,研究对象为来华学中医的留学生,他们来自湖南省某高校,来源国包括马来西亚、印度尼西亚、泰国、美国、捷克,层次为本科,专业为中医药及相关专业。对12名来华学习中医的留学生以及3名相关的教学以及管理老师进行半结构式访谈,访谈时间和次数灵活,访谈总时间超过1小时。访谈大纲主要围绕"你为什么来华学习中医?""是什么激励着你的学习?""你目前的学习状态如何?""你认为学习动机的影响因素有哪些?""你认为哪些措施能够激励你更好的学习?"中医本科留学生的学习动机随着时间的推移、年级的变化和其他外在因素的影响,会呈现变化,因此本研究将对同一个学生进行不同时间段的追踪研究,并且在访谈留学生时细致询问:"在过去的学习过程中,有无学习动机的变化?体现在哪些方面?是什么导致了这些变化?"

关于资料分析和写作方式,本文运用扎根理论对资料进行分析,在对不同个案进行深入理解和挖掘的基础上,通过归纳和比较,分析提取出中医本科留学生学习动机现状及其学习动机影响因素的关键词,并对关键词进行归纳、分类和总结。采用情境型和类属型相结合的成文方式,使读者对中医本科留学生的学习动机现状及影响因素获得比较直观的了解。

关于推广度,本研究属于质性研究,自然不能推广到所有的中医本科留学生,但质性研究在某种意义上也可以进行外部推论,价值主要体现在读者的共鸣作用和所得理论的阐释作用。本研究所描述的情况可使其他中医本科留学生以及从事相关教学、管理及科研工作者得到启迪和共鸣。

(三)研究内容及结果

1. 中医本科留学生学习动机现状

从动机产生的来源出发,学习动机可以分为内部动机和外部动机。内部动机是由个体内在的需要引起的动机。外部动机是指个体由外部诱因所引起的动机。分析受访中医本科留学生的资料,他们的内部动机包括自身的求知欲,成功的欲望,对中国文化或者中医文化的浓厚兴趣,实现学医的理想,奠定就业基础,服务家庭、社会和国家等。而他们的外部动机包括满足家人的期待、获取文凭、获取奖学金、继承家族中医药事业、教师的魅力、学费经济划算等。在学生个体身上,内部动机和外部动机共同发挥着作用,而且外部的因素都必须转化为个体内在的动力才能对学习行为产生积极的影响,因此内部动机和外部动机的划分并非绝对。

受访的中医本科留学生中,从自身及相关教师反应、学习动机的强弱大致可以分为三类:第一类学习动机较强,并且保持稳定;第二类学生学习动机过强,也比较稳定;第三类学生,学习动机较弱,并且稳定性不佳,波动幅度较大。经分析和归纳,中医本科留学生学习动机的强弱和变化取决于不同的影响因素。

2. 中医本科留学生学习动机的影响因素

中医本科留学生的学习动机不仅受个体的需要与目标结构、性格特征、性别与年级、焦虑程度等主观因素影响,也与学校及家庭社会等客观环境密切相关。主观因素与客观因素交叉融合,并无确切的界限,体现在两方面:其一,主观因素和客观因素同时影响中医本科留学生个体的学习动机;其二,客观因素也是导致主观因素的原因之一,如学校、家庭及社会环境影响个体的需要与目标结构、焦虑程度等。

(1)需要与目标结构:中医本科留学生来华学习,其本身具有学习的需要和目标,其中包括奠定就业基础,实现治病救人的理想,深入了解感兴趣的异域文化,不辜负家人的期待,继承家族的中医药事业,实现学医的理想,服务家庭、社会和国家等。其需要的层次和认知方式对学习动机的强弱产生了巨大的影响。其中自己决定学习中医,自身对中医文化感兴趣,自身对中医文化的认可,以及今后从事中医事业治病救人的学习需要和目标,对其学习动机能产生持续有力的积极影响。此类学生大多数能不受其他外部因素的干扰,包括本国中医政策变化、学习任务繁重、偶尔不及格、不满意教师等,一如既往的认真努力学习。而主要由于家人的意愿来学中医,继承家族在本国的中医药事业,经济划算等外部动机来学中医的本科留学生较大程度上呈现学习动机变化幅度大。集中体现为开学初期学习动机相对强烈,但随着时间的推移,学习动机弱化。尤其是在受到语言水平不高,日渐繁重复杂的中医学习,对中医文化的不理解和不认可,有科目不及格,对任课教师的不满意,本国对于中医药的消极政策,个人生活如交往男女朋友,对中国生活不适应等因素的影响下,他们的学习动机会减弱。

(2)性格特征:中医本科留学生学习动机的稳定性和其性格特征有关。个性稳重、意志坚定、坚持自我的学生在学习过程中善于克服客观困难,面对挫折也敢于迎难而上,往往呈现出稳定的较强的学习动机。一位受访的美籍学生,年纪相对其他学生较大,因为对中医文化有一定的兴趣而选择来华学中医,即使中文水平相对较低,在与中国学生接受趋同化教育的情况下,学习过程非常艰辛,文化鸿沟、语言障碍所带来的沟通、理解困难使之不得不花大量的时间进行课外学习,即便如此,仍旧经常有科目不及格。尽管如此,他仍旧坚持学习,并且坚定地认为"中医文化是一座宝库,值得不懈地奋斗和追求"。而意志力相对薄弱、不能严格要求自己的学生,容易受外界因素影响,不能积极正面地面对困难,学习动机相对较弱。一位受访的欧洲籍学生,同样由于对中医文化的兴趣而来华学中医,面对学科不及格等学习挫折,明显在大二感觉自己开始减弱了入学时的学习热情,表示只想顺利拿到毕业证,并且表示毕业后回国多半不会从事与中医相关的工作,而事实上在他的来源国,目前的中医准入政策和前景相对较好。

(3)性别与年级:受访的中医本科留学生男女比例大致均衡,女生的学习动机普遍比男生强。性别差异导致学习动机差异的原因主要体现在女生愿意投入更多的时间和精力来学习,女生的汉语基础大多比男生强,女生对待学习更加自觉和用心。学习动机以内部动机为主、个性坚定的学生学习动机随年纪变化波动不大,学习动机以外部动机为主、个性不坚定的学生普遍在低年级的学习动机比高年级的学习动机强。低年级阶段开始接触中国文化和中医文化,踌躇满志,充满了好奇和兴趣,而且初阶段的课程大部分属于基础课程,相比较而言,学习难度相对较弱,管理老师等对其关注也更多,因此学习动机偏强。随着年级的升高,课程难度的增加,并且课程多数要以前期课程为基础,部分学生不及格科目增多,学习积极性减弱,学习动机下降。另外值得一提的是,个别学生对中医文化的认同感降低,甚至还产生了怀疑的态度,由此几乎失去了学习的动力,学习动机降低特别明显。

(4)焦虑程度:受访的中医本科留学生存在不同程度的焦虑,原因主要为考试和前途。考试主要是担心不及格,惧怕补考或者重修。前途主要是考虑今后回来源国就业的可行性和优势。其中存在焦虑程度较高的个体,其焦虑主要来源于家庭成员所施加的压力,这导致了学生的学习动机过于强烈,在学习上花的时间很多但是效率却不太高,心理状态长期保持紧张。而焦虑程度较低的多数男生对学习采取漠不关心、顺其自然的态度,即使有科目不及格也觉得无所谓,认为反正能够最终顺利毕业,其学习动机较弱。保持中等焦虑的学生对待考试、前途比较有信心,一方面对中医比较认可,认为通过自身的努力,掌握了中医知识和技能,自然会顺利通过考试,顺利就业;另一方面,对待学习或者考试,始终保持适度的紧张,一如既往的重视,其学习动机往往处于最佳水平,能有最佳的学习效果。

(5)学校环境:受访的来华中医本科留学生接受的是与中国学生的趋同式教育,即与中国学生一起上课、考试。受访生一方面对趋同式教育给予肯定,认为只有跟着中国学生一起上课,才能保证自己学到最多的知识;另一方面对趋同式教育所带来的问题和困难也表示抱怨,这些对其学习动机有一定的影响。趋同式教育的学校环境带来的负面影响主要来源于以下原因:第一,尽管多数学生来自华裔家庭或者华人后代,而且提前进行了汉语的学习,具备一定的汉语水平,但是用汉语来接受专业教育仍旧有一定困难,几乎所有的受访者都反映,教师的普通话不标准或者夹杂地方口音,用汉语进行考试,临床实习和与患者进行交流对他们挑战非常大;第二,中医植根于中国传统文化,离不开中国古代传统文化的熏陶,富有深邃而又广博的哲学内涵,中西文化差异、现代与传统的文化差异等造成了学生的理解困难,尤为突出的是医古文的学习;第三,教师进度太快,主要照顾的是占大多数的中国学生,少数教师在上课初期会对留学生给予特别的关注,而在中后期关注明显减少,对他们采取随意放养的态度,而个别教师的教学方式方法和风格不迎合留学生的口味,不能激发部分留学生的学习兴趣;第四,留学生归国际教育学院管理,与共同上课的归属具体学院管理的中国学生课上课下交往都很少,除了学习氛围感觉不太融洽之外,许多需要中国学生进行沟通的与学习相关的信息,沟通不到位或者不顺利。

学校举行的某些活动竞赛对中医本科留学生的学习动机有明显的促进作用。比如说全国范围举办留学生组的《黄帝内经》大赛,参与的留学生接受专门老师的指导和鼓励,其学习动机有增强的趋势,甚至有个别学生由此作出了继续留华读研的决定。学校关于奖学金、科目不及格、留级、退学等相关政策的设置对留学生的学习动机有影响。奖学金对学生还是有诱惑力,尤其对与家庭相对贫困或者希望获此殊荣的学生。科目不及格、留级、退学等政策对意志力薄弱的学生起到了一定的约束作用,从而一定程度对学习动机起到了促进作用。

(6)家庭环境:所有受访的留学生表示,他们的家庭环境对于其学习动机都发挥着正面的促进作用。他们来华学中医的决定都得到了家庭主要成员的支持和肯定;一部分学生家族从事中医事业,比如说开中医诊所或者药店,他们假期便会帮忙经营,其临床经历和继承事业的计划对他们的学习动机起明显正面的促进作用;大多数留学生表示,家庭成员在患病或者需要调理时,不同程度地要求他们提供中医干预,也有留学生自己提出给家庭成员针灸或者按摩,家人欣然接受。整体而言,其家庭环境对于中医抱有积极的肯定和认同态度,这会正面地加强学生的动机;值得一提的是个别学生由于为独生子女,家庭对学生寄予太大的期望,造成学生学习动机的过分强烈。

(7)社会环境:社会环境包括了中国的社会环境和学生来源国的社会环境。中国的社会环境对已经成功来华学习中医的学生而言,对其学习动机的影响并不显著。其中重要原因在于受访的所有中医留学生表示没有计划留华工作,因为他们认为,外国人在中国从事中医不会赢得患者的信任。来源国的社会环境主要包括来源国中医行医的政策环境和中医是否受欢迎的大环境。绝大多数学生表示,其来华学习中医的初衷与中医在来源国的日渐受欢迎的大环境密切相关。然而,关于中医行医政策,其访谈结果与预期大相径庭。其中对于印度尼西亚的中医本科留学生而言,印度尼西亚政府由于多方面原因出台了中国的中医学历不予承认,不能在国内行医的政策,这对在华的中医本科留学生的学习动机应该起到了巨大的负面影响。在和他们进行交谈时,他们也提出有相关的教师劝他们转专业学习西医,方便今后回国就业。而他们自身貌似已经有了应对的策略,比如去马来西亚、澳洲等中医政策明朗的国家行医,在印度尼西亚乡村等监管不严的地方行医,因而他们的学习动机并没有受到太大的影响,学习仍旧保持政策调整之前的状态。

（四）研究总结及展望

中医本科留学生教育是我国高等教育的基本内容之一，是推进中医药跨文化传播进程的有机组成部分。中医本科留学生数量不断增多，特别是来自"一带一路"政策沿线国家的中医本科留学生数目比例相对较大。本文从学习动机角度出发，用质性方法切实描述中医本科留学生的学习动机现况，探索分析影响学习动机的影响因素。期望以此为基础，能够系统全面地提出可以切实提高中医本科留学生学习动机的策略和方案，为促进中医本科留学生的学习成就，推进学校及机构的对外教育培养质量，提高中医留学生授课教师的教学水平提供更多学术参考。

（来源：丁颖，何清湖，易法银，严暄暄，胡以仁，路晓培. 中医本科留学生的学习动机及其影响因素——以湖南中医药大学为例. 湖南中医药大学学报，2018 年第 38 卷第 9 期.）